固定チームナーシング

責任と継続性のある看護のために

第4版

西元勝子
固定チームナーシング研究会名誉会長

杉野元子
看護組織開発研究所

北神洋子
固定チームナーシング研究会会長
IMSグループ副理事長

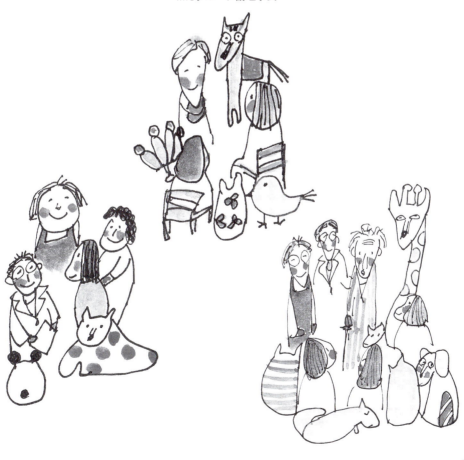

医学書院

固定チームナーシング
――責任と継続性のある看護のために

発　行	1999年10月15日	第1版第1刷
	2004年 7 月15日	第1版第5刷
	2005年10月 1 日	第2版第1刷
	2011年 1 月15日	第2版第6刷
	2012年10月 1 日	第3版第1刷
	2017年11月 1 日	第3版第4刷
	2019年11月15日	第4版第1刷Ⓒ
	2025年 5 月15日	第4版第3刷

著　者　　西元勝子・杉野元子・北神洋子

発行者　　株式会社　医学書院
　　　　　代表取締役　金原　俊
　　　　　〒113-8719　東京都文京区本郷 1-28-23
　　　　　電話　03-3817-5600（社内案内）

印刷・製本　アイワード

本書の複製権・翻訳権・上映権・譲渡権・貸与権・公衆送信権（送信可能化権を含む）は株式会社医学書院が保有します．

ISBN978-4-260-03949-9

本書を無断で複製する行為（複写，スキャン，デジタルデータ化など）は，「私的使用のための複製」など著作権法上の限られた例外を除き禁じられています．大学，病院，診療所，企業などにおいて，業務上使用する目的（診療，研究活動を含む）で上記の行為を行うことは，その使用範囲が内部的であっても，私的使用には該当せず，違法です．また私的使用に該当する場合であっても，代行業者等の第三者に依頼して上記の行為を行うことは違法となります．

JCOPY 〈出版者著作権管理機構　委託出版物〉
本書の無断複製は著作権法上での例外を除き禁じられています．複製される場合は，そのつど事前に，出版者著作権管理機構（電話 03-5244-5088，FAX 03-5244-5089，info@jcopy.or.jp）の許諾を得てください．

第4版 序文

　北海道の中標津空港から根室市に入り，市立根室病院(135床)看護部で，筆者らはボランティアで研修のお手伝いをした。根室港から近くは3.7 kmのところに北方領土の島々が連なり，市立根室病院はたびたび，ロシアの人々の治療や入院を引き受けていると聞いた。地域包括ケアシステムの時代，おおらかな道東の医療チームは，必要としている人々に当たり前のこととして医療やケアを提供している。

　9月初めのこの地方は，緑が続く牧草地とカラ松の防風林が大地を区切り，一直線に伸びる道と川の流れが絵画のようである。しかし，冬は一面の銀世界に変わる厳しい現実のある僻地でもある。北海道地方会のある札幌まで，車で5時間かけて参加している市立根室病院看護部の人たちの努力に応えて，今回の研修の手伝いを申し出たのである。

　4年前から固定チームナーシングを導入している看護部の研修は，10時に始まり13時に終わるプログラムで，対象は約30名の師長・主任・チームリーダーたちであった。明るく前向きな看護チームは，やってみてダメなら次の手を考える柔軟さや，「まっいいか」のゆとりをもったやさしくたくましい看護師たちの集団であった。

　1999(平成11)年に出版した『固定チームナーシング——責任と継続性のある看護のために　初版』から，このたびの第4版の発行でちょうど20年になる。1994(平成6)年に神戸でスタートした全国研究集会の，2019(令和元)年の資料集を編集していてあらためて実感したのは，多様な領域のさまざまな取り組みが，将来の看護職の活動領域の拡大を示しているように感じられたことだった。いずれも対象者の健康と生活を中心に展開され，多職種と連携・協働した看護の広がりを実践事例として率直に報告してあるのが頼もしい。

　この第4版では「第4章　固定チームナーシングの取り組み」で紹介する実践事例をすべて更新している。全国各地の規模や機能の異なる病院や施設の実践報告は，地域包括ケアシステム・多職種協働の今だからこそ，自部署の新たな看護のあり方，活動の仕方を考えるのに役に立つはずである。いつの時代にも，時代の求める看護と決して変わらない看護を見極めながら仕事をしていきたい。

　とはいえ，対象者の健康と生活を守ることが看護の役割と意識していても，急性期医療の現場では医療が優先されることが多く，対象者の求める安寧が後回しにされたり，忘れられたりする現場に接すると，看護の未来が気がかりになる。

さらに，急激な少子化と超高齢化の中で看護職に求められるのは，高齢者や慢性疾患患者を対象にした，多様な医療と個別的な生活者のニーズに応えられる看護である。筆者らのうち2人は，後期高齢者の仲間入りをして入院や外来通院の機会が多くなった。この間に痛感するのは，医師は入院中から退院後の外来まで主治医として患者とかかわることが多い。しかし，受持ちナースに継続したケアを望んでも，交代勤務と輪番制の夜勤体制という勤務状況などからむずかしい現実がある。

　このような看護職と対象者との関係を，ナースが責任をもち，やりがいにつながる継続性のある看護に変えることを求めて考案したのが固定チームナーシングである。この本のサブタイトルでもある「責任と継続性のある看護を求めて」は，初版のときからの筆者らの看護理念であり祈念である。

　この看護職の永遠の課題である「責任と継続性のあるケア」の実践とやりがいをもち看護・介護の仕事を続けるために，課題を明確にして問題解決の糸口を提案していきたいと，筆者らは2019年8月に研究チームを結成し，固定チームナーシングを実施している病院や施設の看護職と介護職の勤務体制の実態を調査する取り組みを始めている。

　固定チームナーシング研究会はこれまで，全国研究集会と独立した13の地方会をそれぞれ年1回開催してきたが，2019年2月，全国を8つのブロックに分け組織化した全国8ブロック制を導入した。この組織は，①北海道・東北地方会，②関東地方会，③長野地方会，④北陸地方会，⑤中部地方会，⑥近畿地方会(奈良セミナー含む)，⑦中四国地方会(鳥取地方会・島根地方会を含む)，⑧九州地方会(長崎・鹿児島地方会を含む)の8ブロックのそれぞれに，ブロックリーダー・サブリーダーをおいて活動していく。

　ブロック制の目的は，①各ブロック内での推進活動，②研究会(全国・地方会)への参加推進，③固定チームナーシング認定指導者の育成と活動推進，④固定チームナーシング体制の質向上と広報・小集団活動・成果発表を各種学会で発表，⑤固定チームナーシング研究会への提言・提案，⑥全国・地方会の運営支援の6項目である。2019年10月5日，全国研究集会の前日に固定チームナーシング認定指導者交流会と合わせて，ブロックリーダー・サブリーダー会を開催した。

　また，2011(平成23)年に始まった固定チームナーシング認定指導者登録制度(→225ページ)は，今年4期生を迎え，40名の参加者はすでに宿泊研修と1日研修の集合研修を終え，自部署で実践を重ねている。認定指導者育成の目的は，①固定チームナーシングの3つの目的を具現化して，医療・

看護・介護の現場に導入できる人材の育成，②自部署自病院・近隣の病院や施設・地方会などで，固定チームナーシングの理念を伝える指導者の役割がとれる人材の育成，である。認定指導者を固定チームナーシングの後継者に育てることが，筆者らの願いである。

この第4版から筆者メンバーに新たに固定チームナーシング研究会副会長の北神洋子が加わり，今までとは異なる広がりのある視点で，多様な医療・福祉・介護現場の現状，固定チームナーシングの活用状況を具体的に紹介している。北神は看護学生時代に，西元が師長だった小児病棟に小児看護の実習に来て，固定チームナーシングと出会い，新人ナースとしてこの小児病棟に就職し，7年間スタッフとして勤務した。その経験を活かし，IMSグループの総看護部長に就任したとき，自身のめざす看護と人材育成を実現するために，固定チームナーシングを同グループの病院看護部や介護施設に導入した。この実践の詳細は，第4章のなかの「IMSグループの一斉導入と人材育成」(→136ページ)を参照してほしい。

「第5章　固定チームナーシング定着と人材育成のために」では，人材育成について多くのページを割いた。固定チームナーシングにおける受持ちナースの教育を，新人ナースの入職時から導入する方法も紹介している。また，継続ケアの必要な対象者に固定チームナーシングのチーム力を活かし，小集団活動の基本を意識して運営していくには，師長・副師長(主任)だけでなく，チームリーダー・日々リーダー・受持ちナース，看護補助者らの育成が重要課題である。これからの看護・介護チームに役に立つ人材育成のモデル事例も豊富に紹介しているので，ぜひ参考にしていただきたい。

第4版の編集にあたり，医学書院の染谷美有紀さんとフリー編集者の歌川敦子さんには第3版に引き続き担当してもらい，複雑な看護・介護と多職種協働の現場・現状をモデル事例として，わかりやすく表現してもらい感謝している。

表紙は，筆者の1人，杉野元子のとらえた多職種協働の地域包括ケアのイメージである。

2019年10月

西元勝子・杉野元子・北神洋子

第3版 序文

　1985(昭和60)年8月にこの本の前身である「看護チームの育成と運営——継続性のある看護をめざして」を医学書院から出版して今年で27年目を迎える。その当時筆者(西元)は兵庫県立塚口病院の小児病棟師長と看護部次長を兼務する立場にあり，臨床事例のすべてが所属していた病院看護部のものであった。

　そのころは「固定チームナーシング(継続受持ち方式)」と称して，従来からあるチームナーシングとの混乱を避けるために"継続受持ち方式"であることを強調したのも懐かしい思い出になった。固定チームナーシングは受持ちナースのいる看護方式であることを仲間のみなさんが認識して運用し，小集団活動の成果を全国研究集会や地方会，または誌上で発表することにより，導入する病院や施設も増え，1999(平成11)年の全国研究集会において「固定チームナーシング」とシンプルに称することにした。

　この第3版で掲載した事例は，全国14か所で開催される固定チームナーシング研究会で発表されたもの，さらに看護部で開催される1年間の成果発表会や研修会の膨大な数のレポートの中から，参考になるものを筆者らが選定し，看護部の協力をいただき掲載することができた。また，今年2012(平成24)年に誕生した「固定チームナーシング認定指導者」の方々のレポートもいくつか紹介することができた。これらのレポートでは，急性期医療の現場から老健施設や訪問看護ステーションへと少子・超高齢社会に突入しているわが国の医療・看護・介護の現状が如実にあらわれている。そこには，煩雑で問題解決が困難な課題に勇気と忍耐力をもって取り組んでいる看護チームのさまざまな小集団活動があり，その継続した努力に感動し，現場のみなさんが実感した実践活動を伝えたいと切望した筆者らの思いを，各事例に短いリードとして入れた。

　2012年4月は診療報酬・介護報酬の同時改定があり，在宅医療・在宅看護・介護に焦点を当てた改定になった。急性期一般病床病院では年々在院日数が短縮しており，目が離せない高齢者が増え続けている。今回の改定で，入院基本料7:1の急性期病院では看護必要度が10%から15%に引き上げられ，平均在院日数が19日から18日に短縮された。さらに看護職・介護職の疲弊が原因とされる離職が問題になっている。若者の就職難のこの時代に相変わらず人材不足の看護界である。

　こうした厳しい変動のなかで，固定チームナーシングは看護職の責任と継続性のある看護を第一の目的にあげている。受持ち患者のよい変化を求め，

小集団活動で成果をだす固定チームナーシングの基本理念を具現化していく方法は，チーム医療のなかで，受持ちナースが受持ち患者・家族と余裕をもってかかわり，創造力と実践力のあるリーダーを中心に患者本位の解決を求め調整していくことだと考える。

　体制を整えて(急性期看護補助体制加算 25：1 など)，「後輩に伝えられる看護の専門性と魅力」を示すことも検討しなければならない課題である。受持ちナースとチームリーダーが，チーム医療のなかで患者・家族の思いを大切にした調整役になれることを，固定チームナーシングでは強調して看護職に求めてきた。看護チームに看護補助者の協力が得られることは，日々の業務に余裕ができることにつながる。

　筆者(西元)が卒後 4 年間勤務した国立病院の最初の 2 年間は，50 床の外科病棟で一人夜勤であった。病棟でよく注意されたのは，「後始末のしっかりできないナースは外科看護には不要」ということであった。日々の看護業務の中で，準備と後始末などルーチン業務に必要な物品管理や病床・処置室などの整備に看護補助者の方々の協力が得られたら，患者・家族とのコミュニケーションに時間をとり，入院時の患者データベースの管理(情報の追加・修正)が適切にできるだろう。また，夕方の検温時に一人ひとりの患者さんの話をよく聞き，必要なタッチングをしながらラウンドすることもできよう。

　固定チームナーシングでは，日常看護業務を共同業務として整備して，業務改善をめざしてきた。この共同業務を看護補助者の方々と分担することで，看護の専門性を追求した受持ち看護の事例展開が可能になると考える。もちろん夜勤帯の看護・介護が安全に責任をもって実施できる条件も整備していかなければならない。

　こうして応援機能のある看護方式を使いこなし，「後輩に伝えられる看護の専門性と魅力」をテーマに第 3 版の改訂に取り組んだ。

　編集にあたり医学書院の染谷美有紀さんとフリー編集者の歌川敦子さんには多くの注文を聞き入れていただいた。感謝・感謝です。これに懲りずにお付き合いください。表紙は共著者の杉野元子のイラストを用いて，「患者中心のチーム医療」を表現しています。

2012 年 9 月

西元勝子・杉野元子

第2版 序文

　2005(平成17)年8月，筆者らは西元の郷里，鹿児島の県立病院で研修を行なった。看護職の西元は朝から夕刻まで各看護単位を巡回した。看護スタッフから活動状況を聞きながら，その場でともに問題解決をしようという試みであった。その間，杉野は3年目看護職スタッフの集合研修を担当していた。

　この病院は数か月前に病院機能評価受審をしたこともあり，20余年経た建物であったが，どこもクリーンで，物品管理がゆきとどいていた。病棟の廊下にはほとんど何も置かれていず，ナースステーションも広々と機能的に使われていた。重症患者を抱え，混合診療科で構成されている一般急性期総合病院で，このレベルを維持するのは並大抵の努力ではできないことだ。この病院の経営努力が伝わってきた。

　現在，どこの病院や施設もきびしい経営危機に直面している。特に地方の県立病院は地域住民のニーズに応えるべく生き残るのに必死である。これらの医療，介護施設の看護チームに固定チームナーシングを導入して(すでに実施しているところではさらなる有効活用して)，効率よく質の高い看護を提供できるようになることが，筆者らの願いである。

　固定チームナーシングという看護方式は看護職がリーダーシップをとり，日々のチーム活動を行なうときの有効な方法であり道具である。このチームの活性化が患者中心の質の高い結果を出す。固定チームナーシングの基本理論はチーム活動イコール小集団活動である。実際，この看護方式を採用しすぐれた展開をしている看護チームが増えてきている。

　1994(平成6)年に発足した研究集会は，今年(2005年)も全国研究集会と地方会11会場で開催し成果を発表している。

　2005年4月に個人情報保護法が施行され，同時に医療情報の開示も求められている。この一見，相反すると思える法の実施に加え，医療チームにはさまざまな社会的要請が日々生じている。しかし，臨床の看護職がこれらの社会的要請にすぐには応えられない現状と，切迫する課題として次の6項目をあげ，固定チームナーシングで問題解決できるかを考えてみたい。

　これらのむずかしい課題にチャレンジするための考え方やすぐ使える資料を提供したいというのが，今回の改訂の主旨である。

1. **ナースは交代輪番制夜勤で変則勤務である。**
①不規則で継続困難な勤務体制
②複雑でミスの起こりやすい業務伝達方法(申し送りを1日3回，20〜30分かけて行なっている)
③新卒ナースとの2人夜勤

④時間外診療,時間外入院患者の増加
⑤夜勤帯での看護業務の増加
⑥夜勤帯での医療事故の増加
⑦子育てに不利な勤務体制

2. 1看護単位の患者数が多く混合診療科の病棟編成の増加
①1人のナースが病棟の全患者を把握して看護ケアを実践するのが困難な現状である。
②患者情報を医療チームで瞬時に共有し,的確な判断と行動が要求される。

3. 医療内容の高度化,複雑化
①疾病構造の変化→診断・治療の変化
②高齢者に合併する医療問題と専門的で繊細なケア
③膨大な種類と量の薬剤と複雑な与薬方法
④多種多様なME機器の的確な使用
⑤患者への心理社会的援助が必須→急性混乱,重要他者の不在など

4. 医療経済の緊迫化に伴う病院・施設経営の効率化
・ベッド稼働率のアップと平均在院日数の短縮により継続看護がむずかしくなっている。

5. 個人情報保護法,医療情報開示と看護チームの課題
①患者・家族のプライバシーの保持(特に多床室での問診・説明・教育など)
②患者・家族から信頼を得る情報開示の未整備
③看護スタッフの計画的現任教育
④看護記録の基準・標準化とIT時代への準備

6. ナースのキャリア差に対応できるチーム活動の未整備
①患者情報,業務情報をチームで共有(チームワークシートの活用)
②日々のリーダーを教育して,業務調整能力をアップ→医療事故防止のために適切な応援体制づくり
③応援機能として共同業務の基準・手順の整備とスタッフトレーニング
④問題解決と課題達成できる小集団活動
⑤権限委譲できるリーダーの育成
⑥他職種との合同チーム活動

　これらのいくつかは固定チームナーシングの目的でもあり,小集団活動で達成できる課題である。
　第2版ではチーム目標を達成していく小グループ活動(1チームをさらに2～4人くらいの小グループに編成)を固定チームナーシングにおける小集団活動と位置づけ,さまざまな問題・課題に取り組み成果を出している事例を紹介した。また応援機能として共同業務とチームワークシートの考え方と留意事項を入れた。他チームや他セクションへの応援を,単なる応援業務ではなく応援研修と位置づけ,現任教育の一環としている看護部(飯田市立病院)

もある。

　看護チームのデータベースを一般急性期病床と療養型病床群に分けて示した。また，固定チームナーシングを導入・展開していくときにチェックして有効に活用するためにチェックリスト一覧表と使用法を入れた。これらは，すぐに使えるように付録として付したので，活用してほしい。

　さらに導入事例を取り組み例として，新しい事例を10ケース加えた。臨床現場での前向きな取り組みと豊かな発想，変わらない看護理念とその実践過程にふれてほしい。

　最後に，固定チームナーシングを上手に使いこなすために，次の10項目を示して，活用方法のまとめとしたい。

①看護理念を語り合う機会をもつ。
　患者のグループ分けとチーム目標(小集団活動)につながるように。
②カンファレンスを意図的に有効活用する。
　毎日行なうカンファレンスと，十分に準備して定期的に行なうカンファレンスを区別する。
③チーム会・リーダー会を定例化し，必要な参加者を得る工夫をする。全体会は必要時のみで柔軟な開催にする。
④固定チームリーダーの育成
　権限委譲の範囲を伝え，次第に拡大して1年間で育てる。
⑤看護職の現状分析能力を高める。
　スタッフ全員で分担してデータを収集する。
⑥受持ちナースを支援できる日々のチーム活動を工夫する。
⑦日々のリーダーの育成
　看護判断，業務調整能力アップのためにチームワークシートと共同業務を整備する。
⑧看護部で年1回以上の報告会を開催→報告冊子の作成と相互作用の効果
⑨チーム活動と個人業績の適切な評価を行なう。
　小集団活動をチーム会・リーダー会でサポートして，個人業績として医療チームで認知していく。
⑩新卒ナースと転属ナースの現任教育を固定チームで計画的に行なう。

　今回の改訂も医学書院の河田由紀子さんの援助をいただきました。また，『看護実践の科学』に掲載された固定チームナーシングに関する文献をいくつか加筆・修正して使わせてもらいました。看護の科学社の当研究会への変わらぬ協力に感謝します。

　2005年盛夏

西元勝子・杉野元子

初版 序文

　ナースならだれしも患者や家族に対して継続して責任のもてる看護をしたいと願う。また，ナース自身もやり甲斐のある仕事をしたいと思う。

　しかし，看護をとりまく環境はますます厳しくなっている。患者や家族のニーズは複雑，多様になっているうえ，組織の経済活動の一翼を担わざるを得なくなっている。現場に迎える新卒ナースの基礎教育の考え方も変わってきている。高学歴の後輩を受け入れ現任教育をしなければならない。変則交替・輪番夜勤体制があり，入院患者の在院日数は短縮し，かかわる職種も増えている。こうしたいくつもの制約条件をクリアしていかなければならない。このような臨床看護の現状のなか，固定チームナーシングがますます支持され，実践されるようになったことに，喜びと感謝の念をいだいている。

　しかし，一方でこの方式を誤解したまま実践して行き詰まるチームや，単に2～3チームに分けて，チームリーダーもチーム目標もない実践をも固定チームナーシングと表現している看護チームもある。入院から退院まで受持つことを原則とするが，患者の部屋移動があって他チームでのケアや看護管理のほうが患者やその家族にメリットがあるにもかかわらず，「入院から退院まで」に固執した結果，同じ部屋に違うチームの患者のベッドが並ぶことになる。1つの部屋に3～4人のナースが行き来し，それぞれ受持ち患者の援助をする光景がみられる。

　われわれは前著『看護チームの育成と運営』（医学書院）にはじめて固定チームナーシングの紹介をした。もう15年も前になる。あの当時より，お互いに学習したことも多く，また各病院ですぐれた実践が積み重ねられてきた。それらの成果をもとに，固定チームナーシングの基本的な考え方とすすめ方に焦点をあてて書いたのが本書である。

　原則を理解し，現状分析をしたうえで，病院・施設の事情によって工夫されることも多くある。本書にモデルとして登場していただいた病院・施設の実践も完璧と思わず，しかし学ぶ点が多いので，読みとっていただきたい。数十におよぶ病院のすぐれた実践例を集めたが，すべてを紹介できなかったことが残念である。そのなかにも光るものを数多くみることができ，どんなに頼もしかったことか。データがあっという間に古くなるのは，しかたないことである。

　固定チームナーシングに関心をもってくださる方，実践している病院や施設が北海道から沖縄までひろがっている。本書をたたき台にしてディスカッションの輪が拡がることを心より願っている。資料を提供してくださった皆様，そして医学書院の河田由紀子さん，ありがとうございました。

1999年10月　　　　　　　　　　　　　　　　　西元勝子・杉野元子

目次

- 第4版序文 ……………………………………………………………… iii
- 第3版序文 ……………………………………………………………… vi
- 第2版序文 ……………………………………………………………… viii
- 初版序文 ………………………………………………………………… xi

第1章 社会の求める看護を提供するために

1 固定チームナーシングのめざすもの … 2
- どうしたら自分のやりたい看護ができるか … 2
- 正確なデータで状況を分析する … 3
- 患者およびスタッフの双方に責任をもつということ … 4
- 解決の鍵となるコミュニケーション … 7
- 固定チームナーシングの誕生 … 9
- 基本は小集団活動 … 11
- 小集団活動のポイント … 12
- 固定チームナーシングの目的 … 14

2 組織の変革とナースのリーダーシップ … 16
- 組織の変革は教育戦略から … 16
- 新しい看護方式採用への抵抗感にどう対処するか … 17
- 師長のリーダーシップ … 20
- 師長のピアグループ・スーパービジョン … 24
- 副師長（主任）の組織図での位置づけ … 25

第2章 固定チームナーシング導入準備

1 看護方針を明確にする … 28
- 理念を実践に移す … 28
- 固定チームナーシングの5つの定義 … 31

| **2** | **看護チームの現状把握と分析** | 35 |

まずは正確なデータを ... 35
現状分析は看護過程の手法で ... 35

| **3** | **固定チームナーシングにおけるチームリーダーの役割行動を支援する** | 44 |

チームリーダーの役割と業務 ... 44
チームリーダーに必要な情報収集 ... 46
業務マニュアルの整備と活用法 ... 54
仕事の優先順位の決め方 ... 55
看護方式とリーダーの育成 ... 56

| **4** | **チームワークシートの有効活用** | 57 |

チームワークシートがなぜ必要なのか ... 57
チームワークシートの条件 ... 58
チームワークシート活用の効果 ... 59
チームワークシート作成のポイント ... 60
チームワークシートの使用基準を決める ... 66

| **5** | **スタッフへの動機づけと医療チームへのはたらきかけ** | 67 |

固定チームナーシングを導入するために ... 67
動機づけの方法 ... 69
動機づけの例 ... 72
導入過程でチェックしたい課題とポイント ... 72

第3章
固定チームナーシングの実際

| **1** | **患者グループの分け方** | 76 |

課題別固定チームの編成（小集団活動） ... 76

| **2** | **看護チームの分け方** | 80 |

看護チームを分ける ... 80
病棟・部署の組織図をつくる ... 81

| **3** | **チームローテーションの方法を決める** | 83 |

ローテーションは1年間を目途に ... 83

| **4** | **役割の自覚を促す** | 84 |

期待する役割を言葉で伝える ... 84
自覚を促す師長の役割 ... 85
副師長（主任）になったら ... 87

| 5 | 役割や業務内容を成文化する | 91 |

| 6 | 共同業務 | 95 |
共同業務の実際 … 95

| 7 | 勤務表の作成 | 104 |

| 8 | チーム目標の設定と年間計画の立て方 | 108 |

| 9 | チーム間の応援体制 | 113 |
応援体制をつくる … 113
応援体制のポイント … 114

| 10 | 看護チーム活動とカンファレンス | 115 |
カンファレンスに参加する意識づくり … 115
情報共有の手段としてカンファレンスを運営 … 116
カンファレンスの内容を充実させるために … 117
いつでもどこでも2人からカンファレンス … 117
業務調整のカンファレンス（ショートカンファレンス） … 118
ケースカンファレンスを定例化する … 119

| 11 | 地域包括ケアシステムでのカンファレンス | 125 |
多職種カンファレンス … 125
ビジュアル・カンファレンスの活用 … 125

| 12 | 固定チームナーシングの評価 | 129 |
固定チームナーシングチェックリストの活用 … 129

第4章
固定チームナーシングの取り組み

| 1 | 一斉導入 | 136 |
IMSグループの一斉導入と人材育成 ── IMSグループ本部看護部 … 136
一斉導入後の再構築 ── イムス札幌内科リハビリテーション病院 … 140
慢性期病院の一斉導入 ── 愛全会愛全病院 … 143
介護施設の一斉導入 ── IMSグループ クローバーのさと カウピリ板橋 … 145

| 2 | 急性期病棟 | 147 |
自治医科大学附属病院 … 147
JA愛知厚生連江南厚生病院 … 148
石巻赤十字病院 … 151

| 3 | 外来 154
市立宇和島病院 154
鳥取県立中央病院 160

| 4 | 救急・ICU 162
大津赤十字病院 162
JCHO 徳山中央病院 167

| 5 | 手術室 169
イムス東京葛飾総合病院 169

| 6 | 周産期母性科病棟 173
名古屋市立大学病院 173
獨協医科大学病院 176

| 7 | 小児病棟 178
自治医科大学とちぎ子ども医療センター 178
関西医科大学附属病院小児医療センター 181

| 8 | 地域包括ケア病棟 184
行徳総合病院 184
芳珠記念病院 187

| 9 | 回復期リハビリテーション病棟 190
愛全会愛全病院 190

| 10 | 医療療養病棟 194
島根県済生会江津総合病院 194
JA 長野厚生連北信総合病院 198

| 11 | 精神科病棟 201
栗山会飯田病院 201

| 12 | 人工透析室 204
聖フランシスコ病院 204

| 13 | 緩和ケア病棟 207
JA 愛知厚生連江南厚生病院 207

| 14 | 重症心身障害者病棟 211
国立病院機構松江医療センター 211

| 15 | 訪問看護ステーション 215
飯田市訪問看護ステーション 215

第5章 固定チームナーシング定着と人材育成のために

1	看護部のフォローやバックアップ	218
	情報共有，情報供給	218
	院内・外へのはたらきかけ	218

2	リーダー会，チーム会運営，院内交流	223

3	中間評価	224
	中間評価の目的	224

4	固定チームナーシングと人材育成	226
	固定チームナーシングラダー	226

5	人材育成：新人ナース	230
	教育の目的・目標と方法	230
	新人ペア受持ち方式	231
	一般外科病棟のペア受持ち方式・経験録活用	235
	ICU・NICU・整形外科病棟のペア受持ち方式・経験録活用	238

6	人材育成：日々リーダー，チームリーダー	241
	日々リーダーの育成	241
	急性期内科病棟における日々リーダーの育成	242
	チームリーダーの育成	242
	教育担当者としてのかかわり	245

7	人材育成：看護補助者	247
	看護補助者（助手）研修	247

8	リーダーシップの育成	249
	キャリアを考え時期を選んでリーダーに	249
	初めてチームリーダーになった人に	250
	スタッフを育成する師長のリーダーシップ	252

9	チーム会・リーダー会を軌道にのせる	256

補章
入退院支援システムの導入と固定チームナーシングの小集団活動を活用した多職種協働　259

― COLUMN ―

- ナースの自立 15
- 説得のリーダーシップ 19
- 人間関係はストロークの交換から 34
- マネジメントとリーダーシップの両方が必要 ... 69
- 変化について 71
- 動機づけるとは 74
- 小児病棟（小児の混合科）における食の援助 ... 78
- チームの活性化を図るポイント ── 副師長の役割を中心に ... 89
- シェアド・リーダーシップ 94
- パス・ゴール理論 94
- 変革期のリーダーシップ 103
- 小集団活動（チーム活動とグループ活動）を成功させる ... 112
- デスカンファレンス 124
- 退院支援・退院調整カンファレンスの進め方 ... 127
- 退院後の電話訪問 128
- タイムライン　time line 133
- 固定チームナーシング導入の進め方 134
- リーダーシップ研修 221
- チーム会の上手な進め方 224
- 固定チームナーシング認定指導者登録制度 ... 225
- 固定チームナーシングを維持するための動機づけ ... 248
- リーダーシップは学習できる 251
- 新チームスタート前のリーダー研修 253
- 師長・副師長・チームリーダー参加のディスカッションメニュー ... 255
- 全部署合同チームリーダー会 258

■ 索引 267

デザイン　hotz design inc
表紙イラスト　杉野元子

第1章

社会の求める看護を提供するために

固定チームナーシングの めざすもの

どうしたら自分のやりたい看護ができるか

赴任して1か月目で師長に

　固定チームナーシングは，筆者（西元）が1973（昭和48）年に赴任した当時の兵庫県立塚口病院小児病棟で実践しながら開発してきた看護方式である。

　新しく改築された9階建ての塚口病院の師長にと誘われたとき，私は郷里の鹿児島にある県立高等看護学校の専任教員であった。当時，看護教育に行き詰まりを感じていた私は，看護学校時代の仲間たちと一緒に臨床で仕事ができるという楽しい期待だけで，何の不安も抱かないで赴任した。

　赴任して1か月目に思いがけず新しくオープンする小児病棟の師長に就任が決まったとき，私は病棟の方針や全体構想が描けないまま，備品や消耗品の整備から病棟管理を開始した。今考えると，新米師長らしい怖いもの知らずの大胆な行動であった。

　しかし，当時50床の小児病棟で師長として考えていたことは，自分のやりたい看護をどうしたら実践できるかであった。日々の業務に追いたてられる現状のなかで，患者とその家族に責任をもって継続した看護が提供できるかと病棟をみまわすと，何1つ自信のもてるものはなかった。師長がこのような状況だったので，当時20人のスタッフナースがいたが，そのなかでやりがいをもって看護している人は少なかったと思う。そのせいかどうかわからないが，私の就任2年目には小児病棟の半数のナースが退職していった。

困ったときは過去の先輩師長の行動をフィードバック

　こうしたせっぱつまった状況のなかで，病棟管理の参考にし自分の意思決定の基準にしたのは，以前勤務していた職場の上司であった師長の行動や，その師長とスタッフだった自分とのエピソードである。困ったときほど過去の体験が鮮明によみがえってくるのである。尊敬していた師長，いつも反発

していた師長，親しかった上司もそうでなかった方のことも案外よく覚えているものである。今ある状況に過去の先輩師長の行動を思い浮かべ，フィードバックさせることにより，問題解決や意思決定への示唆を得た。当時の師長は，よく部下とかかわっていたと感心する。それにしても師長の行動は，そのスタッフナースに強烈な印象を与え，若いナースはそうした環境のなかで育っていくものだと実感している。

正確なデータで状況を分析する

信頼できるセカンドナースの存在

　新米師長の未熟な判断を支えてくれたもう1つは，信頼できるセカンドナース（主任ナース）の存在であった。双方に信頼できるほどのキャリアがなくても，2人で協力すれば何とかなると信じて行動した。仕事に関する情報はすべてオープンにし，できるだけお互いが率直に意見を出し合った。こうして作成した計画書や依頼書（伺い書）は，何回も何回も書き直して，看護部長や病棟医長，事務部門のリーダーに相談した。そのときよく質問されアドバイスを受けたのは，予測される病棟の状況を師長である私自身がどのように考えているか，ということであった。たとえば，病棟移転後の1日平均患者数，年齢別・性別患者数，疾患の種類，診療科別患者数（小児病棟は小児の8診療科混合病棟である），重症患者のレベルや数，時間外入院患者数，手術の種類や数，家族の付添いや面会状況……など，数えあげればきりがない。こうして病棟オープンに必要なデータから何が予測されるかを教えてもらいながらのスタートであった。

　このときに経験したことは，やる気だけでは周囲の人々の協力は得られない。相手の納得を得るためには，正確なデータと解釈（分析）力をもって，さまざまな状況を表現できなければならないということであった。

個々の患者がみえるシステムが必須

　病棟師長は，個々の入院患者がよくみえるシステムをもつことが必須である。同時に，集団としての全入院患者を掌握して，看護チームを運営していく役割がある。入院患者を掌握するには，看護管理に必要な全入院患者の情報が一覧できる工夫をする必要があると考えた。

　どこの病棟にもある入院患者のネームボードには，それまで，患者の移送区分である〈担送〉〈護送〉〈独歩〉の3種類のシグナルしかなかったが，私は，病棟に必要であるいくつかのシグナルをマグリップでつくった。それ

は，〈O₂使用患者〉〈持続点滴患者〉〈術後24時間の患者〉〈母子同室児〉〈不穏患者〉〈入院予約ベッド〉〈退院予定患者〉〈外泊〉〈外出〉などのシグナルであり，各札には必ず年齢を記入した。こうして各勤務ごとに日々リーダーナースは，シグナルの変更をチェックしてから，3交代の場合1日3回申し送るようにすると，スタッフナースに患者の動向がデータで正確に言えるように訓練できる。また，患者シグナルを確実にチェックしながら，ネームボード全体を一覧して考えると，さまざまな問題がみえてくることに気がついた。

そのことが，プレイルームの移転計画に役立ち，さらに授乳室や処置室の設置計画を看護する立場で主張でき，開棟して1年を待たず病棟の改造工事が実現できたのである。

師長になって，看護がだんだん楽しくなってきた頃であった。仕事の成果が患者や家族の反応として実感できるようになり，そのときの私は本気でスタッフに言ったものである。「看護師を続けるのだったら，師長になる努力をしなさい。自分の看護理念を具現化して実践できるチャンスがあるのだから。それは患者を主体にした病棟づくりであり，看護チームの育成とその運営でもある。やる気さえあったら，おもしろい課題がいくらでもみつけられる仕事なんだから……」と。

患者およびスタッフの双方に責任をもつということ

難治性ネフローゼ症候群の少女

師長になってわかったことは，患者や看護スタッフに対する責任の重さであった。それは師長2年目の夏に起こった。入院していた12歳の少女が亡くなったのである。

1970年当時の難治性ネフローゼ症候群の小児治療はステロイド剤を主とした薬物療法と，塩分制限と高タンパクの食事療法，現在より行動制限のきびしい安静療法で，ほとんどの患者が半年から1年以上にもおよぶ入院生活を余儀なくされていた。Y子ちゃんも1年以上プレドニンを服用し，ムーンフェイス，脱毛，肥満の副作用のために，12歳の美しい少女らしさを失った容姿をたいへん気にしていた。無口ではずかしがり屋のY子ちゃんが，食欲に勝てず，友だちが食堂に残していったパンや副食を隠れて食べていたと報告を受けることもあった。弟が1人いるが，一人娘のY子ちゃんは自宅が病院から近いこともあり，母親は毎日来院して面会時間終了まで娘のベッドサイドから離れなかった。6人部屋の学童女児室には，毎日面会

に来てもらえない年少の同室児がいたが，Y子ちゃん親子は他の入院児や家族とほとんど交流せず，静かな親子だけの面会時間を過ごしていた。

容態が急変

そのY子ちゃんが突然，左胸痛を訴えた。翌日のX線撮影の結果は左肺全葉におよぶ肺炎であった。発熱も咳もない，胸痛を主症状とする重症の肺炎であった。

個室に転室したY子ちゃんの容態は急激に悪化して，呼吸困難と腎機能低下による全身の浮腫のために，身動きもできない状態が続いた。酸素テントのなかから「苦しい，苦しい」と叫び続け，胸をかきむしる苦悶の様子は痛ましく，病室に入っただけで苦痛が伝わってくるような状況であった。母親は終日付添い，父親も夜泊まることが多くなった。高熱が続き呼吸困難を伴う重症の肺炎に重ねて，主疾患のネフローゼが悪化し腎不全を併発していた。

母親はかたときも患者のそばを離れず，患者の一挙一動にすばやく反応し，そのたびにコールしてナースの訪室を要求した。両親の不安は強く，ナースが排泄介助や清拭，体位変換時に患者の体を動かす手技に細かい注文や不満を言うようになった。

医療への不信とケアへの不満

当時は現在のような良質の外套針（サーフロ針など）がなくて，持続点滴注射の維持も困難で，針をさし換えるたびに泣き叫ぶ患者とともに，母親の声にならない悲鳴が感じられた。医師やナースが処置や介助をするとき，みているのはつらいから外に出ているようにすすめても，母親は病室から絶対に出ようとはしなかった。

深夜勤のナースは，一睡もしないでベッドサイドでY子ちゃんをみつめている母親に，ちょうど空室になっていた隣室のソファで仮眠をすすめたところ，仮面のような表情のない顔で，「結構です。いないときに何をされるかわかりませんから」と断られたと，翌朝申し送りがあった。また，氷枕を交換しようと新しい氷枕を持っていったナースには，新しい止め金が1本使用してあるのをみて，「もし，1本がはずれてY子が水びたしになったらどうするのですか。重症患者にはもっと気を遣ってください」と，ヒステリックに注意された。さらに訪室のたびに酸素テントの酸素流量が増量されているのに気がついた他のナースが，「酸素の調節はナースがしますので，必要なときはいつでもコールしてください」と言ったことに立腹した父親は，「呼吸が苦しいと言っているのに酸素ぐらいで文句を言うな」と怒鳴っ

たという。

　このような状況が1週間も続くと，主治医も看護チームもストレスが強くなり，くたくたに疲れてしまう。家族の医療不信と看護ケアに関する不満は，Y子ちゃんの状態が悪化するとともに，ますます顕著に態度にもあらわれるようになった。夜勤ナースやその日の日勤ナースから報告を受けるたびに，私は何とか両親と話をする機会をつくらなければと，Y子ちゃんの病室を訪れるのであったが，母親から「今，この子のそばを離れるわけにいきませんから」と素気なく拒否されると，強いて話をする気持ちも失せてしまうのである。

　師長になって1年4か月，重篤な患者をかかえて，その両親から予想外の拒否を受けながら考えた。どうしてこんなことになってしまったのだろう。私にとって初めての重く悲しい試練であった。患者が回復すれば親の気持ちもやわらぐのだからと，主治医に協力して，ただひたすらにY子ちゃんの回復を願った。そして両親の要求に沿うように看護してほしいと，看護チームを励まし続けた。

Y子ちゃんの死と父親の怒り

　しかし，Y子ちゃんは個室に移って8日目に最後まで苦しいと叫びながら亡くなった。あの日，両親が主治医と師長の私に向けた，はげしい憎悪の目を今でも忘れることはできない。ていねいにお見送りした私たちに，家族は一度も挨拶を返さず退院した。

　それから数日後，Y子ちゃんの父親から電話がかかってきた。「Y子はお前たちに殺されたのだ。母親の悲しみをどうしてくれる。看護師の○○の態度がけしからん。みんな師長のお前の監督がわるいからだ。師長をやめろ」。また次の日には，「Y子に満足に食事を与えずひもじいつらい思いをさせたのは，みんなお前のせいだ。そのために身体が弱って肺炎になって死んだのだ。ネフローゼで死んだのならあきらめもつくが，入院しているのに，肺炎になったのは病院の責任だ。ちゃんとみていないから手遅れになってしまったのだ。みんな師長のお前の指導がよくないからだ。何とかしてくれ！」など，次の日も次の日も師長の私に電話がかかってきた。それは最愛の娘を失った親の悲嘆であり憤りであった。私は返す言葉もなく，じっと父親の叫びを聞くより方法はなかった。何も言えずにいると，彼はますます声高に怒鳴りながらくり返すのである。「お前がわるい，謝罪せよ」と。

　「看護師の私たちが行き届かなかったことはたいへん申し訳なかったと思っています。どんな方法でおわびすればいいのですか」とたずねた私に，彼は「看護師全員の署名に捺印して，Y子の位牌に手をついて謝れ。そうしたら許してやる」と言うのである。

Y子ちゃんの家におまいりに行ったが……

　そのとき，私はハッとした。私たちは，Y子ちゃんの通夜にも告別式にも出かけなかったのである。両親の態度がどんなにかたくなで拒否的であったにしても，娘を失った絶望感に比べれば，私たちのほうがずっと余裕をもってやさしい対応ができたはずである。Y子ちゃんの家におまいりに行くのは，今からでも遅くないと私は考えた。「家族の要求でもあり，そうすることで家族の気持ちが少しでも楽になるのなら，おまいりに行ってきます」と報告した私に，病院の管理部は総務課長も同行するように配慮した。

　Y子ちゃんの位牌におまいりした私たちに，両親は一言も口をきかなかった。そして翌日，また父親からの電話で，「看護師全員の署名に捺印して持ってこい。手を合わせて形だけ頭を下げても，Y子は戻ってこない。全員署名のわび状を持ってくるまで何回でも電話するからな。早く持ってこい」と怒鳴るのである。連日の電話にすっかりまいってしまった私をみて，看護スタッフ全員が「署名で済むのなら書きましょう」と言ってきた。どうしてよいか判断に迷った私に，先日同行した総務課長は，「今度は1人で行ってきましょう。署名は必要ないでしょうが，できているのなら持っていってみましょう。もう，これは，1人の師長の問題ではありませんから，はっきり病院の方針を伝えてきますよ」と出かけていった。

　帰院した課長は，「話し合いがつきましたから，もう電話はかかってきませんよ。子どもを亡くした気持ちはわかるけど，医療ミスがあったわけではありませんから，毅然としていてください。署名紙は渡しませんでしたから返しておきます」と言ったとおり，その後，電話はまったくかかってこなかった。

解決の鍵となるコミュニケーション

患者・家族と医療チームの関係

　師長になって体験した忘れられないつらく悲しいこの事実は，病棟運営を任された師長には避けられない課題であった。

　患者や家族と医療チームとの関係が，この事例のように破綻していくのには，それなりの理由があると考えた。重大な原因は両親にとってかけがえのない子どもの重篤な合併症と死への転帰である。しかし，小児病棟でも毎年10人くらいの子どもたちが亡くなる。どの親にとっても子どもを失う悲しみは耐えがたいものである。子どもの症状はいつでも急速に変化し，親が最期のときに間に合わなくて悲嘆に暮れることもある。

Y子ちゃんや両親とは，私を含めてスタッフナースや主治医とは1年余りのつき合いの期間があったにもかかわらず，お互いに信頼関係ができていなかったということなのだ。そのことに驚きもし，何より残念でならない。食事が足りなくて残飯を隠れて食べていたという情報にも，1回きりのことだからと，栄養士と相談して量を増やしたり夜食を補ったりして対策を立てて対処したが，親子と親しく話し合う機会をもたなかった。そのことが，私には悔やまれてならない。結局，こうしたかかわりができていなかったことが，症状の悪化とともに表面化したのであろう。

看護師の立場を保障・弁護するシステムがない

　患者と看護師の関係は人間対人間の対等の関係であり，相手の人間としての尊厳を大事にしながら看護をしていきたいといつも考えている。しかし，むずかしいのは，実際の場面では，看護師のほうが一歩も二歩も退かなければならないことも多い。そのことを私たちは看護師としてどう受けとめるかということである。重篤な患者やその家族の訴えがあるとき，たいていは彼らの要求は受け入れられる。もちろん，それでいいのだし，ふつうの場合は問題はないのであるが，Y子ちゃんの父母のような場合，看護師の立場を保障したり弁護したりするシステムがない。それはつらいことだった。

　師長になってわかったことは，患者や家族の訴えにも偏見や感情的なものが多く，「〇〇看護師の態度がわるい」というような問題は，そのままでは受け入れられないということである。具体的にこのようなことがあったと，態度がわるいと判断した根拠を言ってもらわないと，師長としても指導のしようがない。

　Y子ちゃんの両親が訴えた，「態度のわるい」看護師は，夜勤で15分ごとに鳴り続けるナースコールに，だれよりも早く対応し，要求に応じて頻回に訪室した。私からみれば最もよく動くナースであった。

　そして，氷枕の止め金で文句を言われたナースは，他のナースの夜勤のときに止め金がはずれてベッドを濡らし，シーツを交換したため，Y子ちゃんの呼吸が苦しくなったことを知らなかったのである。

　「問題となる事実があった」ということを，「問題ナースの仕業」というふうに短絡してはならない，と思うのである。

固定チームナーシングの誕生

受持ちナースを支援するチーム活動が必要

　Y子ちゃんが亡くなって6か月経ち，私にとって師長3年目を迎えようとしていた3月の初めに，スタッフナースと話し合って病棟の看護方式を決めた。それは，Y子ちゃんの両親との問題があってからずっと考え続けてきた，患者に責任をもって継続してかかわっていける看護をめざすものであった。3交代，輪番制の夜勤体制のなかで，できるだけ受持ち患者（その日だけの受持ちではない）の看護にかかわっていくためには，受持ちナース[1]を支援できるチーム活動が必要である。このチームは1年間固定したチームリーダーとメンバーにより，チーム目標と計画をもって運営される。患者グループの分け方は，共通した問題をもち，病棟の構造上からも無理のないように病室で区分するのがよい。一般にはPPC（progressive patient care）システム[2]を活用して，2ないし3グループに分ける。患者数は同数でなくてよいが，いくつのグループに分けるかは，看護師の夜勤体制，患者数や看護度，病室の構造（動線）を基準にする。この看護方式を固定チームナーシングと名づけた。表1-1（→10ページ）に固定チームナーシングに関する用語を，表1-2（→11ページ）では年間の固定チーム活動のリーダーと日々の看護活動チームの日々リーダーの違いを紹介する。

師長だからできる看護チームの活性化

　1人の患者を1人のナースが責任をもって継続して看護していく看護方式を，病棟の現状に合わせて実践していくには，師長がリーダーシップをとり柔軟に応援体制ができるスタッフ教育が必要になってくる。看護チームの方針が明確で，スタッフが何らかの役割を自覚して行動する組織づくりは，師長になってできる仕事である。

　師長は毎年，年が明けると来年度の方針をいきいきした気分で立案したい。看護チームの編成や役割決定には，主任ナースと協力して，1人ひとりと面接して，できるだけ本人の希望を入れて，個性が活かされるように配慮したい。1か月ぐらい前からチーム希望を自由に記入してもらって，あとで主任ナースと調整するのもよいだろう。こうして看護チームの活性化を図るのも，師長でなければできないことである。

---

1) 受持ちナース
　固定チームナーシングでは，看護師以外のコメディカルも受持ちナースになる。たとえば，療養病棟，介護施設などでは准看護師や介護福祉士も受持ち患者をもっている。近年，一般病棟でも看護師，介護福祉士，看護補助者の混合チームが増加している。また，地域包括ケア病棟・回復期リハビリテーション病棟や療養病棟などではペアによる患者受持ちも多いので，本書ではそれらをすべて含めて「受持ちナース」と称する。

2) PPC（progressive patient care）システム
　段階的患者ケアのことで，病状経過別に，①重症・急性期，②中間期，③回復期，④慢性期などに分けて管理するシステム。

表 1-1 固定チームナーシングに関する用語

❶ 固定チームナーシング
- 臨床看護はチーム活動であり，小集団活動の考え方を基本の理論にしている看護方式
- この看護方式の目的は，①患者に責任をもって継続した質の高い看護を実践する，②看護スタッフのやりがい・自己実現をめざす，③看護スタッフの育成（教育）とその成果
- 継続受持ち看護はこの看護方式の第一の目的
- この看護方式には 5 項目の定義（→ 30 ページ，表 2-1）があり，継続する受持ちナースの存在は必須条件

❷ チームリーダー
- 1 年間固定した固定チームナーシングのチームリーダーで卒後 5 年目以上の中堅ナースが選ばれることが多い
- 師長からチーム運営に関する責任と権限を委譲され，夜勤をし受持ち患者も受持つ
- リーダーとしての役割を果たすには，チーム全体の状況を把握しなければならないため，チーム全体がみえるように患者数は考慮する（＊2〜3 チームに患者・入所者・利用者を分ける）

❸ 日々リーダー（日々 A チームリーダー，日々 B チームリーダー）
- 日々の看護チームリーダーで，日勤リーダーと夜勤リーダー（3 交代の場合は準夜勤・深夜勤リーダー）がある
- 通常，日勤リーダーは翌日の業務分担を業務終了時までに行なう
- チームワークシートを用いて病室ごとに翌日の担当ナースを決め，共同業務を配分する
- 出勤したら，業務分担が現状に合っているかを判断して業務調整のショートカンファレンスを行なう
- 応援の必要なときは，師長や副師長（主任・チーフリーダー）と相談して他チームに応援を求める
- 日々リーダーは従来のチームナーシングにおけるリーダーナースのように医師の指示受け専任ではない
- 固定チームナーシングでは個々の看護師が，その日の受持ち患者に関する看護の責任をもつのが，基本的な考え方であり，医師の指示業務についてもその日の受持ちナースが確認をして実施する
- 年間の固定チーム活動のリーダーと日々の看護活動チームのリーダーの違い（→ 表 1-2）

❹ 受持ちナース
- 受持ち患者の看護に責任と権限をもち，自立した患者中心の看護実践を行なう
- 固定チームナーシングでは部署の師長以外はすべて受持ちナースになる
- 質の高い継続医療・看護・介護を提供し，受持ち患者の看護問題を解決するため，受持ち患者情報の管理は重要な役割
- 受持ちナースには受持ち患者・家族と意図的にコミュニケーションをとり，初期データの追加修正を行なう責任がある
- 受持ちナースが不在のときや未熟なときは患者の看護過程を，チームリーダーを中心に所属する固定チームが支援する
- 受持ちナースの交代は，患者やその家族にとってよい関係や状況になるように，チーム会・リーダー会で話し合い，受持ちナース自身の要望をいれて柔軟に決定していく
- 固定チームナーシングでは受持ちナースのことをプライマリーナースとはいわない

❺ 日々受持ちナース（担当ナース）
- その日の受持ちナースである。毎日の業務分担によって担当が決まる
- 日勤では原則として継続する受持ち患者を担当する
- 通常，部屋単位で担当患者を分担するため，複数の受持ち患者がいる場合は全員を担当できないこともある
- 時には他チームへ応援にいき，その日の受持ちナースとして勤務することもある
- その患者の受持ちナースの立案した看護計画に沿って患者の状況把握，情報確認，看護実践，評価と記録を行なう
- 患者の状況により計画を変更するときは，その日のチームカンファレンスにあげて変更し，記録しておく
- 受持ち患者の看護計画に関する責任と権限は，本来の受持ちナースにある

表 1-2 チームリーダーと日々リーダーの違い

● **チームリーダー**
- 特定された(一定期間, 権限委譲された)リーダー
- 年間の明確な目的目標をもつ小集団(2〜4人グループ)の総リーダー
- メンバーの主体的参加と決定を大切にする
- コミュニケーション(チーム会の運営, リーダー会と病棟会への積極的参加), 人間関係への配慮
- 能力開発と年間の教育計画を考える
- ケースカンファレンス(毎日行なうミニカンファレンスと定例化したケースカンファレンス, 多職種合同ケースカンファレンスを区別して運営)
  ① 患者情報の追加
  ② アセスメントの助言
  ③ 看護問題の関連因子の追加・修正
  ④ 看護目標の修正
  ⑤ 看護計画に関するアイデアの追加・修正
  ⑥ 看護実践(技術指導と応援体制づくり)
  ⑦ 評価(記録監査を含む)

● **日々リーダー**
- ある一定のキャリア以上で, 同じチームメンバーから出されたその日のチームリーダー
- 看護業務の達成・応援機能, チームワークシートの活用, 業務内容と量の情報(業務分担表の活用)
- 勤務スタート時の情報収集, 確認, 優先順位決定
- 業務調整と応援体制づくり(適切な業務分担)
- 看護カンファレンスの活用(短時間で看護実践につながるカンファレンス)
- 他職種とのカンファレンス
- 業務遂行のための指示, 助言, 報告
- 記録
- OJT(on the job training)

＊チームリーダー, 日々リーダーの役割・業務(→ 92ページ, 表 3-4)

基本は小集団活動

　病院や施設の看護チームは, チーム運営をしていくには大きすぎる集団で運営されている。たとえば, 50床の4診療科(脳外科・泌尿器外科・眼科・歯科)の混合病棟で, ベッド稼働率91.3%, 平均在院日数15日とすると, 平均1日患者46人, 看護師24人, 医師12〜13人, その他の職員3人(クラーク・助手など)で, 常時85人が出入りしていることになる。

　さらに面会時間には家族の面会が30人以上あり, 他部門の職員の出入り平均20人を含めると130人以上の人がこの病棟でお互いに影響し合いながら過ごしている。

　言い換えると, この病棟の師長は130人を対象とした看護管理が必要になる。

表1-3 小集団活動の5つのポイント

❶ リーダーが不可欠である
　→リーダーが育つ（例：フリー業務担当から夜勤リーダーへ）
❷ コミュニケーションがとりやすい
　→対面コミュニケーションのできるチームサイズ（例：病棟会よりもチーム会）
　情報の交流→関係樹立・協力する仲間→応援体制づくり
❸ 参加して決定する
　→集まりやすい，話しやすい→意思決定に参加する→やりがい
❹ 目標をもって活動する
　→やや困難な課題・目標を設定して1年間で達成→質の高い看護・介護の提供ができる
　・A市立病院　RST（呼吸サポートチーム）との協働で30例に呼吸アセスメントシートを活用したところ，28例が改善など
❺ 役割の構造化により自覚が促される
　→小集団ほど周囲・仲間の期待がわかる→期待に応える行動になる，貢献がまわりから評価される
　・部署の年間組織図で役割を明確にする（複数の副師長の役割担当を明確にする，チーム目標の担当者名を明確にする）など

　こうした大集団に対して，小集団活動の考え方を基本の方法論にして看護方式の1つにしたのが，固定チームナーシングである。この50床の混合病棟の患者を2～3グループに分けて，それぞれのグループに適切なナースの配分をして編成し，そのナースチームを1年間固定して運営していく看護方式である。

　小集団活動は対面コミュニケーションが可能な2～10人ぐらいの集団であり，成果が出る活動は3～5人が適当だといえる。

　小集団活動のポイント（表1-3）を念頭においてチームを運営すると，固定チームナーシングでいう5つの定義（→30ページ，表2-1）も具現化されて説得力がある。

小集団活動のポイント

1. リーダーが不可欠である

　日勤はもちろん，2人夜勤のときでも，どちらかがリーダーであることを自覚して行動する。固定チームのチームリーダーは，師長から責任と権限を委譲され選ばれたリーダーである。リーダーはチームで決めたことに対して遂行責任があり，師長は自分の部下が遂行したことに対して結果責任がある。ゆえに権限委譲の範囲は，個々のリーダーや師長の状況により違うのである。権限委譲の幅を広くして，任せるチーム運営をしていくのも小集団活動である。こうしてリーダーが育ち，師長の視野が広がり，余裕ができ，や

さしい行動がとれると考える。

2. コミュニケーションがとりやすい

　小集団のコミュニケーションは対面しやすいので，発言数も多く，発言の内容も率直で，メンバー間の関係が深まり，協力しやすい仲間関係が形成され，その結果，課題が達成できる。固定チームナーシングでは定例のチーム会がコミュニケーションのベースになる。そのためには全員が参加してオープンな雰囲気で，テーマにそって話し合いができるチーム会の運営が必要である。さらにチーム会の内容の報告と他チームとの協力体制づくりの目的で，師長・副師長（主任）が開催するリーダー会を定例会にしてリーダーをサポートしていく。

3. 参加して決定する

　小集団では全員が参加して自分の課題を発言して，目標やルールが決められる。参加して自分たちで決めたことは実践されやすく主体的な行動になる（意思決定に参加するのは，やりがいの根っこになる）。

4. 目標をもって活動する

　小集団は達成可能な目標をチームメンバー全員で共有して，師長は目標管理（ドラッカー主唱の目標管理）をしながら，質の高い患者サービスに向けて業務を改善していく。メンバーによる目標が現状分析の結果から設定されると，現実的で役に立つ業務改善につながる。固定チームナーシングではチームの年間目標がこれである。目標による動機づけを研究したロックのいう目標設定理論に依拠している。**表 1-4**（→ 14 ページ）に，ドラッカーの目標管理制度とロックの目標設定理論の比較を示す。

　たとえば前記の 50 床の混合病棟（→ 11 ページ）では，前年度の平均在院日数 15 日を，患者と家族の要望を取り入れた退院支援と，地域包括ケア病棟への転科・転棟や最近近隣に改築した療養型病棟との連携で，在院日数を短縮していく年間目標を設定するのは可能である。

5. 役割の構造化により自覚が促される

　組織図を作成して，個々のメンバーの役割を明確にする。リーダーも受持ちナースも大切な存在であり，チームメンバーの 1 人ひとりが，役割とポジションパワーを自覚して行動する。個々のすぐれた成果や，反対に手抜きの実践が，小集団ならすべてのチームメンバーに認識でき，お互いの貢献度がみえる。役割行動がメンバーに認められて，人はやりがいや勇気を得られるのである。

表 1-4 目標管理制度と目標設定理論の比較

目標管理・目標管理制度　Management By Objectives (MBO) P. ドラッカー	目標設定理論　goal-setting theory E.A. ロック, G.P. ラザム
「目標のもつ動機づけ効果に着目した代表的な管理技法の1つ」	「目標のもつ動機づけ効果についての心理学的解明をめざした理論。明確で高いレベルの目標は、容易な目標や不明確な目標に比べてより高い業績をもたらす」
・目標を達成するとボーナスや、昇進、給料アップなどほうび ・外発動機 ・全体目標と個別目標、トップダウン、権限委譲、自己統制の範囲の拡大による動機づけ、目標設定し評価する過程に参加すること、達成による意欲の向上、能力開発などをねらいにしている	・課題が達成できるのが楽しい、まわりからの認知という報酬 ・内発動機 ・やや困難なものを選択する ・適切なフィードバックとの組み合わせ ・100％達成できなくてもそのプロセスで学んだり、経験する 　→やりがい、達成感、承認のよろこび

若林満ほか編：組織心理学, p.97, 福村出版, 1998を参考に作表

固定チームナーシングの目的

固定チームナーシングの目的は、表1-1（→10ページ）にも示したが、もう少し補足すると、次のようなことである。

1. **継続した質の高い・タッチケアのある看護・介護の実践**
   →事例で成果を表現……事例発表・ナラティブ

2. **やりがいのある仕事をして自己実現をめざす**
   ①意思決定に参加する
   ②得意領域を活かす
   ③貢献度を認め、認められる

3. **成果のある現任教育→定着と成長**
   ①自立した看護職・介護職の育成、②チーム医療のなかで対象者のニーズに寄り添い、コーディネーターの役割がとれるリーダーナースの育成　→　③信頼して任せられるチームリーダー育成の1年間、④変化に対応できる力　→　全体把握から　→　部分へ……現状の分析から問題解決へ　→　自部署の現状分析は理念と信念をもち、あきらめないで……

継続受持ち看護は、この看護方式の第一の目的であり、どの患者にも常に受持ちナースが存在するのは必須条件である。しかし、固定チームナーシングでは、受持ちナースのことをプライマリナースとはいわない。この看護方式では、患者の入院から退院まで（必要なら退院後も）継続した受持ちナース

は存在するが，患者の状態が変化したり，病室運営上の都合で受持ち患者が看護チームを移動した場合は，他チームの受持ちナースに，責任をもって看護が継続されるように申し送る。

　患者や家族にとって重要なのは，質の高い看護の継続と適切な病室環境の提供だろう。それは入院から退院まで1人の看護師と1人の患者関係に固執するのではなく，小集団活動の利点を生かして，今ここで患者が受けられる最良の看護サービスの継続をめざしている。

― COLUMN

ナースの自立

　固定チームナーシングは，1人ひとりのナースのやりたい看護をチームで支えるシステムであるから，チームメンバーの能力差（臨床経験，人生経験，教育背景の違いなどのすべて）を認めるところから出発するのが基本である。計画の立てられないナースからカンファレンスで情報を引き出し，計画立案し，その人のやりたいことを継続していけるように支援するなど，1人ひとりの思いを大切にする，という精神や行動が基本である。そのためには，1人ひとりが自立していること，あるいは自立に向かうことがこの看護方式の基礎となる。

　筆者（杉野）は西元の小児病棟での固定チームナーシングの実践を観察して，従来のチームナーシングにはみられなかったナースの自己実現や成長，自立を促す基本理念を深く理解できたのは，スタッフが変化する事実によってである。

　固定チームナーシングを進めながら，勤務体制を3交代制から2交代制に変えたり，新病院移転をきっかけにこの方式を導入したり，診療報酬改定に対応して看護補助者を増員し，固定チームをつくって成功する例も増えた。看護補助者の力を引き出すためにはナースのリーダーシップが不可欠だ。どんな変革も1人ひとりのナースの意識次第。この方式は，小集団のもつ動機づけ効果や協調的な相互作用によるプラスの相乗効果に着目することで，確実にナースの自立を促している。ここでいう自立とは，自己の感情・思考・行動などあらゆることに責任をもつことを指す。

　地域包括ケアシステムのなかで，質の高い看護を継続するために多職種と連携するときは，自立したナースでなければリーダーシップ・メンバーシップは発揮できない。

2 組織の変革とナースのリーダーシップ

組織の変革は教育戦略から

　筆者(杉野)は小児病棟師長2年目の西元に出会い，その頃は看護とは何かも，看護集団の文化(カルチャー)や組織構造も知らなかったが，彼女の語る看護チームの動きや管理の考え方には納得，共感することが多かった。

　筆者の学んだソーシャル・グループワークやグループダイナミックスといった理論で理解できたからである。なかでも，当時企業で受け入れられていた小集団理論やOD(Organization Development：組織開発)の考え方で，当時師長だった西元の話を読みとった。たとえば，効果的なチーム活動の特徴としてベニスは次のことをあげている[1]。

(1) グループの目標について理解し，お互いに同意し，自分のものとする。
(2) オープンな意思疎通
(3) 相互信頼
(4) 相互援助
(5) 葛藤をうまく管理する。
(6) チームという考えを臨機応変に，かつ的確に使うようにする。
(7) メンバーの技量をうまく利用する。
(8) リーダーシップを適切に発揮する。

　これらが病棟で実践されていたので，そのことをフィードバックした。すると西元も自己の信念と小集団の基礎的理論を根拠に，さらに新しいチャレンジをし，チームの力を引き出していったように思える。

　ベニスは組織開発の考え方として，①年々歳々その年の風潮に最も適する組織形態が生まれてくる，②組織を変革する有効な方法は組織の「文化」を変革すること，という。また，「『文化』とは人の生き方，信念と価値の体系であり，これを皆が納得していればこそ相互作用と連携が生まれるのである」と述べ，個人の変革の重要性を認めつつ，組織の「生気回復と刷新に必要な，抜本的な衝撃」は，個人の変革によっては生み出され得ない，と言いきっている。

　ベニスの提案は「組織開発(Organization Development)」であり，「信

1) ウォレン・G・ベニス(アメリカの経営学者，1925-2014)
ウォレン・G・ベニス著，高橋達男訳：職場ぐるみ訓練の考え方, pp.4-6, 産業能率短大出版部, 1971.

念，態度，価値観，組織構造を変革して，新技術，新市場，新たな挑戦，そして目がまわるような急速な変化そのものに対し，もっと的確に対処できるようにしよう」とする教育戦略である。

新しい看護方式採用への抵抗感にどう対処するか

小集団活動から新しい集団文化を創造

　新しい看護方式を採用することによって起こってくる葛藤について予測しておこう。今までやってきたことを変えるためには，エネルギーが必要で，リーダーシップが重要となる。時代の変化や人々の要求の変化をキャッチして，変革の必要性をみてとる能力，そして変化を起こす実践力である。

　よく「スタッフの行動をみていると，どの師長の病棟かわかる」という。このことは，組織風土[1]や組織文化[2]は，リーダーによって創り出される，あるいは強い影響を受けるということを示している。このようなことは，組織において感覚的に理解できるプロセス的側面である。価値観（理念），風土，規範，感情，要求，役割，スタッフ間の上下関係や他職種との関係，意思決定パターン，コミュニケーションパターン，協調や競争，やる気などである。このプロセス的側面を理解しながら，リーダーは変革のために，計画的，問題解決的に情報収集，分析を経て，業務を構造化したり，システムを構築していく。こちらはコンテント的側面という。知的理解や文章化の容易な側面である。固定チームナーシングという小集団活動を展開するとき，今までの風土や文化をゆさぶって，新しい集団の文化を創造をすることである，と理解しておくこと。

　新しい集団の文化の創造──たとえば，カンファレンスでは数人はよく発言するが，言うとやらされる，言わぬが勝ちのような文化をもつ集団を，固定チームナーシングを採用することで変えていこう。小集団にすれば話しやすくなることは人数の点で期待できるが，それを質の高いコミュニケーションのとれる集団に文化を変えていくには，リーダーのリーダーシップが鍵をにぎる。

コンセンサスを得るための決め手

　もう1点は，新しい看護方式導入によって文化が変わることは不安を生じさせるので，特定の個人が反発したり，否定的な視点からの発言に終始して，メンバーのやる気やチームのまとまりに水をさすことがよく起こる。

---

1) 田尾は，組織風土を，「組織について組織の内外の人たちが感じる雰囲気で規範的な意義が乏しいもの」といい，組織文化は「メンバー相互に共有されている行動様式」で「他の組織と区別される」と解説している。
田尾雅夫：組織の心理学，p.235，有斐閣，1991．

2) シャインは「文化は，学習され，新しい経験とともに進化し，そして，もしその学習過程のダイナミックスを理解するならば，変革できるものとなる」と述べている。
E・H・シャイン著，清水紀彦ほか訳：組織文化とリーダーシップ，pp.11-12，ダイヤモンド社，1989．

「みんなが反対しています」「うちは特殊ですから，うまくいかないとみんなが感じています」といったセリフにひっかからないようにしよう。「みんな」を隠れみのにして個人の意見を言い，あたかも全体の総意のように（無意識に）言うこともある。また，医師の意見とナースの意見の対立のように，それぞれのアイデンティティを確立している集団ではグループ間の葛藤や解釈の違い，あからさまな自己の利益の主張（医師の都合や集団間の競争）からの抵抗もある。

　医師だけでなく，他部門にもはたらきかけよう。人々や集団間のコンセンサス（合意）を得るための決め手は，1回でも多く話し合うことである。相手の意見や感情を受けとめ，こちらの理念を伝えたり，固定チームナーシングを相手にわかるように説明しよう。具体的な組織図を書くなど，わかりやすい資料も準備しよう。一斉導入するなら，準備に1年はかけたい。モデル病棟を決めて，まず始めるやり方もあるが，計画性は必要だ。

　説得のリーダーシップ（→19ページ，COLUMN）を発揮するには，信念をもちつつ，相手の言い分にも耳を傾けることが大切だ。自他の感情にも気づいておくことである。

あせらず信念をもって進めていく

　新しいシステムに移行する，立ち上がりの時期には，あせって性急な進め方をすると，かえって心配や不安が増幅され，スタッフの抵抗に出合う。ときどき，この時期に固定チームナーシングについてのアンケート（たとえば，このシステムのメリット，デメリットを問うなど）をする例を聞くが，あまり意味がないと思う。システムそのものに反対しているように結果が出ても，実は転換期によくある居心地のわるさや不安，未知なものへの気がかり，といった抵抗である場合が多い。システムへの反対なら，現状のなかでどんな看護方式を採るのがよいのかという具体的な提案をしてほしい。

　今までの経験では，変化が進行しはじめたら，リーダーはゆるがず，信念をもって一歩一歩進めていくと，やがて新しい行動パターンが定着していく。いくら説明（正しい説明，わかりやすい説明が前提）をしても，一部のキャリアナースが反対するというとき，「とりあえず，やる方向で検討しましょう」とか，「やってみようよ，うまくいかなければ元に戻せばいいじゃないの」など，ポジティブなリーダーシップを発揮しよう。この段階では，熱意をもって行動するリーダーがスタッフを動機づける。

　看護部長，師長といった人が，この看護方式を正しく理解していなければ新しい方式に切り換えるゆらぎの時期を乗り切れないし，スタッフは自分が何を期待されているかあいまいであったり，役割を理解できていないと不安をもつ。しかし，毎日の仕事の進め方やチーム目標，チーム内コミュニケー

幻想や楽天的な考え方ではうまくいかない

　スタッフたちが師長の理念を内在化し，システムの変更を受け入れるという合意に達し，チームづくりという共通の行動をとりはじめ，現実の看護場

― COLUMN

説得のリーダーシップ

　相手に協力してほしいとか，こちらの決定を受け入れてほしいなど，相手を納得させたいときに，相手にアピールすることを説得という。そのときに逃げないで向き合うというアサーティブな態度を堅持しつつ，次のような思考・行動はどうだろうか。もちろん，あなた独自のやり方，スタイルでよいことはいうまでもない。

❶ 説得したいことが明確であること。このことをわかってほしい，受け入れてほしいなど，説得したい内容が明確にあり，事実にもとづいた問題提起をすること。
❷ 説得したい内容について十分で正確な情報を相手のわかる言葉で伝える。
❸ 相手にとってのメリットだけでなく，デメリットについても情報提供する。
❹ 相手の言い分もよく聞き，こちらの事情やニーズも率直に伝える。傾聴しつつ，リードしていく。
❺ 相手の特性，立場や役割などを理解しつつ進めていく。
❻ お互いに落ち着いて話せる場所，時間を選択する。
❼ お互いの感情に気づいておく。感情的なやり取りになったときは早く気づいて，次の行動（たとえば，ちょっと休憩しましょう，またにしましょうなどと提案する）を選択しよう。
❽ 主な目的を達成するため，場合によっては少し妥協もありの柔軟さがリーダーシップの効果を生む。
❾ 代案を出し合ったり，計画を一緒に考える。話し合うことは相手をまきこんでいくリーダーシップがとりやすい。
❿ 説得がうまくいかないときは，相手に影響力の強い人に代わってもらうのも OK。代理を選べるのはあなたのリーダーシップと考えよう。
⓫ 説得にあたって，自分の権限を知っておこう。責任と権限について意識しておくと行動しやすい。
⓬ 敵対ではなく協力してゴールをめざす心構えを。勝ち負けではなく相互の満足に向かうリーダーシップを発揮しよう。合理的で具体的な問題解決をめざす。決定したことの確認と記録。必要ならフィードバックのしかたも決めておく。
⓭ 不信感や不満を主訴にする相手を説得するときは，「逃げない，避けない」と自分に言い聞かせつつ，相手の言い分に耳を傾けよう。相手への「問い」も重要だ。「どうしたいとおっしゃるのですか」「どうしてほしいのですか」と相手から情報を引き出そう。安易な約束はしないこと。即答できないことも多いので，「こちらにできることを検討させてください」と宿題にすることが必要なときもある。
⓮ アサーティブな姿勢 ── 背筋を伸ばし，相手とアイコンタクト，自然な表情やしぐさ。
⓯ 説得のプロセスで経験したことを記録し，それを資料にカンファレンスするとリーダーシップを学ぶよい機会となる。

面に変化が起こったり，記録やカンファレンスの内容が変わったと実感しはじめると，スタッフはさらに積極的な行動へと動機づけられていく。しかし，この時期（新しいシステムがスタートして軌道に乗るまで），目標達成（仕事の成就）によって自己やチームやリーダーを信頼して，積極的，肯定的になっていくが，新しいシステムに変えても看護の手ごたえや喜びが感じられず，問題が解決されないとシステム（看護方式）そのものに否定的となる（システム変更以前の問題が要因の場合も多いのだが）。

　このような事態が起こる原因の多くは，固定チームナーシングに変えれば物事がうまくいくという幻想か，チームを2つか3つに分ければ何とかなるだろうという，あまりにも楽天的な考え方でスタートしていることにあるのではないだろうか。これは，非現実的な願望をもつ情緒的集団の状況にあるといえよう。

現状把握のために振り出しに戻る

　こういうときは振り出しに戻って，現状把握を厳密にし，そこからしっかり分析して所属部署の課題を明確にしていくこと。チームは仕事をするためにあり，こんな看護を現実のこのスタッフの能力でやっていく，という現実志向の取り組みをしているか，師長はチームの動きをみておくこと。そうでないと，師長自身がその情緒的な状態にまきこまれて，チームやチームリーダーに適切な助言ができなくなる。チーム分けなどを看護の理念で考えずに，特定のメンバーの「重症ばかり1年も受持つのはストレスになる」とか，「寝たきり患者ばかりで変化がなく，おもしろくない」などの発言にふりまわされ，チーム分けの時点で，重症も軽症も手術対象患者もリハビリ対象患者も均等に分けるといった妥協をしてしまう。あるいは，逆にスタッフを納得させられぬまま（表面上，スタッフは黙ってしまう），仕事ができる状態でないまま踏み切って，スタッフは「やらされている」と感じたりしてしまう。このような部署では，「スタッフが17名しかいないから，1チームでよい」といった小集団の意味が理解されていない発言を聞くこともある。この方式を正しく理解し，原則を守ったスタートをきってほしい。

師長のリーダーシップ

　以上のようなことは，すべて師長のリーダーシップが問われるつらいところである。そこで，師長として明確にチームリーダーやスタッフに示さなければならないのは，次のことである。

　(1)どんな看護をやりたいか，チームの任務は何か，何のために固定チーム

ナーシングに変えるのか，社会の変化や診療報酬と病院の方針もふまえて説明する。
(2)それぞれはどんな役割を担っているか，期待されている行動は何か。
(3)コミュニケーションをとること。チーム会，リーダー会への理解をとりつけ実施する。1対1の話し合いもチャンスをみて実施する。
(4)問題状況を把握しデータで押さえていく。
(5)集めたデータを分析し，課題を見つける。

このように固定チームナーシング導入期は，補佐役である副師長の理解を得て，手分けしてスタッフの意見を聞くことができる状況をつくるためにも特に信念をもった師長による「リーダー中心リーダーシップ」が必要である。

以下に師長のリーダーシップを発揮した新人とチームリーダーの育成の例を紹介する。

固定チームナーシングの臨床現場で新人ナースの育成

1. 高齢者認知症病棟の新人ナースの育成

浦島さくらさん(鶴川サナトリウム病院)は精神療養病棟(高齢者認知症病棟)の師長である。新人ナースに認知症高齢者の看護理念を伝えながら，集合教育から分散教育(就任した現場での教育)を実践している。

浦島さんは，看護師は「人を看る」という看護師独自の視点で観察や判断をし，患者の生命と生活を支えていると考えている。認知症の高齢患者を対象とする精神療養病棟において，受持ちナースが患者を「看る」役割を果たすためには，まず，受持ち患者の生活歴などの背景を知ることが重要であるとしている。ここから，浦島さんの看護師長としての凛とした看護観と姿勢が伝わってくる。

しかし，自部署で受持ちナースのチェックリストの自己評価を行なったところ，達成率の平均は40％であった。このことから，「患者に責任をもって継続した質の高い看護を実践する」受持ちナースの役割が自覚されていないのではないかと，浦島さんは考えた。そこで，新人の受持ちナース教育として，院内研修では集合教育を，部署では分散教育を行なっている。

2. 集合教育では受持ちナースの役割を学ぶ

育成の対象となったのは，20代の女性で，経験1年目に中途入職した看護師である。対象看護師が所属するAチームは，寝たきりでADLは全介助，経管栄養や吸引などの医療処置の多い患者が中心のチームである。対象看護師は，ラダー1の集合教育で固定チームナーシングにおける受持ちナースの役割を学び，受持ち患者のケーススタディを行なっている。

その症例から，対象の看護師は「患者に現れている特性にはさまざまな要

施設概要

鶴川サナトリウム病院(認知症疾患医療センター)精神療養病棟
- 病床数　57床
- 病床稼働率　95.1％
- 平均在院日数　840日
- 看護師6名，准看護師5名(全員経験年数3年未満)，介護福祉士5名，看護補助者4名

因が携わっているため，そのなかで一番患者の優先度が高いことを自分で見極め，看護の視点で実践していく必要がある」と述べ，患者の背景からアセスメントを行ない必要なケアを実施する，「看る」看護とは何かを考えながら実践することができた。

3. 分散教育では指導ナースとペア受持ち

また，分散教育では，入職後すぐから指導ナースとペア受持ちを行なっている（→231ページ）。日常生活の援助や医療処置の技術の習得は，日々の受持ちのなかで，日々リーダーやプリセプターのナースが育成を支援している。

さらに，受持ちナースのチェックリストやノートを活用して，日々の受持ち患者の情報を共有して受持ちナースの役割を知り，実践につなげている。未経験の看護技術を優先的に経験できるように，指導ナースが日々の受持ち経験をノートに記入し，日々の指導者同士で情報を共有している。

4. 9か月目には受持ちナースとして自立

この育成の結果，対象ナースは入職後1か月目から見習い夜勤を開始し，6か月目には日々の受持ち，夜勤を自立してできるようになった。そして，9か月目にはチームリーダー会で育成状況の評価を行ない，それによりペア受持ちを終了し，受持ちナースとして自立していった。

また，分散教育で学んだ症例は褥瘡予防のケアが必要な患者であり，その後，対象ナースは自ら進んで院内の褥瘡リンクナースとして活動している。経験した症例をきっかけとして，自ら考え学ぶ姿勢は，今後のキャリア形成につながることだろう。さらに，チェックリストの達成率が70％となり，患者・家族とのコミュニケーションや看護過程の展開など，実践できた項目が増加していることがわかった。

今後については，分散教育にペア受持ち経験録（→233ページ）を導入し，新人が受持った事例を可視化して，振り返りの機会をつくることが課題となったとしている。

チームリーダーの育成

1. 中堅ナースがチームリーダーをやりたがらない

川畑仁美さん（関西医科大学附属病院）は大学病院の小児医療センター（小児病棟）の師長である（施設概要→181ページ）。臨床現場ではチームリーダーになりたがらない中堅ナースが多いなか，「2年間チームリーダーを固定する」ことを成功させ，成果をあげている。

小児医療センターは，15歳未満のあらゆる疾患の子どもを対象に高度な医療を提供している。そのため，ナースは複雑な疾患に加え，発達段階に応

じた知識が必要で，常に学習と経験から，個別性をふまえた継続看護が求められている。スタッフは1〜3年目が47％，4〜5年目が10％，6年目以上が43％で構成されている。

　看護方式は固定チームナーシングを導入しているが，その目的を具体的に理解しているスタッフは少なく，チーム活動に「やらされ感」を抱いている中堅ナースもいた。さらに，未熟なスタッフは何から学習すればよいのか迷い，経験豊かなスタッフも何を教えていけばよいのか悩み，心身ともに疲労している状況であった。

2. チームリーダーに任命するための準備教育

　川畑さんは，現状の改革をめざし，看護に熱意のある6年目スタッフ3名をチームリーダーに任命するための準備教育を開始した。川畑さんがリーダーに求める能力は，論理的思考でチームの課題が達成でき，チームの目標達成に向けて主体的にいきいきと取り組むことである。そして，固定チームナーシングの理解を深めるため，3名を全国研究集会に派遣し，効果的なスタッフ育成のできる指導者となるため，リーダーシップ研修，問題解決研修の受講をすすめ，知識の統一を図った。

　さらに，対象疾患の看護が深められるように，病棟の43床を急性期，慢性期，疾患を考慮した患者グループの3チームに細分化し，3名をそれぞれのチームリーダーに配置した。チームリーダー任命時には，それぞれの性格や特性をふまえて，個別面談で期待するリーダー像，チーム活動におけるリーダー役割と権限委譲について伝えた。その成果は必ずポジティブフィードバックし，各リーダーが自己の課題を見出せるように助言した。その後，リーダー会の企画・運営を3名に任せ，師長・副師長がフォローした。

3. 2年目への強い継続意思

　3名は1年目の後期には，師長，副師長の助言を受けながらリーダー会の運営ができるようになり，1年目終了時には，師長・副師長とともにKJ法などを用い，チームの課題を見出せるようになった。その結果，3名から「やり残していることがみえてきたので，もう1年リーダーを担わせてほしい」と，2年目への強い継続意思のある申し出があった。病棟のチーム活動は，この1年間でチームリーダーを中心に主体性が高まった。

　2年目に入り，リーダー会はマネジャー育成のプログラム立案や申し送りの廃止など，病棟の課題や業務改善について積極的に話し合う場となった。3名は会議で提議した事項が次々と実現していくプロセスを実感し，改革の楽しさややりがいを感じ，チーム目標の達成状況を評価しながら，メンバーの主体的な活動を支援できるようになった。その結果，チーム目標の達成率が80〜100％になった。

師長のピアグループ・スーパービジョン

急に何も考えられなくなり，涙が……

　思いがけない部署異動を命じられたX師長は，最初の4～6月は遮二無二仕事を覚え，スタッフを知り，いつものように患者，家族に対応していた。ところが，夏になった頃，仕事中に，急に何も考えられなくなり，ふいに涙がポロポロこぼれてくることがあった。自分でも説明できない突然の出来事で，スタッフに見られてはいけないとあわてて涙を拭うことが何度もあった。「一晩寝ると前向きに考えることができる傾向にあり，あまりストレスを感じないと自分のことを思っていたが，気づかないうちにストレスが蓄積されていた。夏から秋にかけてつらい日々が続いた」という。

　Xさんの場合，患者に心を向け，患者の笑顔が何より活力につながった。ある日，スタッフに「師長さん，元気になりましたね。心配していました」と言われた。涙を流す師長の姿は見せられないと，スタッフとは笑顔で接するように心がけていたのに，スタッフは弱った師長の姿を見抜いていたのだ。

師長同士は支え合っているか

　今では，以前の精神状態に戻ったXさんは元気に働いている。「師長が笑顔でないとスタッフも患者も笑顔にならない。そう思いながら，現在は元気に笑顔で頑張っています」とさわやかに話してくれた。

　もともと前向きなXさんでも，こんなことが起きたのだ。なぜ？　と問うても答えの出ないことの多い人間の心の動きは，スタッフも師長も同じだ。バランスを失ったとき，自分ならどうするだろう。Xさんは患者に心を向け，笑顔に出会って支えられ，自分で立ち直っていった。XさんはICUの師長も経験したうえでの異動だったが，新任師長の場合はどうだろう。病棟運営が思うようにいかないとき，悩むことがあるかもしれないし，人間関係で落ち込むこともあるだろう。そんなときに，支えになる人がいるだろうか。特に師長同士，支え合っているだろうか。

　副師長（主任）から昇任した新師長を対象にした，師長教育プログラムは準備されているだろうか。全国に系列病院がある場合，中央に教育担当部署があり，各病院から集まっての教育もあるだろう。しかし，多くの病院では，先輩師長をモデルにしたり，師長会でその時々に学んでいくのが実情ではないだろうか。これをもっと促進するために，ピアグループ・スーパービジョンを提案したい。

スーパービジョンの活用

　スーパービジョンとは，スーパーバイザーとスーパービジョンを受ける者（スーパーバイジー）との間で行なわれる教育，コンサルテーション，マネジメントの3機能をもつもので，ピアグループ・スーパービジョンは同僚や同等の能力をもつ人々で行ない，相互学習の機会となるものをいう。

　新しい看護方式を採用しても，部署ごとの特性があり，事情は違うから，すぐに軌道に乗る部署もあるし，ゆっくり進むところもあって当然である。進むところと進みにくいところの違いはどこにあるだろうと疑問をもったとき，率直に話せる師長会ならよいが，特に大人数の師長会では発言もむずかしい。そんなときに，相互助言がしやすい3〜4人の師長グループ（ピアグループ）をつくってはどうだろう。

　飯田市立病院（施設概要→215ページ）は，師長15名が3チームに分かれて師長室における小集団活動を行なっている。各チームはチームリーダーが決まっており，副部長がアドバイザーとしてかかわっている。師長室の机はいつでも話し合いができるように対面グループ型に置かれている。さらに，新任師長には同じチームからプリセプターがつき，特に配慮して支える体制を取っている。そのなかで，情報を共有したり，文献を紹介したり，お互いの悩みも自己開示し合える小集団活動を日々実践している。師長は，この小集団で学んだことを部署に持ち帰り，チームや小集団活動の助言に活かしている。

　このような，師長のピアグループで支え合い相互啓発する体験のなかで，リーダーシップ，メンバーシップ，マネジメントの能力が開発されていく。この師長会のことは，『看護カンファレンス 第3版』[1]に詳しい。

1) 川島みどり，杉野元子：看護カンファレンス 第3版，pp.174-176，医学書院，2008.

副師長（主任）の組織図での位置づけ

　一般的に，副師長（主任）は組織上では師長の補佐役に位置づけられる。しかし，役割が師長の補佐役のみでは，能力のある中堅ナースの副師長には力の出しようがない。師長との相性もあり，気の合わない価値観の異なる相手の場合，やりがいをもち補佐役に徹するのは苦痛であろう。図1-1（→26ページ）のように複数の副師長を置いている部署も多い。

　副師長は，部署の組織図では師長にとって大切なスタッフラインである。師長に直接つながり，それぞれがスタッフ教育・医療安全・業務改善・看護補助者教育サポートなどの1年間の役割を担当し，看護部の各委員会とリンクして役割を果たすと同時に，部署では日々の応援機能の主役である。それができるのが中堅ナースとしての副師長である。

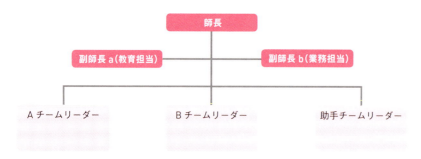

図 1-1 副師長(主任)の役割

　固定チームナーシングはスタッフを育てる看護方式である。師長から所属するチーム運営に関する権限を委譲されたチームリーダーには，1年間のチーム運営を通してチーム目標を達成し，成果発表会で表現していく役割がある。師長は自分で選任したスタッフを信頼して任せられるチームリーダーとして，1年間で育成する責任がある。そのチームリーダーの上に，副師長を位置づける必要はない。

　しかし，固定チームナーシングをスタートさせるときは，部署でリーダーシップのある副師長(主任)に各チームのチームリーダーを兼務して経験してもらうのも導入を成功させるよい方法であろう。

第2章

固定チームナーシング導入準備

1 看護方針を明確にする

理念を実践に移す

臨床看護には看護方式が必要

　固定チームナーシングは，病院，施設，あるいは在宅で看護職がリーダーシップをとり，患者やその家族(重要他者)に日々の看護を行なうための方法論を示したものである(図2-1，表2-1)。

　臨床看護はチーム活動であり組織活動でもあるので，一定の看護方式で運営されないと看護チームは混乱し，効果的な患者ケアが困難になってくる。看護方式を決定し運営していくことは師長，副師長(主任)，リーダーナースの重要な課題である。このとき最優先される課題は，こんな看護をしたい，こんな看護チーム活動をしたいという看護理念(ビジョン)である。特に師長の理念とリーダーシップが問われる。

　しかし，看護の理念を実践に移すのは実際問題として容易ではない。まず，きびしい現状を客観的に知的に分析することからスタートさせ，この現状のなかでどうしたら望む看護実践が可能かを問題解決志向で検討していきたい。

固定チームナーシングは臨床看護の問題を解決する道具

　現在，日本におけるほとんどの臨床看護職の勤務体制は，2～3さらに混合交代輪番制の夜勤体制であり(この目まぐるしく変化する3交代制を2交代制に変えたり，3交代と2交代の混合型の施設も増えている)，1人の患者は1日24時間を少なくとも2～3人の看護師にケアされている。この2～3人の組み合わせも毎日変わるのが現状である。

　こうした変則勤務体制は，たとえば20人の看護職がいる病棟では，夜勤が輪番制で日勤での看護業務も交代しながら行なわれると，1人の患者は20人の看護職からバラバラの情報をもらいバラバラなケアを受ける危険性が高くなる。その結果，ケアの工夫や技術の積み重ね，また患者対看護職の

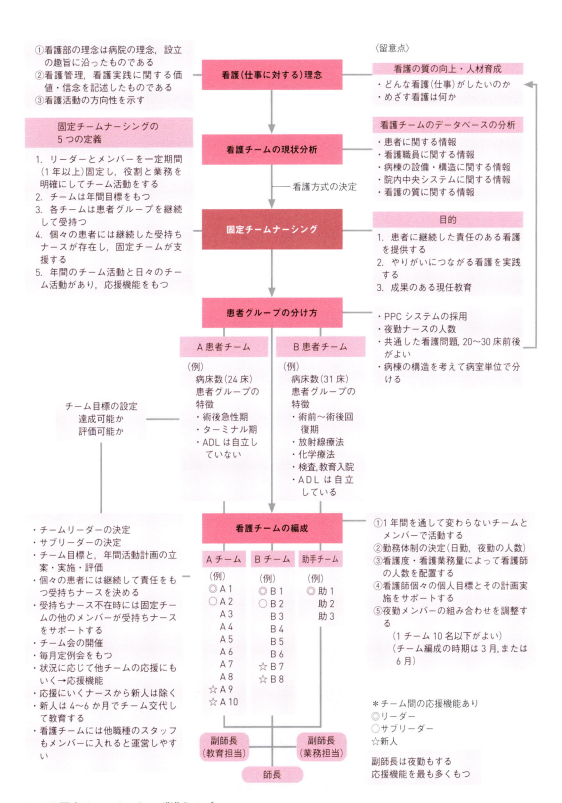

図 2-1 固定チームナーシング導入のプロセス

表 2-1 固定チームナーシングの 5 つの定義

● 固定チームナーシングを導入し，有効に運営していくためには定義の 5 項目を押さえ，例としてあげた運営上のポイントを現状に合わせて検討していく。

1. **リーダーとメンバーを一定期間（1 年以上）固定し，役割と業務を明確にしてチーム活動をする**
   ① 1 年間の看護チーム組織図を作成する
   ② リーダー・サブリーダー・受持ちナースの役割と業務を 1 年間および日々の固定チームに分けて成文化しておく
   ③ 個々のナースは責任と権限委譲の範囲を自覚し，ポジションパワーを発揮していく

2. **各チームは年間目標をもつ**
   ① 1 年間で達成可能な自発的な課題であること
   ② 目標表現にする
   ③ チーム会に参加し決定する
   ④ 2〜4 人の小グループで 1 課題
   ⑤ 計画は 4W1H で立案する（ガントチャートの活用）

3. **各チームは患者グループを継続して受持つ**
   ① 患者グループの分け方は現状分析の結果から継続看護（夜勤帯も同一チームでみる）と年間目標につながる患者グループ分けをする
   ② PPC システム（→9 ページ）で分けるなど
   ③ 隣接した病室または発達段階で分ける
   ④ 病室移動が同一チームで可能な分け方を検討する（例：男女別に分けるなど）

4. **個々の患者には継続した受持ちナースが存在し，固定チームが支援する**
   ① 新人ナースや他職種とのチームでは 3 人ぐらいの小グループで個々の患者ごとに役割分担して受持つなどの工夫が必要
   ② 勤務計画の工夫
   （例：金沢脳神経外科病院→104 ページ）

5. **年間のチーム活動と日々のチーム活動があり，応援機能をもつ**
   ① 看護チーム全体がわかる情報共有の方法（道具）の開発（例：ベッドネーム板にいろいろなシグナルをマグネットでつける）
   ② 勤務計画に関する約束事の決定と共通理解
   ③ 勤務スタート時の業務調整ミーティング
   ④ 日々のチーム活動を示す，その日のチームワークシートを作成し，24 時間継続して活用していく
   ⑤ 共同業務の整備と活用

信頼関係を深めてより質の高い看護を実践していくことが困難な状況となる。

　少子高齢社会のなかで病院では，在院日数の短縮化が診療報酬の改定により拍車をかけて進められている。

　それらの多様なニーズに必死で応えようとしているのが臨床看護職のリーダーナースであり，多くの良心的で看護が好きなスタッフナースであろう。

　固定チームナーシングは，こうした急速に変化していく現代の医療現場で勤務する臨床看護職の問題を解決していくための方法論であり，道具のひとつである。道具は使い手により，便利にも不便にもなる。よい道具は，目的をもって使いこなしていけば期待する成果をもたらすものである。使いこなすということは，使う場の状況により使い方を工夫していくことであるが，基本的な使い方のルールはしっかり押さえていく必要がある。

固定チームナーシングの5つの定義

固定チームナーシングの定義は 表2-1 の5項目である。
この5つの定義を解説すると以下のようになる。

1. **リーダーとメンバーを一定期間(可能なかぎり1年以上)固定して，それぞれの役割と業務を明確にしてチーム活動をする。**

　固定する期間を1年以上にすることが成功する要因でもある。その理由は，チーム活動が成熟したり，リーダーがリーダーらしい行動がとれるようになるには時間がかかるからだ。たとえば新たに師長に就任したとき，3か月くらいは「師長」と呼ばれることすら何か落ち着かない，だれが呼ばれているのかもわからないチグハグな感じがするものである。師長が師長らしい行動をとれるようになるには，どんなに勘のいい人でも2～3か月はかかる。組織のポジションが明確でない若いチームリーダーナースの場合，役割行動がとれるようになるにはさらに時間がかかると考えたほうがよい。

　成熟したチーム活動をするには，一定の期間が必要である。1年という時間が役割行動のとれるリーダーとメンバーを育成し，的確な業務を実践できるようになる。役割のとれるリーダーには意思決定のできる権限が委譲される必要があると同時に，責任が生じる。権限委譲には自由裁量の範囲を明確にすることと，報告の仕方を教育し，あとは信頼して任せることである。固定チームナーシングのリーダーも，リーダーシップを発揮していく過程でしばしば孤独になり悩む。こうしたリーダーをサポートしていくのは師長，副師長の役割である。

2. **チームは達成可能な年間目標と計画をもち，成文化してチーム全員で共有して活動する。**

　チーム活動には必ずチーム目標がある。看護部に看護方針があるように，病棟には病棟方針がある。固定チームはその方針を受けて，チームメンバーが感じている問題状況を話し合い，現状分析をしたうえでのチーム目標をもって活動することが重要である。全メンバーが参加して決定した方向性が明確なチームは，一体感をもって協力態勢もとりやすい。

　チームの目標達成のために定例のチーム会を開催し，現状報告，助言，協力が得られると，目標は達成されていく。チーム目標を2～3人の小グループで分担して小集団活動で達成していくと，1チームで3～4つの課題が解決できる。こうしたコミュニケーションのよい小集団活動で課題を達成していくことが個々のナースのやりがいにつながっていく。

3. **患者を 2～3 のグループに分け，同一グループを継続して受持つ．**

　固定チームナーシングの大事な課題は，各チームが患者グループを継続して受持つことである．それが継続看護につながっていく．50 名すべての患者ではなく，半分あるいは 3 分の 1 の患者を把握し，それぞれに個別性のある看護を提供できることが課題になる．

　患者グループの分け方は，ⓐ看護問題の共通性から PPC システム（→9 ページ）で重症・急性期患者グループと，慢性経過・回復期患者グループに分ける．ⓑ混合病棟では発達段階で老年期・成人期・小児・母性などに分ける．ⓒ夜勤ナースの人数で患者グループ数を決める．1 日 24 時間の看護の継続のために，夜勤も同じ患者グループを受持つ．ⓓ病棟の構造を考えて隣接した病室単位で分ける．ⓔ最初は無理をしないで 3 人夜勤でも 2 グループからスタートして 3 グループへ変化させたほうが失敗しない．

　診療科中心に分けるより，病室単位，発達段階，性別，病状経過別に分けたほうがよい．均等意識で患者を分けてはいけない．患者のグループ分けの理由が看護理念につながるように現状分析をしながら検討する．

4. **個々の患者には継続した受持ちナースが存在し，固定チームが受持ちナースを支援する．**

　固定チームナーシングは各チームで患者グループを受持つが，個々の患者には，継続した受持ちナースが存在する．それぞれのナースには受持ちの患者がおり，その人が中心になって看護診断をして看護計画を立案する．こうして自分の受持ち患者の看護の方向性を示しながら，実践・評価・修正をしていく．そのような役割行動をとるのが受持ちナースである．

　ただし，受持ちナースは，夜勤をしたり，代休を取ったり，あるいは研修会に出席をしたり，時には病気で休んだりということがある．受持ちナースが不在のときに，責任をもち継続した看護で支援をしていくのがそのナースの所属する固定チームである．固定チームナーシングでは，自分のチームの全患者に責任があり，不在の受持ちナースを支援していく役割がある．

　この点で，患者と主治医との関係とは違う．外来では多数の患者をすべて受持つことは不可能なので，必要だと判断された人に受持ちナースを名乗る．その患者が入院すれば，病棟の受持ちナースが決まり，外来ナースから引き継がれる．さらに，手術をすることになれば，手術室ナースが入室から退室まで責任をもって受持つ．術前訪問や術後訪問をすることもある．

　術後，ICU に入室すれば受持ちが ICU ナースに変わる．ICU から一般病棟の同じチームの部屋に帰室すれば，元の受持ちナースに，他チームの部屋に帰室すれば，受持ちナースは変わる．地域に帰るときは，社会的サービスの支援を受け，患者は地域で働くナースに受持たれる．

　このように，患者の治療や回復の状況によって，次々と受持ちナースは変

わる。つまり，これは看護が継続することであり，1人のナースが変わらず受持つことではない。

固定チームナーシングではリーダーもメンバーも夜勤を平等に行なう交代勤務であるため，受持ちナースの不在時に，患者の病状や状況の変化に応じて看護目標や計画を変更しなければならないことがしばしば起こる。こうした状況に責任をもって受持ちナースに代わって対処していくのが，チームリーダー・日々リーダー・日々受持ちナースである。

受持ち患者の決め方や患者の病室移動による受持ちナースの交代は，患者が現状において最もよいケアが受けられるように，患者や家族を主体にして配慮しなければならない。固定チームナーシングにおける，入院から退院までの継続した受持ち方式とは，必ずしも1人のナースが1人の患者の入院から退院までの受持ちを継続しなければならないという意味ではない。たとえば，患者の病状によってはBチームの4人部屋からAチームの個室に患者が移動したとき，Aチームの新しい受持ちナースにより継続の必要なケアが責任をもって受け継がれ，柔軟に対応できる看護方式である。

また患者とナースの関係，かかわり，特に患者と家族のニーズによっては病室を移動しても同じナースが受持ちナースになることも可能である。その場合は，チーム会での支持と他チームの応援が必要になる。

流動的な臨床現場での患者の状況変化に敏感に気づき，いかに柔軟に効果的に対処できるか，ナースの状況判断力とリーダーシップが問われる。

5. 固定チームナーシングには年間のチーム活動と日々のチーム活動があり，日々のチーム活動には応援機能がある(→34ページ，表2-2)。

師長以外すべての看護スタッフが，原則として交代夜勤をしている日本の臨床ナースには，固定チームナーシングであっても他チームで応援勤務をしなければならないことがときどき起こる。応援に行って役に立つ看護行動ができるのは，新人ナースよりベテランナースのほうであろう。1年目ナースと5年目ナースが，同じような期待をされ仕事をしているのでは専門職とはいえない。応援勤務は計画的に準備する余裕があれば，あまり負担にはならないだろう。さらに他チームであっても，患者チャートの記録や日常業務の基準・手順がわかりやすく，しかも必要なところに掲示してあれば，間違いなく仕事ができて応援も苦にならなくなる。工夫次第である。必要な情報を共有し，協働して患者のニーズに応えていくのがチーム活動であり，固定チームナーシングという看護方式の特徴である。

2010(平成22)年，診療報酬の改定により急性期看護補助体制加算が設定されて(→96ページ)，看護チームがリーダーシップをとることで，応援機能が円滑になった。

表 2-2 固定チームナーシングの活動

年間の活動	日々の活動
1. 患者のグループ分け(部署の現状分析が必要)	1. 日々業務のチェックと業務改善
2. 看護・介護スタッフの組織化(勤務計画作成が必須)	2. 日々リーダーの役割と業務……日々リーダー育成(各勤務帯の看護・介護業務遂行)
3. 役割と業務のチェックと成文化	3. 応援体制づくり:基準,手順のチェック ①共同業務(日々継続して行なうルーチン業務)…3区分して看護補助者と協同(➡ 95 ページ) ②チームワークシート(簡潔で使用基準が必要)(➡ 57 ページ) ③シグナル(院内統一のピクトグラム) ④カンファレンス……目的と内容で3区分し活用(➡ 121 ページ,表 3-16)
4. チームリーダーを決定,新人は先輩とペア受持ちで育成(新人教育➡ 231 ページ)	
5. チーム会の後にリーダー会を運営(メンバーが参加して決定,月1回の定例会)	
6. チーム目標の設定→達成(結果・考察)→成果発表会の開催→地方会・全国研究集会へ(ガントチャートの活用➡ 110 ページ,表 3-14)	4. 記録 → 全体把握と経過・バイタルシートの活用
↓	↓
主にリーダーシップ領域	主にマネジメント領域

＊COLUMN:リーダーシップとマネージメントの両方が必要(➡ 69 ページ)

― COLUMN

人間関係はストロークの交換から

　TA(交流分析　Transactional Analysis)は,1950年代に精神科医エリック・バーンが提唱した精神療法における診断と手法の1つである。TAが最終的にめざすのは自律性(autonomy)の獲得である。

　このなかでストローク(stroke)とは,「存在認知の一刺激」と定義され,受け手がよい感じと受けとるポジティブストローク,いやな感じがするネガティブストロークがある。よい感じのストロークを受けとれないとき,人は無意識にいやな感じのストロークを集めるという。いやな感じであってもないよりましなのだ。それは食物がないと飢えるように,心の飢えを満たさないと人は生きていけないからだ。

　また,ストロークにはその人の存在そのものに与えられる無条件のストロークと,その人の行為に与えられる条件付きストロークがある。これには身体的なもの(タッチストローク),言語的なもの,非言語的なものがある。

　クロード・スタイナーの理論を根拠にすれば,①与えたいストロークを与える,②だれかがくれたストロークを受けとる,③ほしいストロークを求め,受けとる,④ほしくないストロークは断る,⑤自分自身をストロークする,を実現することで,人は他者と健康な人間関係を維持し,より自律していくだろう。

　肯定的なストロークは人を勇気づけ,自己効力感を高める。

2 看護チームの現状把握と分析

まずは正確なデータを

　看護チームはさまざまに異なる状況のなかで活動している。看護チームが担当する仕事の量や質は患者やその家族のもつ特性，医療チームのスタッフの専門性・経験・人数・人間関係，職場の構造・設備・備品，中央システムの種類や内容により異なる問題状況を呈する。この問題状況を診断し解決していくためには，客観的で正確なデータを収集する必要がある。

　いわゆる看護チームの診断，言い換えると現状分析に必要なデータを収集し分析して，看護チームの問題を焦点化していくと問題解決の対策がいくつか考えられる。一般急性期病棟と慢性期・療養病棟とでは必要なデータが異なるので，それぞれ表2-3，表2-4に示す。

現状分析は看護過程の手法で

業務遂行能力と活用能力

　筆者(西元)は，リーダー研修会で，リーダーシップ論と業務遂行能力をあげるための看護過程展開を用いた方法を解説する。そのときに，よく図2-2(→38ページ)のリーダーシップの3領域を使って説明する。これはリーダーに必要な能力(リーダーシップ)を3領域に分けて細分化したものである。

　リーダーに必要な能力は，Ⅰ 価値指向性(理念)，Ⅱ 対人関係の能力，Ⅲ 業務遂行能力または活用能力に分けられる。そのなかで，Ⅲのなかの19. 情報収集能力，20. 情報の分析力(アセスメントし問題を焦点化する)，21. 目標設定能力(いつまでに・だれが・何を・どこで・どうする〈4W1H〉)，22. 創造力(問題解決計画〈具体策〉のアイデアを考える)などは，収集した客観的で正確なデータをもとに現状を把握し，問題を発見し分析して，問題の解決策を見出すために欠かせない。

　その現状分析をしていく過程は，患者の看護上の問題を解決していく看護

表2-3 一般急性期病棟のデータベース

1. **病院・施設の概要に関するデータ（看護部で総括して提示したいデータ）**
   1) 病院・施設の概要
      ①病院・施設名，②総合病院・専門病院・精神科病床・感染症病床・亜急性期病床の有無・救急告示病院・特定機能病院・災害拠点病院，③定床数・平均病床稼働率・平均在院日数，④看護単位別看護職員数・夜勤体制・新卒ナースの免許と数・ナースの平均年齢，⑤新看護体制・夜間看護加算状況，⑥看護単位別看護方式，⑦入院基本料
   2) 病院・施設の理念，看護部の理念・看護部の課題

2. **病棟の患者に関するデータ**
   1) 定床数・診療科と病床数（混合診療科の場合は患者の多い順に％で）
   2) 平均病床稼働率，平均在院日数
   3) 患者の移動（入院―予約・緊急・時間外・夜間，退院―自宅・転院・死亡，転棟・転科，転室など）
   4) 高齢者の割合（高齢者の設定・例80歳以上など），小児は新生児・乳児・幼児・学童の割合，男女の割合
   5) 疾病の種類と割合（上位5項目）
   6) 障害の程度（看護度別割合・セルフケア不足度別割合・認知症・不穏者数・移動障害・車椅子使用者）
   7) 治療（手術・化学療法・酸素療法），処置（分娩・IVH・点滴注射・褥瘡皮膚処置など），検査，患者教育，カウンセリング，リハビリテーション
   8) 通院・入院患者の居住地（病院からの距離，交通手段）

3. **職員に関するデータ**
   1) ナース：免許・性別・経験年（免許取得後と現在の職場の年数）・専門教育課程・乳幼児・高齢者の家族の有無，新卒ナースの数・移動ナースの数，入院基本料7：1，10：1など
   2) ナース以外の職員数（必要なら経験年数），急性期看護補助体制加算25：1，50：1，75：1など
   3) ナースの勤務体制（日勤：平日・土日休日，夜勤：2～3交代勤務時間・夜勤者数）

4. **職場の構造・設備・備品・消耗品**
   1) 病棟・外来・透析室・ICUの平面図／スペース（多床室・個室・スタッフステーション・トイレ・手洗いシンク・処置与薬準備室・カンファレンスルーム・談話室面会室・休憩仮眠室・器材物品庫・リネン庫・廊下の幅長さ・セントラルパイピング酸素吸引設置など）
   2) 患者のベッドの種類と数（電動ベッド・手動ギャッジベッド・付属備品など）
   3) トイレ（便器の種類・数，車椅子用トイレ数，ウォシュレット，手洗いセンサー）
   4) ME機器の種類と数（輸液・輸注ポンプ，呼吸器の種類と数，心電図モニター）
   5) パソコン・PHS・TEL・FAXの有無と数
   6) 消耗品の種類と数（防水シーツ，便器尿器，テープ類，リネン類）

5. **院内中央システムに関するデータ（看護部で総括してチェックする）**
   1) ハウスキーピング　2) リネン類の集配管理
   3) 薬剤の発注受領・在庫管理・専従薬剤師の有（○人）無，業務内容（例：持込薬剤のチェック，患者指導）
   4) 滅菌物品の発注受領・在庫管理 ｜中央管理の方法
   5) 消耗物品の発注受領・在庫管理
   6) 給食科に関すること・発注～残飯処理まで・選択メニュー・食事指導
   7) 検査・手術に関する業務基準
   8) ME類の提供保管管理（呼吸器の中央管理，輸液ポンプ類の定期チェックなど）
   9) 入退院業務基準→入退院サポートセンター
   10) ソーシャルサービスやカウンセリング部門の業務基準
   11) 継続医療・継続看護部門の開設（地域医療連携室の有無）
      例：訪問看護部・看護相談室・外来総合案内・療養型病棟・老健施設・グループホーム
   12) チャートの中央管理基準
   13) リスクマネジメント部門
   14) 遺体搬送システム・死後の処置
   15) 医療情報開示・インフォームドコンセント・クリニカルパス患者用の基準などの有無
   16) 付添・面会・外泊・外出などに関する規定および現状
   17) ベッド管理システムの有無
   18) オーダーリングシステムの有無
   19) 看護支援システムの有無
   20) 電子カルテの導入の有無
   21) クリニカルパスの種類（数）と利用率
   22) DPC導入の有無　23) オムツ一括購入システム導入の有無　24) 入院必要物品一括購入システム導入の有無
   25) 入退院サポートシステムの導入の有無（→259ページ）

6. **看護の質に関するデータ（看護部で総括して現状分析する）**
   1) 看護方式
   2) 看護基準手順の整備（共同業務の整備・技術トレーニング状況）
   3) 看護記録の基準・記入モデルの整備と記録監査状況
   4) 医療事故や患者・家族の苦情に関する分析・対策・評価とスタッフ教育
   5) 看護研究・看護レポートの発表
   6) 認定看護師・専門看護師・特定看護師の数と種類および活動状況
   7) 地域社会との連携看護活動（地域医療連携体制と実績）

表 2-4 療養病棟のデータベース

1. **病院・施設の概要に関するデータ（看護部で統括して提示したいデータ）**
    1) 病院・施設の概要
        ①病院・施設名，②総合病院・専門病院・精神科病院・療養施設・結核病床・重症心身障害者病床・老健施設など，③定床数・平均病床稼働率・平均在院日数，④看護単位別職員数・夜勤体制・新卒スタッフの免許と数・スタッフの平均年齢，⑤新看護体制・夜間看護加算状況，⑥看護単位別看護方式，⑦入院基本料
    2) 病院・施設の理念，看護部の理念・看護部の課題

2. **病棟の患者に関するデータ**
    1) 定床数（医療保険適用病床数と介護保険適用病床数の割合を％で）
    2) 平均病床稼働率，平均在院日数
    3) 患者の移動（入院 — 予約・緊急・時間外，退院 — 自宅・転院・死亡，転棟・転室など）
    4) 高齢者の割合（高齢者の設定・例 75 歳以上・80 歳代・90 歳代・100 歳以上など）
       男女の割合
    5) 疾病の種類と割合（上位 3 項目）
    6) 障害の程度（介護認定レベル別数・セルフケア不足度別割合・認知症・不穏者数・移動障害・車椅子移動介助者数）
    7) 医療処置（酸素療法・点滴注射・吸入吸引・バルンカテーテル・褥瘡皮膚処置など），看護介護（注入食，2〜3 時間ごと体位変換，オムツ交換・食事介助・入浴介助，口腔ケア，レクリエーション，患者家族教育，カウンセリング，リハビリテーションなど）
    8) 入院患者の居住地（病院からの距離・交通手段）

3. **職員に関するデータ**
    1) 看護職・介護職：免許・性別・経験年（免許取得後と現在の職場の年数），専門教育課程，乳幼児・高齢者の家族の有無，新卒職員の数・移動職員の数
    2) 看護・介護職以外の職員と数（必要なら経験年数），入院基本料
    3) スタッフの勤務体制（日勤体制：平日・土日休日，夜勤体制：2〜3 交代の勤務時間，夜勤者数（看護職員夜間配置加算）・夜勤の休憩時間の取り方・免許別の役割業務分担の方法など）

4. **職場の構造・設備・備品・消耗品**
    1) 病棟の平面図／スペース（多床室・個室・スタッフステーション・トイレ・手洗いシンク・浴室・シャワー室・処置与薬準備室・カンファレンスルーム・談話室面会室・休憩仮眠室・器材物品庫・リネン庫・廊下の幅長さ・セントラルパイピング酸素吸引設置など）
    2) 患者のベッドの種類と数（電動ベッド・手動ギャッジベッド・付属備品など）
    3) トイレ（便器の種類・数，車椅子用トイレ数，ウォシュレット，手洗いセンサー）
    4) 看護・介護機器の種類と数
    5) パソコン・PHS・TEL・FAX の有無と数
    6) 消耗品の種類と数（防水シーツ，便器尿器，テープ類，リネン類，紙オムツなど）

5. **院内中央システムに関するデータ（看護部で統括してチェックする）**
    1) ハウスキーピング
    2) リネン類の集配管理
    3) 薬剤の発注受領・在庫管理
    4) 滅菌物品の発注受領・在庫管理 ｜中央管理の方法
    5) 消耗物品の発注受領・在庫管理 ｜
    6) 給食科に関すること・発注〜残飯処理まで・選択メニュー・食事指導
    7) 検査・手術に関する業務基準
    8) ME 類の提供保管管理
    9) 入退院業務基準
    10) ソーシャルサービスやカウンセリング部門の業務基準
    11) 継続医療・継続看護部門の開設
        例：訪問看護部・看護相談室・外来総合案内・療養型病棟・老健施設・グループホーム
    12) チャートの中央管理基準
    13) リスクマネジメント部門
    14) 遺体搬送システム・死後の処置
    15) 医療情報開示・クリニカルパス（患者用）の基準などの有無
    16) 付添・面会・外泊・外出などに関する規定および現状
    17) オーダーリングシステムの有無
    18) 看護支援システムの有無
    19) 電子カルテの導入の有無　20) オムツ一括購入システム導入の有無

6. **看護介護の質に関するデータ（看護部で統括して現状分析する）**
    1) 看護方式
    2) 看護介護基準手順の整備と定期的なスタッフ教育（共同業務の整備）
    3) 看護介護記録の基準・記入モデルの整備と記録監査状況
    4) 医療看護介護事故や患者・家族の苦情に関する分析・対策・評価とスタッフ教育
    5) 看護介護研究・看護介護レポートの発表
    6) 認定看護師の数と活動状況
    7) 地域社会との連携看護介護活動

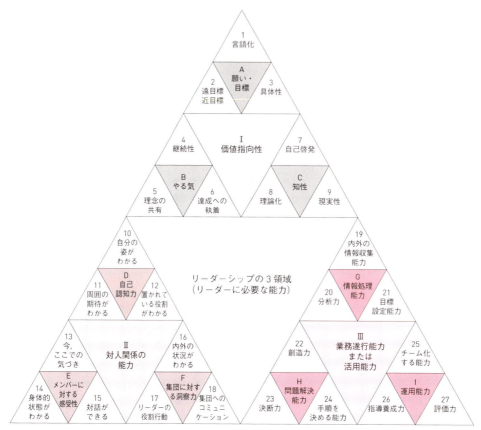

図 2-2 リーダーシップの3領域(リーダーに必要な能力)

過程と同じである。看護チームが抱えている問題の原因，根拠を明確にしていくと目標や対策がみえてくる。たとえば，対象患者が30人以上の場合は，2～3チームに分けて受持ってケアすると患者のことがよくわかり，看護ケアに工夫する余裕ができる。受持つ患者が少ないと内容の濃いケアができるのは当たり前のことである。

また，24時間勤務体制の臨床看護チームでは，受持ちナースを決めても1か月間に受持ち患者の担当になるのは，日勤では平均4～5日しかない。在院日数20日くらいのところでは5～6日，10日以内の急性期病棟では2～3日しか日勤で受持ちナースとしてかかわれないのが現状である。

しかし，臨床看護職は個々の患者に責任をもって継続した看護実践をしたいと望んでいる。この問題を解決していくのが，小集団活動の理論を取り入れた固定チームナーシングである。受持ちナースが，休みや出張，夜勤，あるいは応援で他チームで勤務していても，固定チームナーシングで支援し，受持ちナースの看護計画を継続して，患者の変化に応じて対処できるシステムである。

理念と現状のギャップをうめる方法論

　複雑化した勤務体制は患者の入院期間の短縮と重なり，臨床看護職に継続ケアの困難さを実感させている。こうした理念（こんな看護をしたい）と現状とのギャップのなかで悩み，自信を失っている看護チームのリーダーは多い。35歳で初めて50床の小児病棟の師長になった筆者（西元）の悩みは，小児病棟の現在の師長の悩みでもあり，共通点が多いのに驚かされる。医療の高度化や，高齢化・少子化などの社会変化はあっても，看護に求められる，その人がどう生きようとしているかを考慮して，その人の「暮らし」を整えることをベースに支援するケアは不変であるからなのだろう。

　固定チームナーシングの理念に共感し，看護チームの問題を解決したいと望むなら，最優先して実践してほしいことは，所属部署の現状分析である。忙しい，忙しいが口癖の臨床，人手がない，やる気のあるスタッフが少ない，などと感情論で悩んでいても問題は小さくも，なくなるわけでもない。所属部署の現状を正確にとらえ，到達できる目標を設定して対策を立てていかなければならない。その対策の1つが固定チームナーシングである。

　前述したとおり（→30ページ），固定チームナーシングは方法論であり，看護チームの現状分析から抽出された，いくつかの問題（プロブレム）を解決し，看護チームのめざす看護実践を導きだす道具である。だから，この方式を忠実にマニュアルどおりに実行することが目的ではない。運営上のポイント（5定義）を押えて（→30ページ，表2-1），職場あるいは看護チームの現状により状況判断をし，柔軟に対応しながらこの方式を使いこなしてほしい。道具類は，リーダーという使い手によりさまざまな味を出しながら目標を達成していくためのものである。

　目標が達成されない場合は，使い手の不器用さ（リーダーシップ能力など）と現状分析の甘さなどが原因ということがしばしばある。看護部（→42〜43ページ）と所属部署（→48ページ）の概要を正確なデータを用いて第三者にもわかるように説明できるリーダーは，リーダーシップ能力に優れた人でもある。

　図2-3（→40ページ）は，職場の現状分析の流れと固定チームナーシング導入のプロセスである。

スタッフが感じている問題点を抽出

　看護チームのかかえる課題を解決するためには，チームがかかえている問題の原因を明確にしていくことが必要である。問題意識をもち，問題解決の糸口を探るべく，スタッフが日々，感じている職場での問題点を抽出しなければならない。

　たとえば，問題点としてあがってくるのが，「忙しすぎる」「余裕がない」

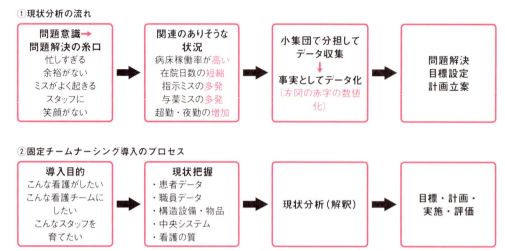

図2-3 職場の現状分析の流れと固定チームナーシング導入のプロセス

「ミスがよく起きる」「スタッフに笑顔がない」「病欠や中途退職者が増えた」「患者・家族のクレームが多い」などの場合，関連がありそうな状況としては，「病床稼働率が高い」「在院日数の短縮」「医師の指示を出す時間が準夜帯におよぶ件数が多い」「医師の指示パターンが多様」「指示ミスの多発」「超勤・夜勤の増加」などだろう。情報を収集することにより，これらの問題点が事実としてデータで示されれば，そこから問題の原因を検討することができる。

これらの情報を小集団活動としてチームで分担して収集し，担当スタッフがそれぞれの立場で，情報を解釈し意見を述べる。そのとき，異なった解釈や意見を自由に発言できる雰囲気のある職場は，スタッフの現状分析能力を高めてくれるだろう。そしてそれにより，スタッフにも看護のかかえる課題がより明確になるはずだ。

さらに，看護理念・目標によって表現される，自分たちはこんな看護がしたい，こんな看護を提供できるスタッフを育てたい，こんな課題を達成できるチーム活動をしたい，という目標を実現するためには，看護理念と現状とのギャップや問題点を正確に把握・分析しなければならない。そこで，固定チームナーシングでは現状のデータベースをつくるための情報収集を進める。それが固定チームナーシング導入の出発点になる（表2-3，表2-4）。

看護チームが担当する仕事の種類・量・スタッフ数とキャリア，職場の構造・設備・システムおよび人間関係の情報を収集し，そこから得られたデータを分析することで，看護チームがかかえている問題とその要因を客観的にとらえることができる。また，データを一覧化することで患者，病棟の特徴がわかりやすくなり，業務の改善やスタッフ教育にも活用できる。前年度のデータもあわせて収集すると，比較分析も可能になる。

看護チームの現状分析の留意点

- 問題状況の原因となる情報をわかりやすく整理する。
- チーム全員で分担してデータを収集していくと，担当したところに関心をよりもつようになり，1人ひとりのナースの臨床看護研究のテーマやチームの年間目標が明確になる。
- 病棟概要に，診療科・病床数・看護職員数，病床稼働率，平均在院日数だけでなく，頻度の高い医療処置，看護ケアの1日の平均件数などを加えると，忙しさや困難さの状況がわかり，問題解決の対策が立てやすい。
- 得た情報を活用して，職場の特徴や問題点を理解し，第三者によく理解されるように表現する。スタッフに，病棟や外来の概要についてデータを使い表現する訓練を行なうと，問題も共有できる。
- 現状分析能力を高め，意思決定に参加できるナースの育成が必要である。

表2-5 はリーダーの意思決定のプロセスである。現状分析にすぐれた能力を発揮できる師長やリーダーナースを育成するためには，表2-6 に示す市立宇和島病院(愛媛)の資料のような一覧表を毎年看護部で作成してみてはどうだろう。必要なデータが前年度と比較して分析できる。また，表2-7 の回復期・慢性期療養病院の愛全病院(北海道)のデータと比較するとそれぞれの特性と課題がみえてくる。地域包括ケアシステムの時代には，急性期一般病院と回復期・慢性期病院の患者の動向をそれぞれの立場で理解して，適切な患者の退院支援で看護をつないでいく必要がある。

一方，看護の継続という考え方から，外来と関連病棟の一元化(産婦人科外来と病棟など)や，単なる応援ではなく，自部署では経験できないケアや処置を体得することも含めた応援研修という考え方をとり入れたジェネラリストの育成もはじまっている。部署を越えて応援体制を検討する時期になったということだろう。看護部がこうした情報共有の方法を率先して実施できるところでは，問題解決能力の高い看護スタッフが育ち，必要な部署に24時間いつでも応援にいくことも可能になる。

表2-5 リーダーの意思決定のプロセス

① **情報把握** 必要な情報収集(有効なデータベース)
② **情報分析** 理念→社会の動向(社会的要請)→経験・専門知識・平均データとの比較
③ **目標設定** 内発動機，何がやりたいのか，やりがいにつながるように
④ **対策・戦略立案** BS(ブレインストーミング)，文献検索，現場，仲間・上司・組織の活用，学会・研修会への参加，他施設・他領域の見学・体験など
⑤ **基準・手順を決める** 仲間・チームの支援が得られるように
⑥ **実践** 小集団(グループをつくる)，リーダーを決める，リーダーシップ，フィードバック(評価・修正)

2章 固定チームナーシング導入準備

表2-6 急性期病院の病棟概要一覧の年度別比較（市立宇和島病院）（→154ページ）

※上下2段の数字は上段が2017年度、下段が2018年度。下段が2018年12月現在

病棟師長経験（現）	診療科（ベッド数）	夜勤人数	看護師数	助手	クラーク	ベッド利用率	平均在院日数	入院患者数（検査患者入院数）	死亡患者数	超過時間（1人当り月平均）	年休取得（正職員1人当たり年間）	主な入院疾患	特徴
4西病棟 11(11)	整形外科 内科 (50)	3名	25名	2名	1名	93.2% 94.3%	16.0日 17.5日	956名(308名) 863名(257名)	67名 48名	19.3 25.0	5.1日 5.1日	大腿骨頸部骨折・脊椎疾患・大腸がん・胃がん・イレウス・ヘルニア	整形外科は回復期・リハビリ期の患者が多くADLの介助を要する。内科は化学療法で入退院を繰り返す患者やターミナル患者が多い。
5東病棟 13(5)	脳神経外科(31) ①透析科(5) ②感染科(4)	3名	23名	2名	1名	97.7% 98.3% 0.0% 0.2% 23.1% 22.4%	19.1日 18.2日 0.0日 4.6日 5.8日	484名(292名) 501名(276名)	5東 28名 5東 32名	14.5 19.3	5.3日 6.3日	脳血管疾患の急性期も含め感染期 脳梗塞・脳血管障害・頭部外傷・結核・感染症	脳血管疾患の急性期が中心で、患者の80%以上を占める。緊急入院は、78.7%である。
5西病棟 8(5)	内科(50)	3名	24名	3名	1名	94.8% 95.5%	15.3日 16.8日	1040名(255名) 954名(268名)	65名 54名	20.1 25.8	5.4日 6.0日	糖尿病・脳梗塞・肺炎・肺がん・肝臓がん・胆管がん・消化管疾患	消化器内科、内分泌内科、ターミナル、糖尿病教育入院患者・後期高齢患者が約70%以上を占め、入院時から退院調整支援を行える多職種カンファレンスに力を入れている。
6東病棟 15(6)	産婦人科 内科 泌尿器科 (34)	3名	22名	3名	1名	79.1% 77.8%	9.3日 9.1日	986名(258名) 1014名(259名)	10名 7名	10.3 14.1	7.1日 5.7日	分娩・妊娠高血圧症候群・切迫早産・不妊治療・子宮がん・子宮筋腫・卵巣がん・乳がん	分娩患者は年々減少しているが、ハイリスク分娩が増加し多職種カンファレンスに力を入れている。
6西病棟 4(1)	小児科 内科 皮膚科 外科 口腔外科 (35)	3名 保育士	20名 10名	2名 0名	1名 0名	73.4% 74.7% 32.3% 33.7%	7.6日 7.6日 16日 20.9日	1183名(315名) 1206名(317名) 83名(12名) 65名(12名)	2名 6名 0名 0名	21.1 21.8 5.9 9.8	9.0日 6.6日	喘息・肺炎・川崎病・腸重積症・熱性けいれん・ヘルニア・胆石症	小児科と他科の混合病棟で小児以外の入院が多数である。季節的な知識が必要であるため、豊富な知識が必要で季節により病床変動率の変動が大きい。
7東病棟 7(7)	心外 循環器内科 (48)	3名(平日)4名(休日準4)	26名	3名	1名	95.9% 97.5%	17.7日 16.7日	786名(223名) 867名(285名)	46名 59名	12.7 18.9	6.2日 6.5日	早産・低出生体重児・ルビン症・呼吸障害 心臓弁膜症・心筋梗塞・縦隔腫瘍・肺癌	31週1500g以上の早産児、低出生体重児の入院が中心となっている。愛媛大学病院集中治療と着育支援を行うとなっている。NICUからの転院を受け入れている。 心不全の術前術後と循環器内科が中心でペースメーカー植え込みなどのモニター管理の必要な患者が半数を占める。
7西病棟 9(6)	外科 泌尿器科 (48)	3名	27名	3名	1名	94.1% 94.6%	15.1日 15.5日	1081名(172名) 1045名(189名)	21名 24名	18.3 20.7	4.0日 5.4日	膀胱・腎がん・PC・前立腺肥大・尿管結石胆石・腎移植・その他、慢性腎不全の化学療法、放射線治療を受ける患者が多い。	消化器外科、腎・泌尿器科の周手術期術者が中心に化学療法・その他、慢性腎不全の化学療法、放射線治療を受ける患者が多い。
8東病棟 1(1)	内科(45)	3名	24名	2名	1名	96.2% 98.0%	19.5日 19.6日	782名(231名) 795名(258名)	61名 57名	16.7 20.5	7.8日 5.3日	悪性リンパ腫・成人T細胞性白血病・多発性骨髄腫・血小板減少症	約70%の患者が血液疾患で、輸血や化学療法が多い。
8西病棟 4(4)	整形外科 眼科 耳鼻科 (47)	3名	26名	3名	1名	96.6% 99.0%	11.3日 11.7日	1574名(218名) 1471名(154名)	11名 3名	18.2 23.0	7.2日 5.1日	頭頸部疾患・副鼻腔炎・白内障・緑内障・網膜剥離・大腿骨近位部骨折・変形性膝関節症・脊椎疾患	3科の混合病棟で、ほとんどが手術目的の入院である。眼科は短期入院、耳鼻科は化学療法も多く、整形外科は術後他病棟への転出や他院への出入りが多い。
HCU 3(3)	HCU(14)	3名	19名	1名	1名	78.2% 76.5%	8.5日 8.6日	868名(723名) 835名(681名)	41名 39名	12.0 13.1	6.7日 6.5日	脳血管障害・心不全・急性腎障害・冠症候群・高エネルギー外傷	一般病棟で対応できない急変した患者、救急外来受診での緊急入院患者が主で、呼吸・循環管理を必要とする患者、障害を持ち呼吸・循環・代謝の失調や脳血管障害の急性期が多い。
ICU 7(4)	ICU(4) CCU(2)	3名	18名	1名	0名	49.3% 46.0% 63.0% 62.0%	6.0日 6.6日	226名 210名	42名 33名	5.2 5.2	10.4日 10.0日	CPA蘇生後・脳血管障害・t-PA投与後・心筋梗塞・心不全・重症肺炎・呼吸不全・心臓外術後・術後合併症・結腸管理	人工呼吸器使用、血液浄化療法、クリティカル着の必要な重症者が多く、心臓外術の緊急入院が70%を占め、ハイリスクな術後や急変による転院は30%である。
救急外来	救急外来	4～5名	13名	0～1名	0名		2018年4～10月 救急車・ホットライン応需率 98.1%/転院搬送・ドクターヘリ搬送除外）2017年10月～2018年9月 救急車数 15600人/年（内科系38%、外科系38%、小児科22%）ホットライン応需数 4332件／年（緊急73%が準夜間、休日91%、夜間9%）2017年：131件 2018年：104件			7.2日 8.5日	対象患者：全年齢層・全科 救命センター入院率73%、帰宅15%・一般病棟入院6%、ウォークイン他80%、ドクターヘリ11件	2交代制に夜動専従看護師で、1～3次救急に対応。救急・内科・外科・小児科の救急担当医師とコンサル体制で診療を行う。月～金曜日は宇和島医師会の支援医師の診察を行っている。
OP室 5(5)	手術室 7室	待機3名	22名	2名	2名	総手術件数 4109件（緊急）1066件 夜間・休日の呼び出し件数 4965件						6.4日 5.4日	11診療科の手術に対し、夜間・休日を問わず、オンコール体制で緊急手術に対応している。
透析室	ベッド数 17床	ー	7名	1名	0名	総透析患者数 4363名			29名 42名		11.3日 12.8日	急性期透析導入や特殊治療も実施している。
外来 14(1)	35診療科	ー	58名	14名	0名	1日平均外来患者数 969人/日 964人/日					8.8日 8.9日	内視鏡室と放射線科は待機制を取り緊急検査に対応し、血液交換特殊治療を実施している。

表 2-7 回復期・慢性期療養病院の病棟概要一覧（愛全会愛全病院）（→143ページ）

2019年1月31日現在

病棟名 病棟科長 現（経験）	病棟種別	病床数	人員基準 看護職員	人員基準 看護補助者	職員（パート含） 看護職員	職員（パート含） 看護補助者	夜勤体制人数 NS	夜勤体制人数 CW	超勤時間（1人あたり月平均時間）	病床稼働率（％）	平均在院日数	平均年齢	総入院数	死亡患者数	医療区分2.3の割合	平均介護度	呼吸器使用	主な疾患
2階2病棟（1年1か月）	障害者施設等一般病棟	41	10:1		19	5	2	0		97	164	87	121	24				パーキンソン病・摂食障害・脳血管疾患・糖尿病
2階3病棟（4年3か月）		58	10:1		26	13	3	1	NS 4.5 CW 1.0	94	173	80	100	27			21	慢性呼吸不全・脳血管疾患・蘇生後脳症
4階2病棟（2年7か月）		50			27	9	3	1		96	119	86	135	40				脳梗塞後遺症・脳出血後遺症・誤嚥性肺炎・がん末期・認知症
5階1病棟（0年9か月）		50			24	8	3	1		96.5	133	87	134	31				脳血管疾患・摂食障害・認知症
2階1病棟（3年7か月）	回復期リハビリテーション病棟1	55	13:1	30:1	21	11	2	1	NS 8.0 CW 3.3	90	98	83	211	4				脳血管疾患・大腿骨頸部骨折後・圧迫骨折
1階3病棟（科長代行:0年2か月）	医療療養病棟1	40			10	13	1	2		95	348	87	22	35	83.8			認知症・脳梗塞・摂食嚥下障害
1階1病棟（1年4か月）		50	20:1	20:1	12	15	1	2	NS 7.1 CW 3.2	98.5	420	82	17	27	93.8			肺炎・心不全・パーキンソン病・がん末期
3階2病棟（1年11か月）		51			12	14	1	2		97.5	386	84	12	25	82.2			大脳基底核変性症・脳血管障害・パーキンソン病・進行性核上麻痺
4階1病棟（0年9か月）		50			12	14	1	2		96	440	87	21	31	68.3			認知症・脳梗塞・摂食嚥下障害
5階2病棟（1年4か月）		49			13	15	2	2		98	720	80	10	25	94.8			COPD・肺炎・脳血管疾患・糖尿病
1階2病棟（0年9か月）	介護療養病棟1	55	6:1	4:1	11	16	1	2	NS 2.0 CW 2.4	98.4		87	18	18		4.55		脳血管疾患後遺症・糖尿病・認知症
4階3病棟（2年11か月）		60			11	17	1	2		99	776	86	18					脳血管疾患後遺症・糖尿病・認知症
外来（1年1か月）					6	1			NS 1.2									

* NS＝ナース、CW＝ケアワーカー
* 回復期リハビリテーション病棟1はOT・PT・ST・MSWなどの専従スタッフが看護職より多い（→190ページ）

2018年4〜12月実績

固定チームナーシングにおけるチームリーダーの役割行動を支援する

チームリーダーの役割と業務

チームリーダーはチーム活動の中心

　看護チームは臨床の特性により大小さまざまな規模であるが，ほとんどのチームがリーダーとメンバーで構成され，毎日構成メンバーを変化させながら運営されている。

　このチーム活動の中心にいるのがチームリーダーで，日常業務をスムーズにこなしていくのが日々リーダーの役割である。チームの中心的存在であるチームリーダーの役割や業務が，臨床ナースにはあまり歓迎されていないようである。チームリーダーになると，周囲の人々に気を遣い，責任が重いうえ，日々リーダーをすることも多く，1日の仕事が終わるとぐったり疲れてしまう。何も失敗がなくて当たり前で，うまくいった仕事をだれからも認めてもらえない。反対にミスがあると，遅くまで事後処理をし，メンバーにも迷惑をかけたと1人で悩んでしまう。チーム目標もなかなか決まらず気が滅入ってしまう，などはよく聞く嘆きである。

　看護チームのリーダーがどうして魅力的なポジションでないのか。どうしたら主体的でいきいきしたチームリーダー行動がとれるか，いくつかの問題解決の糸口になる提案をしてみたい。

期待されていることを自覚して行動する

　役割とは"あるポジションを占めるその人に期待される行動"であるといわれる。とすると，師長・副師長はチームリーダーであるナースにそのナースの所属する看護チームに何を期待しているかを理解できるように伝えているだろうか。またチームリーダーであるナースは，職場におけるチームリーダーの役割を自信をもって示すことができるだろうか。

　チームリーダーの役割とは，看護チームにおける自分のポジションがわかり，協働して仕事をしている師長，副師長，他のチームリーダー，メン

バー，医師，クラーク，看護助手など全員から期待されていることが何かをリーダー自身が自覚し，その期待に応える行動をとることである。

　しかし，チームリーダーとして期待されていることを自覚し，行動として示していくことを，日替わりで輪番制のチームリーダー（日々リーダー）に求めるのは無理であろう。その人への期待のされ方やその感じとり方，応える行動力によって役割のとり方は異なるのだから，リーダーが成長していくには継続した時間が必要である。初めて師長や副師長に就任したナースが，その役割をとれるようになるのに数か月の時間がかかるのと同じである。

　師長や副師長はチームリーダーになる人に，期待している内容を，できるだけ具体的に伝えていくと，よいリーダー行動につながっていく。また，初めてのリーダーには1日の終わりに師長・副師長が役割行動のフィードバックをしていくと，さらに成長するだろう。

　役割と業務は違う。役割の内容は期待に応える行動であるから，抽象度の高いもので，個々のナースのキャリアや感性，看護観によって行動内容は異なるであろう。しかし，業務の内容は業務基準や日常業務手順といわれるように，明確に成文化して伝えることができる。さらに，だれもがその手順に沿って同じ行動ができるものであり，普通の人が普通にできる仕事の内容である。

チームリーダーになったら

1）チームリーダーは，職場での自分のポジションを自信をもって，年度の初めに看護チームの全員に共有され活用される組織図のなかに示すことができなければならない。
2）チームリーダーは自分の責任と権限の範囲を明確にして，責任と権限の両方をもつことが必要である。責任のみをもらい，師長・副師長から権限委譲されたことを自覚していないと，リーダーとして意思決定ができず，不安が強くなり依存的になりやすい。権限の委譲は施設の理念，看護部の方針，師長・副師長の看護方針を理解して，担当チーム全体の状況を判断していかなければならない。任せられた自由裁量の幅を認識すると同時に，適切なときに師長・副師長への報告の義務があることを強調しておきたい。

　固定チームナーシングにおけるリーダー研修では，参加型の研修を行なっているが，まず，職場（看護チーム）の現状分析からスタートする。表2-8のホームワークシートを用いて，資料を整理してから参加してもらっている。ホームワークシート内の4「あなたが感じているあなたのチームの問題状況」につながるように，自己紹介の感覚で，職場の概要とリーダー自身の

表 2-8 リーダーのためのホームワーク（事前準備）シート

1. **施設・職場の概要**
   ①施設名・設置体・施設の理念
   ②施設の特徴（総合病院・専門病院・療養施設・定床数・看護単位・看護職員数は免許の種類別数・看護体制は勤務体制、特に夜勤体制を具体的に・看護方式など）

2. **所属職場の概要**
   ①病床数・診療科・平均病床稼働率・平均在院日数
   ②患者の特性（年齢・性別・疾病・看護度・治療処置・検査・看護など）
   ③看護職員数・夜勤体制（日勤人数・夜勤人数・2～3交代勤務時間など）
   ④看護方式・いつから
   ⑤固定チームナーシングの場合は患者グループの分け方（患者の特徴・患者数・病棟の平面図で示す。各チームのやりたい看護とチーム目標や係り担当の連動性）
   ⑥ナースチームの組織図（経験年数・免許の種類）
   ⑦その他（看護方針・課題・問題・自慢したいことなど）

3. **所属チームの活動内容（現在あなたが所属しているチーム）**
   ①チームの課題・問題・自慢したいこと
   ②チーム目標と小集団活動，委員会・係活動と小集団活動の連携活動など
   ③チーム会・申し送り・カンファレンス・チームワークシート・応援体制などの現状
   ④新人教育・中途採用者・配置転換者・看護補助者の現任教育
   ⑤チームリーダー・日々リーダー・受持ちナース・日々受持ちナース（担当ナース）の役割と業務
   ⑥その他

4. **あなたが感じているあなたのチームの問題状況**
   ①問題状況と問題の要因と考えられること（現状分析：データで表現，前年度との比較など）
   ②対策として考えていること
   ③リーダーとしてあなたがしたいこと

課題を書いてもらうと自らの課題が明確になる。自治医科大学附属病院看護部は，現状分析に部署のデータベース（→48ページ，表2-9）とホームワークシート（→49ページ，図2-4）を活用している。

チームリーダーに必要な情報収集

情報を共有し，チームの協力体制をつくる

　看護を継続し，効果的に業務を遂行していくために，チームリーダーは役に立つ情報をもつことが要求される。看護チームのメンバーは必要な情報を申し送りやカンファレンス，看護記録などから得ている。勤務スタート時に行なわれる申し送りは，その日の勤務者全員が情報を共有できる機会であり，勤務中に予測される業務に対応できるように，チームの協力体制づくりを整えるのがチームリーダーの役割である。

　最近は申し送りを簡略化したり省略する看護チームも多くなったが，情報がなければ1日の行動計画が立たない。情報収集の手段を，看護スタッフ全員が30分以上も費やして聞く申し送りにするか，各自が必要な情報を収

集してから，質疑応答を取り入れたカンファレンス形式にするかは，それぞれの看護チームの現状を分析して検討してほしい課題である。

　申し送りをしなくても，必要な情報がチームメンバー全員に共有され，的確な状況判断ができていけば，日々リーダーは1日の業務のポイントを押さえた協力体制の指示が出せるはずである。情報の多くは患者のベッドサイドにある。患者の状態が一覧できるチャートをみて必要な情報をチェックしたあと，その日の受持ち患者を訪室して，直接観察したりコミュニケーションにより情報を収集する。

未熟なメンバーには報告のポイントを伝える

　しかし，新人ナースや初めて患者を受持つナースには，必要な情報がわからず，チャートを見ても，患者のベッドサイドに行っても情報が得られないことがある。このような未熟なメンバーがいるときには，日々リーダーや指導の役割をもつ先輩ナースは，患者の処置や看護，業務のなかで報告してほしいポイントを伝えておくと，トラブルや事故を防ぐことができる。手抜きをしないで，相手の立場に立って，具体的に報告の内容と時間（いつまでに）を教えることである。

　大切なことは，メモにして確実に報告してもらえるようにしておくこと。そうでないと重要な情報が得られず，リーダー行動がとれなくなる。忙しい職場や混乱が予想される場合は，定期業務，たとえば定時の検温に，予測される必要物品（氷枕，ガーグルベースン，おしぼりタオル，お茶など）をワゴンにのせて病室を巡回すれば，患者のニーズに応えられる先取り看護ができることを，メンバーに指導するのもリーダーの役割であろう。

　チームリーダーと日々リーダー，受持ちナース，日々受持ちナース／担当ナースの役割・業務チェックシートは表2-10〜表2-13（→50〜53ページ）である。また，その活用方法を以下に述べる。

表2-9 部署データベースシートの例(自治医科大学附属病院看護部)

・患者に関するデータ(2017年度分)　　　　　　　　　　　　　　　　　　　　部署名(血液内科)

定床数	4W　38床　【4床室：6部屋(無菌病室4室)　個室：10床　重症室：4床】
	無菌病棟　8床(クラス100：4床　クラス10000：4床)
診療科目と病床数	血液内科　41床　　共有床5床
平均病床稼働率	4WS：89.5%
入退院数	入院患者数　493人　　退院患者数　442人(転院66人)　　死亡患者数　28人
平均在院日数	4W：24.5日(+3.6日)　　無菌：45.1日(+2日)
平均入院数	4WS　44.3人
入院内訳	予約：412人(83.5%)　緊急：76人(15.4%)
年齢区分と割合(%)	0〜19歳(2.2%)　20〜29歳(4.5%)　30〜39歳(9.3%)　40〜49歳(11.8%)
	50〜59歳(23.1%)　60〜69歳(36.3%)　70〜79歳(10.6%)　80歳以上(2.2%)
男女比(男：女)	男63.6%　女36.4%
看護必要度該当患者月平均	4WS　43.9%(4W　36.2%　4S　85.9%)
看護の特徴	主な疾患 ①白血病32.0%，②リンパ腫38.5%，③多発性骨髄腫6.4%，③骨髄異形成症候群5.8%，④その他(再生不良性貧血，骨髄線維症，ITPなど)10.9%，⑤造血細胞採取6.0% 造血細胞移植件数　68件 化学療法を受ける患者の看護，放射線療法を受ける患者の看護 造血幹細胞移植を受ける患者の看護，骨髄抑制中の患者の看護 終末期看護
処置・検査	心電図モニター管理数：13.1% 酸素管理数：6.6% 骨髄穿刺：262件／年　腰椎穿刺：126件／年 中心静脈カテーテル挿入　94件／年 PICC静脈カテーテル挿入　180件／年 輸血投与された延べ数　3585本／年　1日平均　9.8本 取り扱った抗がん剤の総本数　3979本　132.6本／看護師1人

・職員に関するデータ(2018年度4月現在)

看護職員数(人)	看護師：36名【師長1名　主任2名　看護師33名(短時間勤務3名)】 クラーク：1名　看護補助員：3名
勤務体制(時差勤務を含む)	二交代制　日勤(8：15〜17：00)　4人夜勤(16：00〜9：00)　半日早番(7：30〜11：30)
	1日早番(7：30〜16：15)　1日遅番(12：15〜21：00)　半日遅番(17：00〜21：00)
日勤数(人)	平日：11〜13人　祝，休日：8〜10人
看護師平均年齢	34歳(師長除く)
看護師平均経験年数	5.35年(師長除く)
配属平均経験年数	4.6年(師長除く)
キャリアラダー	Ⅳ：2名　Ⅲ：9名，ⅡB：5名，ⅡA：5名，Ⅰ：7名　ノンレベル6名

*自治医科大学附属病院の血液内科病棟の取り組み(→147ページ)

部署名（血液内科）

	Aチーム	Bチーム	Cチーム
患者の特徴	重症4床を含み，血液疾患の急性期や重篤な状態にある患者，また行動観察が必要な患者。化学療法を受けており，ADL自立が低下している患者	化学療法中や治療後の骨髄抑制中の患者，ADLは自立している患者。個室希望，あるいは感染症などの理由で個室隔離が必要な患者	造血幹細胞移植直前後の患者や，化学療法により長期間強度の骨髄抑制を呈する患者

看護チーム組織図　　　　　　　　　　　　　　　看護師経験年数（部署経験年数）

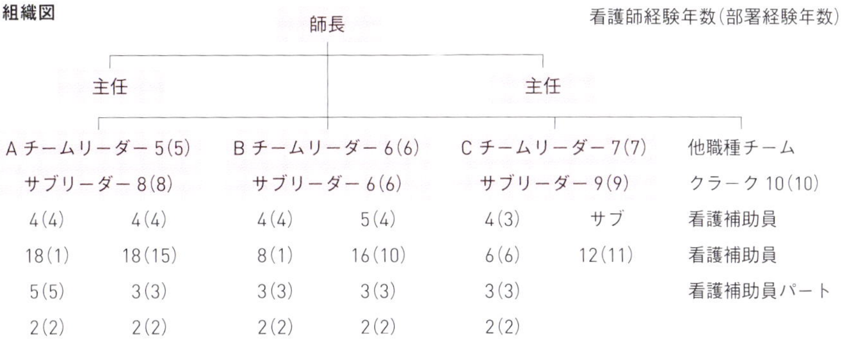

```
                          師長
              ┌────────────┴────────────┐
             主任                       主任
        ┌─────┴─────┐         ┌─────────┼─────────┐
  Aチームリーダー5(5)  Bチームリーダー6(6)  Cチームリーダー7(7)  他職種チーム
  サブリーダー8(8)    サブリーダー6(6)    サブリーダー9(9)    クラーク10(10)
     4(4)      4(4)      4(4)      5(4)      4(3)    サブ     看護補助員
    18(1)    18(15)     8(1)    16(10)     6(6)   12(11)    看護補助員
     5(5)     3(3)      3(3)     3(3)      3(3)            看護補助員パート
     2(2)     2(2)      2(2)     2(2)      2(2)
```

部署目標	私たちは，患者・家族への安心・安全な看護を提供するために，進んで考え行動し，チーム医療を実践します		
チーム目標	Aチーム	Bチーム	Cチーム
	1. 頭部悪性リンパ腫の看護を理解し，安全で統一された看護を提供する。10事例以上 2. 看護記録の問題点を抽出し，記録の改善を図る。30点以上で分析	1. 病棟オリエンテーションを統一し，患者が過ごしやすい入院環境を提供する 2. 日々の看護実践のなかで，看護師が目標をもち，患者とかかわることで，患者1人ひとりに向き合い個別性のある看護を提供する。10事例以上	1. 造血幹細胞移植治療の多様化，患者の増加による繁雑化に対応するために，業務整備を行ない安全な看護を提供する。10事例以上 2. LTFU外来活動をスタッフ，患者に広め活動体制を整える
	他職種チーム	1. 患者情報を共有し，安全に看護ケアにかかわる 2. 診療業務・看護業務が円滑に行なえるように環境を整える	
病室区分	重床個室4室，4床総室2室，個室4室（1483～1486）　計16床	4床総室4室，個室6室（1477～1482）　計22床	クラス10000　4床 クラス100　4床 計無菌室8床

病棟平面図

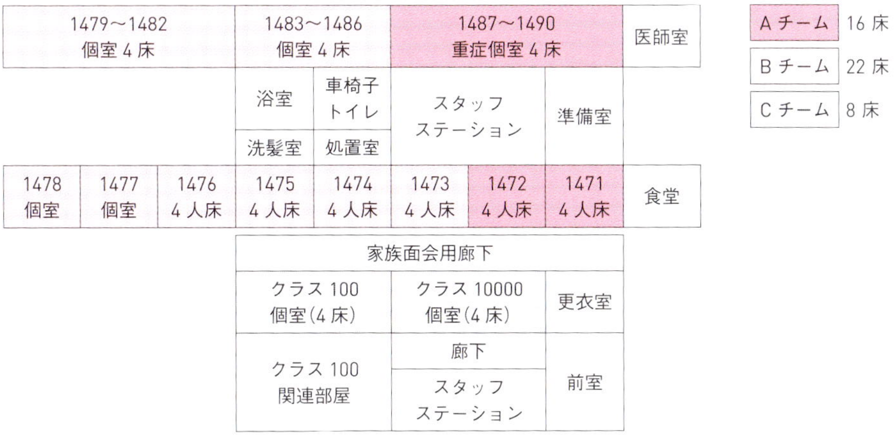

1479～1482 個室4床	1483～1486 個室4床	1487～1490 重症個室4床	医師室
	浴室	車椅子トイレ	スタッフステーション	準備室
	洗髪室	処置室		

| 1478
個室 | 1477
個室 | 1476
4人床 | 1475
4人床 | 1474
4人床 | 1473
4人床 | 1472
4人床 | 1471
4人床 | 食堂 |

Aチーム	16床
Bチーム	22床
Cチーム	8床

家族面会用廊下		
クラス100 個室（4床）	クラス10000 個室（4床）	更衣室
クラス100 関連部屋	廊下	前室
	スタッフステーション	

図2-4　ホームワークシートの例（自治医科大学附属病院看護部）

表2-10 チームリーダーの役割と業務チェックシート

所属・チーム(　　　　　　　)氏名(　　　　　　　)
指導者(副師長)氏名(　　　　　　　)
年　　月　　日

1	チームリーダーの役割	本人	副師長	師長	平均点
①	自分のチームの患者ケアに責任をもつ				
②	チームメンバーの育成と定着に努める				
③	部署全体の現状把握をしチームの現状分析ができる				
④	チーム会を開催しチーム目標の立案と目標達成を図る				
⑤	リーダー会に出席してチーム会の報告と協力を要請する				
2	チームリーダーの業務				
①	部署の概要とチームの課題を成文化する(患者とスタッフの概要をデータで表現する)				
②	チームメンバー個々と面接して個人課題を聞く				
③	チーム会でリーダー方針とチーム方針を伝え,チーム目標を達成していけるチームを編成する(小集団活動)				
④	チーム会を毎月開催して,小集団活動を支援・指導する(ガントチャートの活用)				
⑤	チームカンファレンスで患者の看護問題の確認や計画立案・評価・修正を提案する				
⑥	チームに関する業務改善や応援体制の提案をする(共同業務の基準・手順の修正など)				
⑦	定期的に個人面接をして課題や悩みを聞き,必要に応じ師長や副師長のサポートを受ける				
⑧	看護問題やクレーム・インシデント・アクシデントなどに関するカンファレンスを師長に提案する				
⑨	退院計画やチーム医療に関する合同カンファレンスを提案する				
⑩	1年間のチーム活動・チーム目標に関する成果を,メンバーと協力してまとめ,発表する				
合計					
平均点					

評価基準	5段階
100%	5
80%〜99%	4
60%〜79%	3
40%〜59%	2
0%〜39%	1

表2-11 日々リーダーの役割と業務チェックシート

所属・チーム(　　　　　　　　)氏名(　　　　　　　　　)
指導者(チームリーダー)氏名(　　　　　　　　　)
　　　　　　　　　　　　　　　　年　　月　　日

	1　日々リーダーの役割	本人	チームリーダー	師長	平均点
①	日々のチーム活動に責任をもつ				
②	チームの目標・グループ活動に沿い,日勤メンバーを統括し,チームの看護業務を円滑に遂行するためのマネジメントを行なう				
③	日々の業務や看護を通してスタッフ教育を行なう				
④	チームの看護の質を高めるためのリーダーシップを発揮する				
⑤	日々リーダーの役割を認識し,自己のキャリア開発につなげる				
	2　日勤リーダー業務				
①	チームの最新情報(急変・新入院・リスク・クレーム・予定変更の患者情報,スタッフの勤務変更・チーム医療の課題)を収集する				
②	前日作成された患者割り当てと共同業務分担について,最新情報を考慮し調整する				
③	その日の業務内容を,担当看護師に確認し調整する				
④	緊急入院・手術・検査・医療処置・急変患者のあるときは,メンバー間の応援体制と業務調整カンファレンスをする(医師などとの業務打ち合わせを含む)				
⑤	患者カンファレンスのテーマを確認して,ショートケースカンファレンスの招集・司会をする				
⑥	看護計画の修正および指導をする				
⑦	その日の業務・情報に関して,師長・副師長へ報告・連絡・相談する				
⑧	チームワークシートを定期的(日勤では,たとえば,11:30,15:00,16:15)にチェックして業務指導・調整する				
⑨	その日のチームの看護を評価し,必要事項を師長・副師長に報告して,次のシフトに申し送る				
⑩	翌日の担当看護師の患者割り当てと共同業務分担をする				
合計					
平均点					

評価基準	5段階
100%	5
80%〜99%	4
60%〜79%	3
40%〜59%	2
0%〜39%	1

表2-12 受持ちナースの役割と業務チェックシート

所属・チーム(　　　　　　　)氏名(　　　　　　　　　)
指導者氏名(　　　　　　　　　)
　　　　　　　　　　　　　年　　月　　日

1	受持ちナースの役割	本人	チームリーダー/サブリーダー	師長/副師長/教育担当ナース	平均点
①	受持ち患者の看護に責任をもつ				
②	受持ち患者の情報管理を行なう				
③	受持ち患者のよい変化を願い行動する				
④	受持ち患者の看護の質を高めるためのリーダーシップを発揮する				
⑤	受持ちナースの役割を認識し,自己の看護観を明確にする				
2	受持ちナース業務				
①	勤務の日は受持ち患者に挨拶に行く				
②	受持ち患者・家族の話を聴く(不安・疑問・要望など)				
③	入院時の受持ち患者情報の追加修正を記録する(1週間以内に行なう)				
④	チームメンバーと受持ち患者情報の共有を行なう				
⑤	チームカンファレンスで受持ち患者の看護問題の確認や計画立案・評価・修正を提案する				
⑥	看護計画の立案・評価・修正を患者・家族に説明し記録する(看護計画の患者参画)				
⑦	受持ち患者情報を多くもち,必要に応じて他部門との連携をとる(多職種カンファレンスの開催)				
⑧	受持ち患者の全体像を把握してアセスメントできている				
⑨	退院に向けての情報を収集し退院指導をしている。退院支援をしている。				
⑩	外来受診に間に合うように,退院後1週間以内に,継続医療,看護に役立つサマリーの記載をする。地域包括ケア病棟や回復リハビリ病棟にケアが継続されるサマリーを書く,またはカンファレンスを行なう。				
合計					
平均点					

評価基準	5段階
100%	5
80%〜99%	4
60%〜79%	3
40%〜59%	2
0%〜39%	1

表 2-13 日々受持ちナース(担当ナース)の役割と業務チェックシート

所属・チーム(　　　　　)氏名(　　　　　　　)
指導者氏名(　　　　　　　)
　　　　　　年　　月　　日

1 日々受持ちナース(担当ナース)の役割		本人	チームリーダー/サブリーダー	師長/副師長/教育担当ナース	平均点
①	担当患者の看護に責任をもつ				
②	担当患者のワークシートの管理を行なう				
③	チームワークシートの使用基準に従い担当患者の処置・ケア・共同業務を実施してチェックする				
④	日々リーダーに協力してチーム活動を行なう				
⑤	次のシフトのナースに必要事項が正確に伝わるように申し送る				
2 日々受持ちナース(担当ナース)の業務					
①	担当患者の情報をチェックして挨拶に行く				
②	担当患者・家族の話を聴く(症状・不安・疑問・要望など)				
③	ショートカンファレンスに参加して,業務調整や担当患者の問題解決の話し合いを行なう				
④	チームメンバーと担当患者の情報共有を行なう				
⑤	チームカンファレンスで担当患者の看護問題の確認や計画立案・評価・修正を提案する				
⑥	チームワークシートを確認しチェックする				
⑦	ちょっと来てカンファレンスを活用して,担当患者のケアや共同業務を実施する				
⑧	実施したケアや処置業務を記録する				
⑨	必要事項を日々リーダーや師長に報告する				
⑩	担当患者に挨拶して業務を終了する				
合計					
平均点					

評価基準	5段階
100%	5
80%〜99%	4
60%〜79%	3
40%〜59%	2
0%〜39%	1

チームリーダー，日々リーダー，受持ちナース，日々受持ちナース（担当ナース）の役割・業務チェックシートの活用方法

1. チームリーダーの役割・業務のチェックシートについては，部署の師長がチームリーダーに任命するときに面接して説明する。初めてチームリーダーになるナースにとって，チェックリストの項目は自信のないことがほとんどであろう。この各項目が1年間で評価3以上になるように教育していくのは師長の役割であることを伝え，リーダーをサポートすることを約束する。副師長と協力して面接し，双方の見方を検討する。
2. 日々リーダーの面接・評価は所属するチームのリーダー（指導者）が自己評価の次に行ない，師長が最終評価をする。
3. 面接・評価は最初の説明後1〜3か月，6か月，1年後に行なう。
4. チェックリストの評価は固定チームナーシングラダー評価表と併用して面接すると効果的であろう（→226〜229ページ）。

業務マニュアルの整備と活用法

　看護業務は患者の1日の生活を基本に，病棟日課にそって決めていくとスムーズにいく。3交代の職場では日勤・準夜・深夜業務，休日業務マニュアルに加えて，必要なら早出・遅出業務に分けて，勤務のスタートから終了までの時間が記入された業務マニュアルが望ましい。図2-5は明理会中央総合病院の急性期血液内科病棟の日勤業務タイムスケジュール表である。業務マニュアルはチーム全体の業務がみえるもの，その日のメンバー個々の業務実施の状況が把握できるチームワークシート（→60ページ，表2-16）と併用して活用していくと，業務の遅れやもれを防ぐことができる。

　業務マニュアルはいつでもだれでも，その日の担当者が，リーダーやメンバーの業務を行なうときに，看護の水準を一定以上に保ち，日常業務の流れが混乱しないように整備しておくものである。チームメンバーの移動が毎日あるような看護チームでは，各勤務帯の業務マニュアルの整備は必須条件である。こうした業務マニュアルは，少なくとも年1回は見直しをして修正していかないと現状にそぐわなくなる。

　見直しをするときに最も建設的な意見をもっているのが，1〜2年目ナースである。1年間マニュアルに頼って業務をしてきたナースが，現実とのギャップに悩んだり，先輩ナースの行動から，もっと効率的な業務手順を学ぶことは多い。こうした問題意識の高いナースが中心になり，毎年3月末

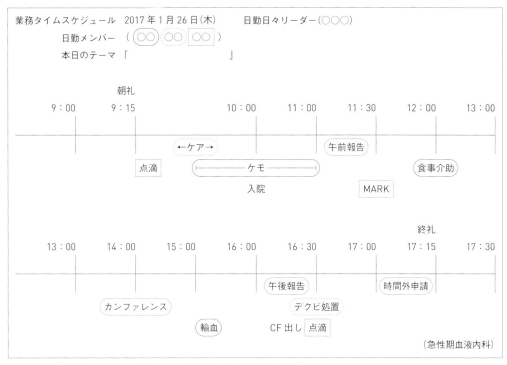

図 2-5 日勤業務タイムスケジュール表（明理会中央総合病院）

の完成を目標に業務マニュアルを見直していけば，実際に活用されるものになり，業務改善にもつながっていく。

　その場合，チームリーダーのアドバイスがあるのはもちろんであり，完成したチームの業務マニュアルに最終的に責任をもつのもチームリーダーである。作成したマニュアルにはすべて作成年月日と作成者，責任者のサインを記入しておくと，見直しや改訂時の計画に役に立つことが多い。

仕事の優先順位の決め方

　日々リーダーの重要な役割は，その時々の状況に応じて，仕事の優先順位を決め，業務を遂行していくことである。先見性をもち，担当業務の全体を掌握して優先順位を決めながら仕事をしていくことは，なかなかむずかしいものである。臨床にいたとき，筆者（西元）は仕事の優先順位の決定を次のように考え実践していた。

1）人の生命の安全を最優先する。リーダーは重症・急性期にある患者を訪室して，直接かかわって状況判断をする。
2）時間に指定のある報告・指示・伝達は余裕をもって実施する。時間を守る。

3）簡単にすぐできる仕事を片づけて業務を整理していく。余裕ができると柔軟に人に対応ができ，やさしくなれる。
4）自分への動機づけやエネルギーになる得意な仕事を優先させ，1日を主体的で楽しい仕事にしていく。苦手な業務や困難が予想される仕事の前に得意な業務をして，成功感をパワーにしてやり遂げる。
5）業務マニュアルをチェックし，もれがないように，メンバーの業務の実施状況を定期的（午前中1回昼休み前，次の勤務者へバトンタッチする1時間30分前，勤務交代直前の3回）にチェックする。

看護方式とリーダーの育成

　看護チームのリーダーの役割と業務は，看護方式に影響される。日替わりのチームナーシングでは，リーダーもメンバーも毎日代わり，役割がとれるリーダーが育つのは困難である。リーダーが育たないチームは，方針の欠除した指導者不在の活動をしなければならず，課題を達成したり，問題解決できる看護過程を展開するのはむずかしいであろう。

　固定チームナーシングは，①患者に責任をもち継続した看護を実践する，②やりがいを感じながら主体的に仕事をする，③リーダーとメンバーの育成を目的に，固定したリーダーとメンバーが1年間，チーム目標に向かって看護活動をする看護方式である。固定チームのリーダーとメンバーは，継続して患者を受持つナースを支援する。

　こうした固定チームのリーダーは，チーム方針を示し目標と計画をもってチーム会を運営し，チームの課題を1年間で達成していくため，役割を自覚してリーダー行動ができるのである。

4

チームワークシートの有効活用

チームワークシートがなぜ必要なのか

患者の個別性やチームの業務の流れがわかる

　あちらこちらの病院や施設で電子カルテが導入されて，ナースはその日に担当する患者のワークシートをもって仕事をこなしている状況がみられる[1]。しかし，プリントアウトしたワークシートをみていると，薬や検査の一覧表と錯覚しそうなものが多く，患者の個別性や看護チーム全体の仕事の流れが伝わってこないものも少なくない。これで，チームで一緒に仕事をする仲間の情報を共有しながら，協力し，無駄を省き，ミスをしない活動ができるのだろうかと危惧している。

　臨床看護活動は，チーム活動の連続である。24時間昼夜を問わず人々はナースを求め，その求めに応じて看護を提供しているのが看護チームである。看護チームは2～4人の夜勤から，十数名の日勤チームまで，人数はさまざまで，メンバーの経験や実践能力にも大きな差がある。

　新人ナースや未熟なスタッフをかかえてチーム活動をするとき，日々リーダーは定期的にチェックできるチームワークシートをもって業務を遂行していくと，応援体制が整い，安全に時間のずれがなく，次のシフトに業務をつないでいける。急性期で忙しい現場ほど，工夫して使いやすいチームワークシートを考案してほしい。

1) 電子カルテが普及して，チームワークシートが急性期ではあまり使われていない現状がある。しかし，日々リーダーのためには必要である。

チームごとの業務分担を一覧

　看護・介護チームではお互いに情報を共有して，もてる能力を補い合って，チーム医療の一員として役割を果たしていかなければならない。1つ間違うと，患者や利用者の安全・安楽が損なわれ，常に生命の危機に遭遇するのが臨床看護の現場である。

　こうした日々の看護・介護業務を確実に，責任をもち，継続して遂行するためには，①その日担当する患者の概要，②日々の看護・介護業務の種類と

実施時間，③業務を遂行するナース・スタッフの数とキャリア，を前もって正確に把握し，適切な業務配分を行なわなければならない。

この業務分担をチームごとに分けて作成してある一覧表が，チームワークシートである。個人のワークシートとは区別して検討すること。

医療療養病棟や介護施設（クローバーのさと→63ページ）では，ルーチン業務と個別ケアをチームワークシートに記入し，ケアの水準を保ち，スタッフ育成にも役立てている。

チームワークシートの条件

チームワークシートとは，その日の看護・介護チームの業務を，患者ごとに書き出して，チーム全体の業務量が把握できるように作成したものである。つまり，看護チームで24時間活用するワークシートのことである（表2-14，表2-15）。そこにはチームで受持つ患者全員の検査・処置・観察・日常生活ケア・連絡事項など，看護・介護業務のすべてが簡潔に一覧できるように表現してある。

日々のチームリーダーが短時間で自分のチームの全体像を把握して，その日のメンバーに適した業務分担をするためには，用紙のサイズや枚数の制約がある。できるだけ1チーム1枚の用紙にまとめる。もし，ケアや医療処

表2-14 チームワークシートの目的
❶ 情報共有
❷ 適切な業務分担
❸ 適切な応援体制づくり
❹ 事故防止
❺ 交代勤務者へ正確な情報の伝達
❻ 日々リーダーの業務管理・メンバー教育・監督
❼ 師長・副師長の部署管理
❽ 患者・業務に関する現状把握と分析→問題解決へ
❾ 業務量調査・業務改善に関する研究資料
❿ 応援研修の案内図：自部署で経験できない日常ケアを，応援に行き体験する研修

表2-15 チームワークシートの利点
❶ チームで担当する患者と看護・介護業務の内容と量が把握できる。
❷ 看護チームで24時間活用できる（交代勤務に継続して確実に使用できる）。
❸ 一覧できるように簡潔に表現してある。簡単に短時間で作成できる。
❹ これによってその日勤務するチーム員全員の業務分担ができる（患者分担および共同業務分担）。
❺ 対象の状況変化に応じて業務調整できる（応援体制づくり・業務調整ミーティングの資料になる）。
❻ 業務のもれや重複を防ぐために，実施・未実施のチェック方法を決めて使う。
❼ 問題発見や業務改善のバックデータとなる（一定期間保管して現状分析の資料とする）。

置が複雑な重症患者や移動患者があり，1枚のチームワークシートのスペースに記入ができないときは，重症患者用の別用紙を追加して使用する。

　臨床看護は，深夜勤務から日勤へ，さらに準夜勤者へと，1人ひとりの患者の看護業務を確実に実践しながら受け継いでいかなければならない。患者の安全・安楽のためには，その日，勤務するナーススタッフの適切な業務配分は不可欠で，無理な業務配分は事故やサービスの低下につながる。

　また刻々と変化する臨床現場では，頻繁に緊急事態が生じ，問題解決行動が要求される。その場合は，緊急に応援体制をつくり，業務の見直しと優先順位の変更をしなければならない。こうしたときにも役に立つのがチームの全体像がみえるチームワークシートである。

チームワークシート活用の効果

1) 1日の看護業務の全体像を掌握してから，優先順位を決めて行動できる。
2) 優先順位決定の根拠や業務遂行計画と実施の状況を，チームメンバー全体で共有するために，チームワークシートを用いて勤務スタート時のショートカンファレンス，ミニカンファレンスをすれば，状況に応じて応援や協力・アドバイスが得られる。
3) 1日24時間連続して使用するため，3〜2交代勤務体制でも複雑で時間のかかる申し送りを省略したり，短縮することができる。
4) 1週間〜1か月保管することで，記録もれやインシデント・アクシデントの要因分析資料になる。
5) 定期的に処置・検査・日常ケアなど，業務の種類を決めてデータにしていくと，業務量調査の資料になる。
6) 日々リーダーの役割や業務に関するOJT(現任教育の一環)に活用できる。若いナースが日々リーダーのとき，チームワークシートを教材にして，看護師長や先輩ナースから業務分担の判断や優先順位のつけ方の妥当性について助言をもらうことができる。
7) 業務分担が適切かどうかがチェックでき，フィードバックしてスタッフ教育に活用できる。
8) 各シフト終了時に，日々リーダーはメンバーの業務チェックが短時間でできる。その結果，危険度の高い処置や検査の前後の再確認，新人ナースの行動確認など，事故防止対策につながる。

チームワークシート作成のポイント

1. チームで受持つ患者の特性により，チームワークシートの枠組みを変化させる

患者の特性を考慮して，それぞれの病棟に合ったチームワークシートを作成し，すべての病棟で使用することをすすめたい。患者名のすぐ横に入院日を明記すれば，短期入院の患者対応もスムーズになるだろう。可能なら，入院 24 時間以内と術後・検査後 24 時間はカラーにするなど，目につきやすい表示にすると，夜勤者にもわかりやすいだろう。看護助手の共同業務は，別表で助手チームの日々リーダーが分担して管理するとよい。

2. 定期的な共同業務を念頭におく

表 2-16 のように，チームワークシートへカンファレンスの時間・テーマや，定期業務の曜日・休憩の取り方などを記入できるようにしておくと，定期的な共同業務（→95 ページ）を念頭において業務配分計画ができる。

表 2-16 チームワークシート（実物は A3 サイズ）

○チーム

ショートカンファレンス・時間（例 8：45〜9：00） ・テーマ
（記入例）
・A さん 211 → 214 転室
・B さん AM 入浴介助 3 人応援体制で
・RST 回診 11：30 頃
・C さん水分補給 750 mL ↑ OS-1 で

○月○日（○曜日） リーダー（ ） ●印は検温一般 月・水・金は血圧測定

病室 No. 担当看護師	患者氏名 年齢	患者の状態 メモ・備考	深夜勤 処置ケア	日勤 処置ケア							準夜勤 処置ケア
				検査，他科受診，処置	注射・与薬	清潔	食事	排泄	リハ	
○○○										
○○○										
○○○										

休憩時間 前 後 　実施は青で✓点チェック，未実施は赤で囲む 　毎火曜 体重測定
　　　　 ナース名 　　　　　　　　　　　　　　　　　　　　　　　毎水曜 口腔ケアセット洗浄
　　　　　　　　　　　　　　　　　　　　　　　　　　　　　　　　毎水曜 シーツ交換
　　　　　　　　　　　　　　　　　　　　　　　　　　　　　　　　毎木曜 院長回診

3．枠組み区分の工夫

勤務時間（深夜・日勤・準夜勤）に分けて枠組みをつくる方法と，処置・ケア表などに実施予定時間を入れる方法がある。

夜勤者にとっては，勤務時間で区分してあるほうが見やすく使いやすい。しかし，処置ケアが多く，オーダーが変わる急性期患者のチームでは，勤務帯別の区分をするとスペースが少なくなる。

4．注射・内服薬の記入に関するルールづくり

注射・内服薬の記入は，複雑で小さい枠組みのなかに入れると，ミスにつながる項目であるから転記はしない。必ず処方箋で実施する。

チームワークシートには，同じ処方箋に規定の番号や記号を記入して使用する。たとえば点滴が3本あるときは，処方箋にも点滴①②③と番号を記入して，点滴内容は，チームワークシートには記入しないなど，ルールを決める。

5．患者の個別性に配慮

療養病棟や老健施設など，入所者の日課が一定しているところでは，個別性が出てくるように，患者状況・連絡項目などや備考欄に多くスペースをとり，家族の面会や電話などの情報が，どのスタッフからも伝わるようにしていく。

表2-17は，医療療養病棟に適したチームワークシートである。日常生活行動を中心に看護・介護のメニューをどの患者にも入れてある。必要なケア項目に○印をつけて使用する。チームワークシートにケアメニューが入れてあると，日常看護ケアの姿勢やレベルがみえる。

表2-18は介護施設（クローバーのさと）のチームワークシートである。

6．電子カルテ導入とチームワークシート

電子カルテは，多くの病院・施設でも取り入れられている。表2-19は電子カルテ導入病院のチームワークシートである。

チームワークシートに書かれる項目は，患者氏名・患者年齢・病室・主治医名・受持ちナース名，術後日数，看護度，看護診断名，患者目標，ケア内容（看護必要度），看護介入／指導，処置，検査などである。

急性期病院では，チームワークシートには医師オーダーが中心で，処置・検査・与薬・ケア業務の項目で作成してあるのが通常であるが，飯田市立病院看護部では，電子カルテ導入（2004年3月）と同時にNANDA-I看護診断を登録し，標準看護計画とともにチームワークシートに活用している（表2-19）。

表2-19は電子カルテの利点を活用して転記作業を行なわないで，患者目標に沿った看護援助をリーダー，メンバー全員で共有し，他チームからの応

施設概要

飯田市立病院
概要（→215ページ）
4W病棟
- 病床数　39床
- 診療科　小児科，婦人科，眼科・耳鼻科・歯科・乳腺外科・放射線科
- 病床利用率：83.6%
- 平均在院日数：6.1日
- 職員：看護師28名（正規25名）
看護補助者4名（ケア3名，受付1名）
- 変則2交代3人夜勤

表 2-17 チームワークシート(医療療養病棟の例)

チームワークシート　　月　　日　　チーム　　　　　　　　　　患者ごとに日常ケアメニューを○で囲み使用

病室・患者名	安静度	排泄	食事	備考・メモ
号 　　　　様 　　　　歳 受持ちナース(　　) 担当ナース(　　)	ベッド上 車椅子 棟内・院内フリー	自立・尿器 バルン・オムツ 蓄尿, 尿側(有・無)	絶食・延食 飲水のみ・食介 注入	
号 　　　　様 　　　　歳 受持ちナース(　　) 担当ナース(　　)	ベッド上 車椅子 棟内・院内フリー	自立・尿器 バルン・オムツ 蓄尿, 尿側(有・無)	絶食・延食 飲水のみ・食介 注入	
号 　　　　様 　　　　歳 受持ちナース(　　) 担当ナース(　　)	ベッド上 車椅子 棟内・院内フリー	自立・尿器 バルン・オムツ 蓄尿, 尿側(有・無)	絶食・延食 飲水のみ・食介 注入	
号 　　　　様 　　　　歳 受持ちナース(　　) 担当ナース(　　)	ベッド上 車椅子 棟内・院内フリー	自立・尿器 バルン・オムツ 蓄尿, 尿側(有・無)	絶食・延食 飲水のみ・食介 注入	
号 　　　　様 　　　　歳 受持ちナース(　　) 担当ナース(　　)	ベッド上 車椅子 棟内・院内フリー	自立・尿器 バルン・オムツ 蓄尿, 尿側(有・無)	絶食・延食 飲水のみ・食介 注入	
号 　　　　様 　　　　歳 受持ちナース(　　) 担当ナース(　　)	ベッド上 車椅子 棟内・院内フリー	自立・尿器 バルン・オムツ 蓄尿, 尿側(有・無)	絶食・延食 飲水のみ・食介 注入	
号 　　　　様 　　　　歳 受持ちナース(　　) 担当ナース(　　)	ベッド上 車椅子 棟内・院内フリー	自立・尿器 バルン・オムツ 蓄尿, 尿側(有・無)	絶食・延食 飲水のみ・食介 注入	
号 　　　　様 　　　　歳 受持ちナース(　　) 担当ナース(　　)	ベッド上 車椅子 棟内・院内フリー	自立・尿器 バルン・オムツ 蓄尿, 尿側(有・無)	絶食・延食 飲水のみ・食介 注入	

気管切開(患者名　　　)	モニター(患者名　　　)	カンファレンス時間　○○:○○〜○○:○○
酸素吸入(患者名　　　)	体位変換(患者名　　　)	カンファレンス内容
吸引(患者名　　　)	洗面(患者名　　　)	
透析(患者名　　　)	認知症(意識障害)(患者名　　　)	
前 休憩時間 　　　後	ルート交換　火・金 シーツ交換　火・水 インシデントカンファ　水	

表2-18 介護施設のチームワークシート（クローバーのさと）

305号室

生年月日（ ）101			さま様（女性）歳		無排便		排尿→3日でラキソ1/2			個別ケア	医療行為	特記事項	日勤帯								夜間帯		
介護度 4 認知度 ○○					排泄	日中	居室	↑ オムツM +パッド大		個別ケア ①食事が冷めている場合は、温めて提供する。 ②味噌汁は具なしを提供する。 2, 日常生活動作を維持する。 ①日中はトイレ誘導を行ない、夜間は定時の排泄交換を行なう。 ②着脱や整容、できるところは手伝ってもらい、できないところは手伝う。 3, 施設生活に慣れる。 ①他利用者様との交流の場を設ける。 ②レク・行事へのお誘いを行なう。	・毎週月曜日の起床時にケアレンドロン ・糖尿病食 1440 kcal	・右足の股関節を曲げて足を内側に持ってくると脱臼の可能性あり注意。 ・8/25 より終日ベッド上オムツ交換に変更 A氏より トイレの訴えあれば2人介助にて実施。 変更理由：立位がまったく取れないのと抱えることによる膝の痛み。 ③口腔ケア後義歯確認 4/22 義歯なしでおやつ（ドーナッツ）摂取の事故報告あり！										
担当者			体重 48.9 kg			夜間	居室	↑ オムツM +パッド大															
			最終測定日 8月23日	危険度		入浴	ストレッチャー	シーツ交換													一週間後事故検討		
						時間	BP	P	KT												・期間： ～ /		
食事	朝	昼	タ	おやつ			バイタル														・事故内容：		
形態	ムース・ムース																				・対策案：		
禁食	グレープフルーツ・納豆・肉・パン・牛乳			おやつ常食	トロミ ×																・再評価：継続□ ・再検討□ ・再検討案：		
義歯	上下			ポリデント管理 月・木																			

	0		1		2		3		4		5		6		7		8		9		10		11		12		13		14		15		16		17		18		19		20		21		22		23		合計
		30		30		30		30		30		30		30		30		30		30		30		30		30		30		30		30		30		30		30		30		30		30		30		
排尿																																																		回
排便																																																		回
水分																																																		cc
個別ケア									①月曜日起床時ケアレンドロン					③口腔ケア後義歯確認		②砂糖 1/3杯 なら OK					③口腔ケア後義歯確認									義歯洗浄しポリデント（月・木）													

表2-19 電子カルテによるチームワークシート（飯田市立病院）　実物はA4サイズ

対象年月日：2019/＊／＊　　長日勤3名（　）（　）（　）・夜勤3名（　）（　）（　）

診療科・チーム、病室 No.、患者氏名・年齢、主治医、受持ちナース	メモ	術後日数 産後日数 入院後日数	看護問題	患者目標	看護介入／指導	ケア内容	処置	検査
歯科口腔 402-1 Bチーム 患者氏名 年齢 (ID番号) O医師 受持ちナースP	マット普通へ変更	術後6日後 入7日後 食介		術後合併症を起こさない	[薬剤指導] 適宜	[口腔清潔] 介助（受護的に）[清潔] 全身清拭 [陰部ケア] 全介助 陰部洗浄	ドレーン固定確認 尿道留置カテーテル 末梢ルート刺しかえ 創処置① 創処置② オムツ交換 内服確認1(深夜・日勤) その他1(深夜・日勤)	12:05 リハビリ
産婦人科 405-1 Bチーム 患者氏名 年齢 (ID番号) Q医師 受持ちナースR		入院3日後	[1] 骨盤内症状 [2] その他	[1] 治療中の急性有害事象を医療者へ伝えることができる [1] 放射線療法の目的・計画を理解し、治療を完遂することができる [2] 副作用を医療者に伝えることができる	[2] 副作用のモニタリング	[清潔] シャワー（希望時）	体重 kg (小児 g)	放射線治療 生化学I
放射線科 405-4 Bチーム 患者氏名 年齢 (ID番号) S医師 受持ちナースT		入45日後	[1] 骨盤内症状 [2] 検査値の異常	[1] 長期目標：放射線療法の目的・計画を理解し、治療を完遂することができる [1] 短期目標：症状コントロール 1/23に腔内照射を実施することができる [2] 副作用を医療者に伝えることができる	[1] 照射部位の変化と対策 [2] 言動	[清潔] シャワー	皮膚科軟膏処置 内服確認① 内服確認② 内服確認③	生化学I

援ナースにも適切な看護展開ができることを目的に作成された。個々の患者の目標達成を図ることをめざしている。

電子カルテ化によって，チームワークシートでこのレベルの情報を共有することができ，それによって日々のチーム活動を可能にできる時代になったのである。

表2-20は飯田市立病院のチームワークシート使用基準である。参考にしてほしい。

表 2-20　チームワークシート使用基準（飯田市立病院）

I. 概念
　その日の患者目標・看護計画・ケア・医療処置の一覧表であり，日々リーダーがチーム全体の1日の看護実践を把握し看護計画や看護業務について，業務調整をして適切な応援体制づくりと，チームメンバーを育成するための資料とする。

II. 目的
1) 患者の全体像を把握することができる。
2) 患者目標に合わせてその日1日の業務を調整する。
3) 日々リーダーは，緊急時対応や応援機能を適切に実施する。
4) 継続看護の実践を可能にする。
5) 受持ちナースを育成する。
6) 多職種と情報を共有する。

III. 運用方法
1) 作成方法
　(1) 前日の日々リーダーが以下の点を考慮してチームワークシートを作成する。
　　① 計画されているチーム全体の看護業務を把握して担当看護師を割り当てる。
　　② 日々リーダーを明示する（日勤，夜勤）。
　　③ 翌日の日々リーダーが役割（日々リーダーの役割と業務基準参照）を果たせるようメンバー構成や患者の状態などを考慮する。
2) 活用方法
　(1) 日々リーダー
　　＊チームの患者の看護内容の把握
　　＊メンバー育成
　　＊カンファレンス内容の決定
　　＊業務量の調整（昼休みの計画など含む）
　　＊当日の日勤者が記入した内容を確認し，翌日に送る事項を翌日のワークシートに記入する。
　(2) その日の受持ちナース
　　＊担当患者の把握
　　＊患者個々の看護計画と業務内容の確認
　　＊看護診断の評価
　　＊業務遂行状況の確認・仕事の振り返り
　　＊業務依頼（翌日の担当者または夜勤者への引き継ぎなど）
　(3) 夜勤看護師
　　＊夜勤勤務用チームワークシートを自分で打ち出す。
　　＊日勤のチームワークシートに記載されている内容，引き継ぎ事項を確認する。
　　＊勤務帯の看護業務を把握する。夜勤の応援体制づくり（処置・ケアが重なる患者，2人以上でしたほうがよい看護業務などを夜勤リーダーに要請）

IV. ワークシート情報
1) 電子カルテ
　　予約（検査・リハビリ・他科受診）
2) 看護支援システム
　　看護計画，看護指示，実施

V. 取り扱い注意
1) 個人情報が記載されているため情報漏洩に十分注意する。
　　（原則として定位置を決めて定時にチェックする。病室へ持ち出すときは伏せておく）
2) 原則として院外へは持ち出し禁止

チームワークシートの使用基準を決める

1. **使用基準・手順の成文化**
 使用基準・手順は成文化して，ワークシートを活用する職員全員に説明し，共通理解を得てから使用する。共通略語・記号を決め，記入モデルを作成する。基準・手順には作成年月日・部署・チーム名を記入する。

2. **作成者・作成時間の決定**
 チームワークシートを，だれがいつ記入し，プリントアウトして準備するか決める。

3. **チームワークシートの保管・管理**
 チームワークシートの保管・管理に関するルールを決める。通常1か月間ファイルして保管する。

 チームワークシートを作成するというと，リーダー業務が増えると思われるかもしれない。しかし，個人で業務のメモを作成するなどの手間を考えると，かえって負担が軽くなるのではないかと思う。また，チームワークシートは患者の個別のニーズにこたえられ，優先順位の決定や応援体制づくりに有効である。
 目的を共有して，質の高い看護実践への道具の1つとして検討を重ね，よいものをつくり出してほしい。

 電子カルテがどこの病棟にも導入されている日本の急性期病院では，看護師はパソコンを持って病室をラウンドしてデータ入力や業務確認をしている。まだ未熟な看護師には，患者の観察や患者にタッチストローク（ストローク➡34ページ）したり，患者・家族とコミュニケーションをとる余裕はなく，データ入力に精一杯の状況がある。こうした現状をチームワークシートで解決できないだろうか。
 全体を把握して優先順位を決められるような日々リーダーの育成には，適切な応援機能と業務調整能力の訓練が必要である。また，安全な業務を見通しをもって楽しくやれるリーダーの育成には，それぞれの現状にマッチしたチームワークシートが必要である。
 看護チームが多職種と協働する時代である。安全で患者・家族に配慮のあるやさしい看護サービスを提供するためにも，全体の把握とバランスのよい業務分担は日々リーダーの大切な役割・業務である。

5 スタッフへの動機づけと医療チームへのはたらきかけ

固定チームナーシングを導入するために

やる気の起きない職場を変えたい

　人はどんなときに現状を変えたいと思うのだろうか。あなたの所属する組織，職場で次のような現象はないだろうか。そのときのスタッフの反応を思い起こしてみよう。
- 看護部から年間計画を出すように言われても，上から言われたからやるだけ。抽象的であいまいな当たりさわりのない表現が多く，だれも責任をとろうとしない。評価もしない。
- 師長の考えや方針がコロコロ変わる。
- 改革の好きな師長だが，何のために変えるのかスタッフにやっていることの意味が伝わっていないのに，いつの間にか師長が張り切ってどんどん進めている。
- ローテーションしてきた人が新鮮な目でいろいろ気づいて提案してもだれも聞き入れない，関心を示さない。仲間が賛成しても師長が検討しないで却下する。
- 新しいアイデアや提案をしても聞いてくれないのに，「こうします」と一方的に言われる。
- 多くのメンバーが賛成しても，いつも反対するキャリアナースがいる。
- 師長と副師長の仲がわるい。
- 患者の前では押さえていても，ストレートにその日の機嫌のわるさをただよわせるスタッフがいる。

導入のプロセスで必要なリーダーシップとメンバーへの動機づけ

　このような組織風土や現状を変えたい，患者にとってよい看護をしたい，またナースにとってやりがいや自己実現をと願って，その方法として固定

チームナーシングを導入しようとリーダーシップをとる人が発想したとき，これを他の人(やる気のある人もない人も抵抗するタイプの人もいる)にどう伝えて共有し，活動をともにしていくか，このプロセスが固定チームナーシングの組織化，システム化である。そのために，いかに人々を動機づけるか，そのリーダーシップが課題になる。

もちろん固定チームナーシングに変えたからといって，今述べた問題がただちに解決したり，困った態度の人が改めるかどうかはわからない。組織の変革はシステムを固定チームナーシングという新体制に変えれば達成できるのではなく，組織の構成メンバーの意識の変化によるのである。そのためにこそ，リーダーのリーダーシップやメンバーへの動機づけが必要になる。

中堅・リーダークラスの人たちが，いろいろな機会に固定チームナーシングの情報を得て，自分で研修に参加して自部署に導入したいと思っても，師長や看護部長の理解や後押しがないと導入はむずかしい。組織を変革させるのは新しい提案からはじまる。「とりあえず一緒に考えよう。自分も勉強するわ」という師長や部長なら，たとえ結果として導入見送りになっても，スタッフたちは新しい提案をする勇気を失わないだろう。

この逆のことをジョン・コッターは「外部環境に大きな変化が起こっていることを正しく察知し，適切な行動を起こしても，組織の上層部に反対する人物がいれば，自分にはなす術がないことを，それまでの経験から知ってしまっているのだ」[1]と指摘している。

地域包括ケアシステムの時代，さらにチーム医療を進めるためには，各部署が最大限の努力をし，最適な行動を取っているだけではすまない。多くの部署，多くの職種とつながり協働しつつ患者に反映させ，成果を生まなければならないし，経済効果を上げることも求められている。

ある介護老人保健施設は，2階に4つのユニット44床，3階は5ユニット56床で運営されている。この場合，自分が責任をもつユニットの11名の利用者をみるだけのリーダーではダメなのだ。2階全体，3階も含めて施設全体を視野に入れ，全体の現場力を活かす問題解決志向のリーダー，スタッフを育てたい。

チーム医療では多職種へのはたらきかけが欠かせないが，みなさんは具体的にどんな行動をとっているだろうか。口先だけで「チーム医療の推進」と唱えても意味がない。カンファレンスや委員会を計画しても，メンバーが参加しなければ何も解決しない。

職種や専門性の違い，キャリアの差，性格のクセなど複雑な人々の集まりを機能させる1つの手がかりは，小集団の考え方(→11ページ)を取り入れることである。しかも，各小集団がどのようにつながって全体組織を構成していくか――困難も多いが，ほかによい方法がなければ，まずこの人と思う人と2人で話し合うことからはじめてみよう。

1) ジョン・コッター著，黒田由貴子訳：リーダーシップ論――いま何をすべきか，p.58，ダイヤモンド社，1999．

動機づけの方法

トップが情報や問題意識を示す

　人間はとても複雑で，時にはとらえようがないという現実を，経験的にも了解している人が多いと思う。ちょっとしたことでやる気になることもあるが，だれかの一言でまったく意欲をなくすこともある。やりがいのある仕事を欲する反面，抜擢されても燃えない人もいる。シェインは「われわれの動機や欲求は，自分がおかれている状況をどう《みるか》によって大部分が決まり，その見方自身，大部分がそれまでに行なわれた学習によって決まるのである」「われわれは絶えずある状況から別の状況へと移動しており，それらの状況に対してどのように反応し，その状況のなかでどのような動機をもつかは，われわれがそれらの状況をどう定義し，構成するかに大きくかかわっている」という[1]。

　シェインの説で考えると，固定チームナーシングという新しい方式に取り

1) E・H・シェイン著，松井賚夫訳：組織心理学，p.44, 岩波書店, 1981.

― COLUMN

マネジメントとリーダーシップの両方が必要

　アクシデントが続いた，在院日数が延びているなどの事態には組織のもつ「コントロール機能」がすぐに気づき，問題解決に向かう。「システムと構造を構築するのは，普通の人々が普通のやり方で」毎日の仕事がうまくこなせるようにするためであり，それはマネジメントだとコッターはいう[1]。つまり，「マネジメントの仕事は計画と予算を策定し，階層を活用して職務遂行に必要な人脈を構築し，コントロールによって任務を全うすること」[2]。そして，①複雑な状況にうまく対処することがマネジメントの役割。

　これに対して，ビジョンを現実のものにするために，②変化に対処するのがリーダーシップの役割，「動機づけと啓発によって，人々の内なるエネルギーを燃え立たせる」，その「コツは，達成感，帰属感，認められたいという気持ち，自尊心」など，人としての基本的な欲求を満たす(そのためには動機づけが重要で，メンバーの成長を助け自信をつけさせる)のがリーダーシップだと，コッターが初めてマネジメントとリーダーシップの違いを説いた。

　「意義ある変革を成功に導く原動力はリーダーシップであってマネジメントではない」[3]，「マネジメントの武器はコントロールと問題解決」で，「リーダーシップがビジョンを達成するための手段は，動機づけと啓発である」といっている[4]。

　そのうえで，「リーダーはリーダーシップの発揮だけでなく，マネジメントの仕事もしなければならない」とコッターは述べている[5]。

1) ジョン・コッター著，黒田由貴子訳：リーダーシップ論 ── いま何をすべきか，p.60, ダイヤモンド社, 1999.
2) 同前書, p.31.
3) 同前書, p.13.
4) 同前書, p.51.
5) ジョン・P・コッター著，DIAMOND ハーバード・ビジネス・レビュー編集部，黒田由貴子，有賀裕子訳：リーダーシップ論 ── 人と組織を動かす能力　第2版，ダイヤモンド社, 2012.

組むと決めたリーダーが，情報をもたないスタッフに動機づけようとすると，まず最初にするのは知識，情報などの注入だろう。情報が与えられれば，ある程度，状況を構造化できる。トップや上司が何を考えているかを知ることも動機づけになる。

そもそもトップは何を考えているのだろう。どのような理念で看護部の舵取りをするのか。組織の改革にトップの果たす役割は大きい。社会の動きや医療情勢についての情報もまず看護部長に届くことが多い。その情報をどのような問題意識で受けとめ，活用し，組織の向かうべき方向を示して構成メンバーを動機づけていくかは，トップのリーダーシップにかかっている。

「あなたに患者とスタッフを預けているのだから，信念をもってどんどんやってください」と言うＡ看護部長も，やろうとしていることが時代のニーズに合っていなければノーと言うだろう。固定チームナーシングを検討し，「できる部署から取り組んで」と言うＢ部長も，「一斉にスタートしよう」と考えるＣ看護部長もいるだろう。それはその看護部の理念や管理姿勢によって違う。そのなかで師長は，自分が上司から期待されているものを受けとめて行動していく。

ＩＭＳグループの場合は，各病院，施設の状況が違うことをふまえ，グループ本部看護局として一斉導入（→136ページ）を決め，中央で研修を重ねた。研修参加者はここで導入計画を立て，自施設に戻り，それぞれのやり方で実践していった。

変化できるという安心感をもたせる

トップとして，できるだけ多くの部署で固定チームナーシングに取り組み，成功させたいとき，何から動機づけをはじめたらよいのだろう。

シェインは，コラム「変化について」（→71ページ）に述べたように本人に変わろうというモチベーションがなければどんな変化も起きない。変化の過程においてはモチベーションを起こさせることが最大の難事，と述べている。また，人は変化に抵抗するのが普通であることや，自分の態度や価値観を変えることはその人にとって苦痛であり脅威でもあるとも述べている。したがって，この解決には「変化できるという気持ちをもたせること」，今やっていることをやめたり，変えたりする苦痛と，変化できるし，変化に取り組んでもできそうだという安心感とのバランスをとることが大切であると，シェインは指摘している。そこにはじめて新しい学習が起こりうる，という。この第１段階をシェインは「解凍 —— 変化へのモチベーションを創ること」としている[1]。

第２段階は変化すること —— 新しい情報と新しい見方にもとづく新しい態度と行動を発展させること。この方法として，他の人の見方，考え方，態

---

1) Ｅ・Ｈ・シェイン著，松井賚夫訳：組織心理学，pp.268-269，岩波書店，1981．

度を理解し，自分自身の新しい態度や行動のためのロールモデルにする。具体的には，他病院に見学に行く，研究集会に参加するという方法がよくとられている。たとえば，長野県は自治体病院を中心に固定チームナーシングが始まり，長野県厚生連のつながりでも拡がった。1995（平成7）年，JA長野厚生連篠ノ井総合病院（現JA長野厚生連南長野医療センター篠ノ井総合病院）が建て替えを機に導入，拡大したからである。昨今では，固定チームナーシング認定指導者が他病院に出かけてアドバイザーの働きをしている。

　行動や態度の変容は認知の変容によっても起こる。情報を集めたり，文献を読み合わせたり，固定チームナーシングの勉強会を開く，中間評価や成果発表会の実施など。全国研究集会や各地方会で年を追うごとに参加希望が増すのも，固定チームナーシングに関心の高い人たちが情報収集しようとか，自分たちの実践がこれでよいか確かめたいという意識のあらわれである。いわゆるベンチマーキング[1]をしているのだ。変化しようという気持ちや意識のない人にはこのような行動はみられない。

1) ゼロックス社ではじまった手法。他病院のすぐれた業績に学び，自病院に取り入れていくこと。

― COLUMN

変化について

　新しい看護方式を採用することには，旧システムを捨て，未知のものを受け入れる苦痛を伴う。そのとき，変わろうとするリーダーと協力するメンバーばかりではなく，変わりたくないリーダーもメンバーもいる。シェインは変化について以下のように述べている[1]。

1. いかなる変化の過程にも，新しいことを学ぶこと以外にも，今までの一体化していた何かを〈やめる〉ことが含まれること
2. 本人（1人ひとり）に変わろうというモチベーションがなければ変化は起こらないこと。もしモチベーションがなければ，それを起こさせることが最もむずかしい
3. 個人の変化に仲介されて組織がかわること
4. メンバーの変化には，態度や価値観の変化が含まれるが，これは個人にとって苦痛でもあり，脅威でもあること
5. 安定した変化が起こるためには，(a)変化へのモチベーションを創ること（第1段階：解凍），(b)変化すること―新しい態度と行動を発展させること（第2段階：移行），(c)変化を定着させること（第3段階：再凍結），の各段階をともかく切りぬけること

　モーガン・マッコールは個人の変化について，「新しい行動スキルを学習するにはある種の『実践の場』が必要」「実践がなければ，変わることはできない」[2]といっている。また，「他者の期待や態度や行動は，人の変化に対する努力に影響を及ぼす」[3]といい，「成長の主な触媒は『成長しようと思っている人が存在することと他者の成長を支援しようと思っている人が存在する環境』だといえる」[4]と指摘している。

　西元は師長時代，「スタッフは期待すれば期待に応えてくれる」とよく言ったし，個人に見合ったチャレンジ課題を出していたのを思い出す。同様に肯定的な評価やフィードバックが目標達成に動機づけられた小集団の成果につながることは，読者も日頃経験しているであろう。

1) E・H・シェイン著，松井賚夫訳：組織心理学，p.268，岩波書店，1981．
2) モーガン・マッコール著，金井壽宏監訳：ハイ・フライヤー――次世代リーダーの育成法，p.245，プレジデント社，2002．
3) 同前書，p.248．
4) 同前書，p.249．

シェインのいう第3段階は，再凍結──変化を定着させること，である。新しいシステムに伴い，新しい行動や態度をとる必要にせまられるが，自己の価値観と照らし合わせて，自己のなかに統合しなければならない。

動機づけの例

危機を契機にした長崎県島原病院の例

　危機を好機に転じるやり方でスタッフを動機づけたのは，島原温泉病院（当時の名称，現在は長崎県島原病院）看護部長高口榮子さんだった。1991（平成3）年のあの普賢岳噴火による災害を第一線で経験したナースたちは，「死生観を確認する日々」を過ごした。そのなかで「看護観の問い直し」をはじめた。通勤や日常の私生活にまで災害の影響を受け，ストレスにさらされて「燃えつきそうになった看護師」が，「『やりがいのある仕事をしたい』という合言葉で看護の追求をはじめ」た。そしてさまざまな試みをし，実績を積み上げていく過程で，看護提供方式として固定チームナーシングを採用した。高口さん自身はこの辺りのことを次のように語っている。

　「私たちがどこから出発したか，改めて考えてみますと『まず，看護という職業を自己実現の場だと決めたこと，やりがいのある仕事をしたいと望んだこと，次いで看護を患者の自己実現の過程を診断し支援するとしたことで，看護者と患者が自己実現の過程を共有し，人間としての成長に向けて相互作用をし合う職業だ』と理解したことでした。
　そこで，この考え方にもとづいた看護の提供方式を選択することになり，1993（平成5）年，看護方式を選定し，定着を図る目的でプロジェクトチームをつくりました。そして今，固定チームナーシングが根づいたのです」[1]
　この病院は，固定チームナーシング研究会全国集会や地方会に参加・発表を続けながら，2019（令和元）年現在もこの方式で看護を提供している。

1)『看護実践の科学』(22巻11号，1997)

導入過程でチェックしたい課題とポイント

　本章では，固定チームナーシングの導入に向けての姿勢や考え方，実際の準備について解説してきた。固定チームナーシングの導入の過程では，そのプロセスに準じて，必要な項目を確認しながら進めるのがよい。
　導入後，ある程度時間が経過した時点で，スタッフも含めて評価をする固定チームナーシングのチェックリストについては第3章（→130ページ，**表**

3-19）で紹介するが，ここでは導入を牽引してきた師長やチームリーダーなどが導入の過程で確認しておきたい課題とポイントを，**表 2-21** にまとめた。悩んだり迷ったときは何度でもここに立ち戻り，軌道修正に大いに利用してほしい。

表 2-21 固定チームナーシング導入の過程でチェックしたい課題とポイント

課題	ポイント
1. 理念がチームで共有されているか	・どのような看護をしたいのか。師長をはじめ，メンバーの価値観を分かち合えるような話し合いの場をもつ。
2. 現状を把握し，分析する。自分の部署の状況を事実やデータでとらえられているか	・どういう問題意識でデータをとらえているか。 ①気がかりなことは，データで裏づけ，確かめる。 ②収集したデータで職場の概要を成文化してみる。メンバーはこの事実をどう受けとめているのか，グループや部署でデータをもとに看護の視点でクリティカルシンキングをする。 ③自分はどのようにデータを読みとったか。 ④気づいたこと，発見できたことは何か，課題を整理する。 　例）超勤が○時間で，1 年前の同時期に比べ○％増えている（事実）。この原因は○○ではないだろうか（因果関係からの推論）。他部署と比べると○○だから△△といえる（類比）。 ・理論的根拠，論理的で偏りのない思考をもって考え抜こう。多くの情報のなかから何を選択していくか，「意図的な目標指向型の思考」を。これに経験からくる直感力もプラスして考えていく。
3. メンバー個々の問題意識がチームで共有されているか	・1 人ひとりが自分の意見を述べ，共通の認識をもつようにしていく。自由に率直に話し合える状況をつくり出そう。 面談を活用し，個の意見を集団へつなぐことも大切。
4. 看護するためのチーム分けになっているか	・患者数もメンバー数も均等でなくてもよい。24 時間の看護活動と看護の継続性について，現実的に検討する（病棟構造，日勤・夜勤の勤務体制，患者の特性や問題状況の共通性など）。
5. 各メンバーが自分の役割を自覚しているか。リーダーはメンバーの役割自覚を促しているか	・自分の役割を自覚したメンバーが増えると，チームは活性化していく。役割の自覚を促すには，相手に期待していることを互いに伝え合うこと。固定チームナーシングは小集団活動なので，1 人ひとりの貢献度がはっきりとみえやすい。
6. 意思の伝達，コミュニケーションはうまくいっているか。メンバーへの日常的な声かけ，チーム会やリーダー会の運営はうまくできているか	①自分の感情，考え，経験などをメンバーと分かち合い，考え合おうという心構えが大切である。自己主張（アサーティブネス）は，権利である。 ②日々のカンファレンスを有効に活用する。 ③チーム会，リーダー会参加状況の把握。
7. チーム目標は具体的だろうか	・当たり前のことややるかやらないかといった行為目標，大きすぎる目標は，取り上げないほうがよい。 ・チームが受持つ患者の特性などを考えながら，現実的で達成可能な目標をメンバーの「参加と決定」を大切にしながら文章化する（抽象的な表現は避ける。可能なら具体的な数値を入れたり，担当者名を記入するなど，後に評価しやすいようにする。たとえば，「カンファレンスの充実」や「笑顔で接遇」はチーム目標にせず，日々の活動のなかでチェックしていくか，事例ごとに検討するようにする。月間目標はつくらなくてもよい）。 ・チーム目標（3〜4 つ）を 3〜4 グループで達成していくとき，ガントチャートを活用する。
8. チームリーダーと日々リーダーの役割の違いが明確になっているか	・チームで受持つ患者の看護管理とメンバー育成を師長から権限委譲されたチームリーダーは，メンバーの意見を大切にし，チーム目標の達成をめざす。 ・患者の状況やメンバーの力量などを，全体的にとらえておく。 ・他チームリーダーと協力して，師長を支え，部署の運営に協力する。 ・日々リーダーは，日々の看護活動のマネジメントをする。

表 2-21 固定チームナーシング導入の過程でチェックしたい課題とポイント（つづき）

課題	ポイント
9. 継続受持ちは機能しているか	・1人の受持ちナースの看護をチームで支援していくのが，固定チームである。 ・各勤務帯のメンバーを同じチームから出すことで，責任をもって継続される看護が可能になる。 ・交代輪番制夜勤体制や，個々の看護師の力量の差は現実問題であるが，これをクリアするシステムとしての固定チームナーシングの理解ができていないと，混乱が起こる。 ・チームリーダーは，折にふれて関心をもって自チームの看護記録を読み，必要な支援・指導をする。 ・カンファレンスを活用して，受持ちナースを支え，日々の活動のなかでも自覚を促していく。
10. チーム目標の達成度を評価する。目標は大きすぎなかったか，チームの力量に見合ったものか	・中間評価や最終評価をする。ガントチャートの活用状況。 ・達成できなかった課題は，翌年のチームに託してもよいし，目標を少し下げて，取り組み続けてもよい。
11. 日々の仕事を質の高いものにする。手だてはあるか。日々の看護業務は，時間内に終わっているか。業務改善の必要はあるか。応援機能はうまく働いているか	・業務手順・基準の整備や見直しを，折にふれてチーム会で検討する。 ・時間内に仕事を進めていく日々リーダーの育成は，計画性をもって行なう。日々リーダーは指示受け専任ではない。リーダーもメンバーも，指示を受ける体制をつくる。 ・よく応援を受けるチームは，他チームからの応援者が困らないように，ルーティン業務を基準化したり，看護計画の表現を工夫する（図表化・ファイル，掲示，モデル化）などし，患者が迷惑しないように配慮する。 ・ベッドサイドのシグナル（ピクトグラム）などを活用する。 ・環境整備の基準・手順を盛り込んでおくとよい。 ・共同業務の整備
12. 相手チームがみえない，相手チームの患者がわからない，コールのときに困るなどの声はないか。あれば，その原因と対策を考えているか	・固定チームナーシングをはじめて間もない現場で，よくこの声が聞かれる。長い間取り組んでいる施設でも，何か問題はないかと尋ねると，不思議と「他チームの患者がわからない」と反射的に返ってくる。導入初期であれば，自分の知ろうとする努力が不足していることに気づいて，乗り越えてほしい。長期間取り組んでいるところからの声は，自分のチームの患者を知っているのと同じレベルで深く知りたいという声として受けとめたい。 ・記録やカンファレンスの充実も，他チームを知るカギである。基本は各自が他チームの患者にも関心をよせることであろう。 ・必要な患者情報をベッドネーム板にシグナル（ピクトグラム）で表示し，各勤務ごとにチェックする。 ・チームワークシートの有効活用
13. 次期リーダーの育成と新チームづくりに向けての備えや心構えはできているか	・現リーダーや師長・副師長は常に次の時代や先をみておこう。 ・たとえローテーションによって力のあるメンバーが抜けても，次のメンバーを育てればよい。 ・次年度，どのようなチームで活動するかを決めるために，日頃からメンバーの個人目標や，どんな看護をしたいのかなどを聞いておこう。

― COLUMN

動機づけるとは

　動機づけについては多くの人たちが「どう動機づけたらよいだろう」と口にする。この根っこにあるのは効果的な動機づけは外から与えられるものだという考え方だろう。

　心理学者のエドワード・デシ[1]の「正しい問いは『他者をどのように動機づけるか』ではない。『どのようにすれば他者が自らを動機づける条件を生み出せるか』を問わなければならない」という指摘は鋭いと思う。このように視点を変えれば，もっと相手を理解したいと思えてくる。

　デシは内発的動機づけ研究の第一人者であるが，「外から動機づけられるよりも自分で自分を動機づけるほうが，創造性，責任感，健康な行動，変化の持続性といった点で優れていた」といいきっている。

1) エドワード・デシ，リチャード・フラスト著，桜井茂男監訳：人を伸ばす力――内発と自律のすすめ，p.12，新曜社，1999．

第3章

固定チームナーシングの実際

患者グループの分け方

課題別固定チームの編成（小集団活動）

基本はPPCシステムを活用

　固定チームナーシングの第一歩は患者のグループ分けである。

　病棟の平面図（個室・2人室・4人室を必ず記入する）を数枚コピーして，その用紙に患者の動向や病室の使い方（観察室・感染隔離室）など通常の状況を記入して，患者のグループ分けを検討する。患者グループ分けのポイントは **表3-1** を参照されたい。

　病棟以外の部門（ICU・CCU・手術室・透析室・外来）ではナースチームの編成をしてから，チーム人数により2〜4人の固定したグループをつくる。そのグループで流動的な患者受持ちを決め，グループの年間目標を設定して活動していく。

　1病棟が20床以上の場合は，共通した問題をもつ患者グループに分けたほうが把握しやすい。基本的にはPPCシステム（→9ページ）を活用して，看

表3-1 患者グループ分けのポイント

❶ PPCシステムで重症・急性期患者グループと慢性経過・回復期患者グループに分ける。または，共通した看護問題で分ける。患者数は均等でなくてもよい。
❷ 混合病棟では，診療科中心に分けるより，病室単位，発達段階，性別，病状経過別に分けたほうがよい。急性期・一般病床は1チーム20床以内。療養病床は30床前後で調整。
❸ 夜勤の人数でグループ数を決める。1日24時間の看護の継続のために，夜勤も同じ患者グループを受持つ。
❹ 隣接した病室単位で分ける。ベッド移動の多いところでは，両チーム共有の観察室や個室などを数室設定する。共有室は全体の10％以下にしたほうがよい。
❺ 最初は無理をしない。新人ナースが3人以上配属される部署は，3人夜勤でも2チームからスタートしたほうが失敗しない。
❻ 病棟平面図に現状データを記入して検討するとよい。
❼ チームの患者特性を成文化する。患者グループ分けの理由→看護理念につながるように。

護ケアが24時間継続して実践しやすい2～3グループに分ける。患者数は同数でなくてもよい。いくつのグループに分けるかは，ナースの夜勤体制，患者数や看護度，病室の構造（動線）を基準にする。たとえば，夜勤が2人勤務の病棟では，日勤の状況だけで3チームに分けても継続したケアにはつながらない。3人夜勤なら2～3チームで検討する。個室，2人室，4人室など隣接する病室単位で分ける。そのうえで，24時間通して同じチームでケアしていくのが原則である。

また，複数の診療科の患者が入院する混合病棟では，診療科別には分けないほうがよい。同室の患者のケアは同じ看護師がしたほうが双方にとって都合がよいからである。診療科別に病室を確保できる場合以外は，病室単位で患者グループを分けるほうが継続した責任のもてる看護につながっていく。

小集団活動ができるチームのサイズ

　固定チームナーシングでは，病棟内PPCシステムで患者グループを分け，共通した看護上の問題にかかわりながら，年間のチーム目標や個人目標を達成していく看護チームの活動をめざしている。図3-1 は小集団活動ができるサイズの患者チーム，ナースチーム，病棟平面図のモデルである。

　筆者（西元）が固定チームナーシングで病棟運営した兵庫県立塚口病院（当時）の小児病棟は退職して10年余り経った1998（平成10）年当時も基本的な考え方は変わらず，3チームに分けていた。その分け方は，Aチーム20床（個室・2人部屋で急性期・重症・母子同室入院），Bチーム24床（6人室・回復期・非感染症），Cチーム6床（新生児・3か月までの乳児）である。ここでは，小児の発達段階，PPC，感染症の有無，入院児への家族参加ケアの度合いなどにより患者グループを分けている（表3-2，図3-2）。

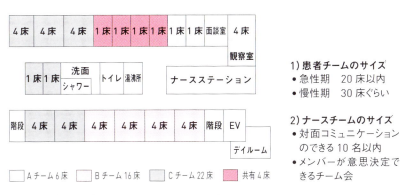

図3-1 小集団活動ができるチームのサイズ

表3-2 西元が固定チームナーシングで病棟運営をスタートした兵庫県立塚口病院小児病棟の概要(1998年当時のデータ)

施設概要

・病床数：50床（新生児から15歳までの小児を対象とする） ・入院診療科：小児科(44床)，外科系(6床 ─ 脳外科，外科，整形外科，皮膚科，眼科，泌尿器科，婦人科など) ・職員：看護師25名(師長1，看護師24)，小児科医師5名，病弱児学級(小学校，中学校)教師各1名，保母，助手なし ・病棟の特徴：4歳未満は母子同室入院，4歳以上は母子分離入院体制をとっている 観察室2床を緊急入院対応と術後の重症観察室として柔軟に使用する 3グループのボランティアが活動している	**1997年度統計** ・平均入院患者数　38.6人 ・平均在院日数　11.0日 ・病床利用率　93% ・死亡患者　2名/年 ・持続点滴患者数　20人/日 ・母子同室患者数　15人/日 ・年齢区分内訳：学童31%，幼児44%，乳児13%，新生児6%，未熟児2%，16歳以上4% ・看護方式：固定チームナーシング A・B・Cの3チームに分かれ，毎年3月から1年間同じメンバーでチーム活動を行なう

COLUMN

小児病棟（小児の混合科）における食の援助

　小児病棟に入院しているさまざまな病気の子どもたちは，治療を受けるとともに，そこで日々成長している。成長に伴う課題の1つとして，食事の好き嫌いの問題がある。特に幼児は，自分の食べ慣れているものと見た目や形状が少しでも違うだけでまったく食べないことがある。筆者（西元）は小児病棟の婦長だったころ，病棟のナースたちとそんな子どもたちの様子に，あの手この手のさまざまな工夫を試みた。

　その1つに，週1回の野菜dayがあった。この日は，小児病棟のみんながプレイルームに集まって昼食をとる。給食課にお願いして，大皿にレタスやトマトなどの生野菜を盛りつけてもらう。大根や人参，きゅうりなどはスティック状になってコップに入っている。当番の年長児たちはエプロンをつけて野菜を配る係。ほしい人は好きなだけ自分の小皿に取り分けてもらってよい。

　こうやってみんなで食べると，競争して遊ぶゲームの感覚で，嫌いな野菜も食べてみようという気になる。生まれて初めてなのに，スティック状の生の大根を食べる子も出てくる。ポリポリといい音がして楽しくなるようだ。これは期待以上の効果があり，次第に野菜好きの子どもが増えていった。

　また，小児ぜんそくの子どもは，夜間の発作が治まり元気になると，空腹を訴えることがある。そんな子どもたちの夜食用に，給食課から，牛乳，リンゴやバナナなどの果物，パン，おにぎりなどをもらっておいた。そして，発作が落ち着いたころに持っていくと，喜んで食べて，その後，ぐっすり眠ることができた。

　ナースは日々忙しく，時間に追われながらケアを提供している。そんななかでも，目の前の患者のために，ちょっとした工夫をしてみることの大切さをぜひ忘れないでほしい。

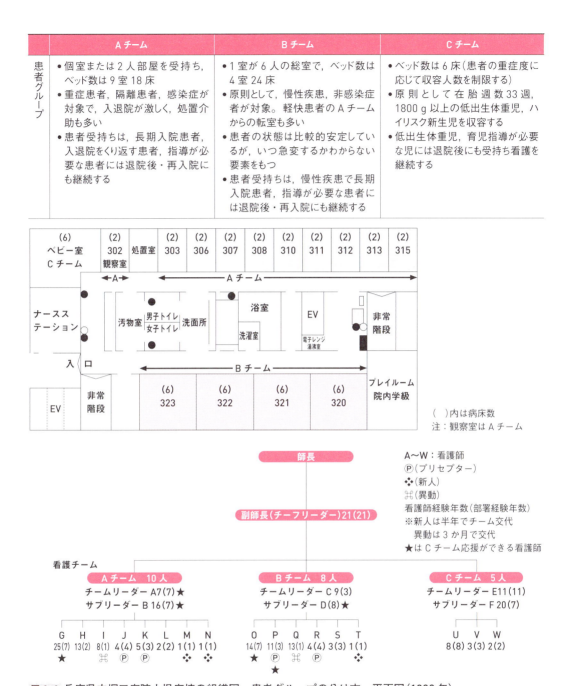

図3-2 兵庫県立塚口病院小児病棟の組織図・患者グループの分け方・平面図(1998年)

2 看護チームの分け方

看護チームを分ける

　固定チームナーシングを実践するためにはまず，患者チームを分け，次に各病棟のナースをいくつかのチームに分けていく。さらに，各チームのリーダー，サブリーダーを決める必要がある。各チームのナースの数の決め方，チームリーダーとサブリーダーの選び方について解説する。

各チームのナースの数を決める

　チームで受持つ患者の特性（急性期，慢性期，処置検査，年齢，性別など）や看護度により，チームによってメンバーの人数に差があってもよい。しかし，差が大きいと夜勤の応援が多くなるため，人数差は2名以内がよい。決定には，各メンバーのキャリアを考慮する。新人の多い病棟は患者の安全性に配慮し，そのうえで指導効果をねらう。全員にチーム希望を聞いて，師長，副師長（主任），チームリーダーがリーダー会を開いて調整するのもよい。

チームリーダーの選び方

　チームリーダーは，師長と副師長が相談して決める。決定するのは師長の責任であり権限である。メンバーとの組み合せを大切にして，最強チームをつくるリーダーを選ぶ。新しい看護方式に変えるときは，師長の理念を理解して協力が得られるリーダーシップのある人を選ぶ。副師長が2人以上いる場合は，1人をチーフリーダーに位置づける。たとえば，他の副師長は，教育・業務改善グループリーダー，記録委員など，役割を分担してポジションを明確にすると，主体的な行動がしやすくなる。

サブリーダーを決める

　サブリーダーは，チームリーダーが自分のチームのメンバーのなかから推

リーダーに選ばれたら
　はじめから100パーセントのリーダーはいない。人が成熟するのには時間もかかるし，チャンスも必要だ。リーダーに，と師長から言われたら期待を感じとれるだろう。自分自身のチャレンジとして受けて立つと，役割は自覚される。メンバーの助けをかりながら，リーダートレーニングの機会を逃さぬよう（時間のやりくりなどの個人努力も必要になるが），自発性を高くしていこう。
　自己信頼，自己効力感を味わいつつ，一歩一歩でOK！　サブリーダーと状況を把握するための情報の共有を怠りなく。

まわりの人は
　リーダーに協力！
　リーダーを孤立させない。

薦し，師長が調整して決定する．自分の短所を補うサブリーダーを選べるチームリーダーは，相補作用により目標達成のできるチーム運営が可能になる．短気な傾向のあるリーダーは，慎重な行動をするサブリーダーを選ぶと，状況判断や意思決定時に支援が得られる．

病棟・部署の組織図をつくる

年間の看護チーム組織図と日々の看護チーム組織図

　看護方式の組織運営図を，年間の看護チーム組織図と日々の看護チーム組織図の2種類を作成し視覚化する．各チームの活動がイメージでき，予想される問題もみえてくるだろう．個々のスタッフの経験年数を記入してみると，さらによくみえてくる．迷っているときはぜひつくってみてほしい．
　そのときの考え方が，表3-3 である．
　図3-3 は急性期一般病床の年間看護チーム組織図である．複数の副師長がいるチームでは役割を分担（例：教育担当，業務担当，リスク担当）して，図のようにスタッフラインに位置づける．副師長にはこのほか，応援体制のトップの役割もある．
　チームリーダーは師長より直接，権限委譲された選ばれた人である．やりがいのある仕事を意思決定してやりとげられるリーダーナースを，師長が直接，権限委譲の幅を拡大しながら，1年間で育成する．そのため，<u>副師長とチームリーダーは直接ラインでつながらず，副師長をチームリーダーの上に位置づけることはない</u>．
　ただし，①小児病棟にNICUが併設されている場合，②救命救急センターまたはHCUが併設（1看護単位）の場合など，1人の師長では管理がむずかしい状況では，副師長が師長を代行する．

表3-3 看護チームの編成・組織図を作成するときのポイント

❶ 勤務体制（日勤・夜勤の人数・勤務時間）・勤務表作成の留意点を成文化する．
❷ チームリーダーを師長が決める．
❸ リーダーの意見を入れて各チームのナースの数を決める．
❹ リーダーの意見を入れてサブリーダーを決める．
❺ 各チームメンバーを決める（希望を聞いて師長・副師長で調整する）．
❻ 固定チームナーシングの年間・日々の組織図をつくる（キャリアを入れる）．
❼ チームローテーションの時期を決める．
❽ 役割と業務を成文化する（キャリアを入れる）．
❾ チーム間の応援機能を円滑に運営するために，情報共有の工夫と応援基準をつくる．
　　チームワークシートの使用基準（→66ページ）と共同業務を整備（→95ページ）．
❿ チーム会・リーダー会を定例会にする（各日時を決める）．

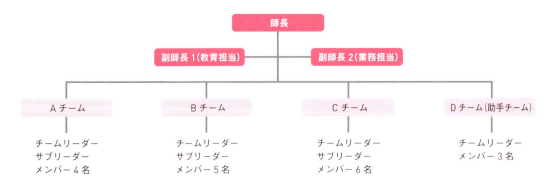

図 3-3 年間の看護チーム組織図（急性期一般病床）

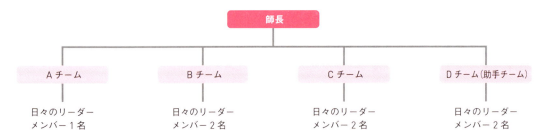

図 3-4 日々の看護チーム組織図（例）

図3-4 は日々の看護チーム組織図である。作成時の留意点を以下にまとめる。

1) 日々の組織図は勤務計画作成の基本になる。師長は全スタッフに勤務表作成上の留意点をオープンに説明する必要がある。
   日々の組織図は日勤，夜勤，平日，休日ごとなどに分けた組織図があるとスタッフの協力体制（応援）づくりにも役に立つ。
2) 夜勤リーダーや師長不在時の日勤などのチーフリーダー（副師長・主任）の役割・業務の明文化も大切である。
3) 各チームの人数や資格別人数はチームの患者特性によって決める。
4) 療養病棟，重症心身障害児（者）施設では介護士・保育士・指導員・助手などのミックスグループでチームをつくる。
5) 急性期病棟では 図3-3，図3-4 のように助手チームを別につくる。

3 チームローテーションの方法を決める

ローテーションは1年間を目途に

　チームが共通の目標に向かって活動していくとき，チームメンバーの関係が確立し役割を認識した行動がとれるようになるには時間が必要である。

　ローテーションの期間は1年間を目途にする。しかし，新人は夜勤や急性期に対処できるように，4～6か月のローテーションで計画的に現任教育を実施する（人材育成：新人ナース→230ページ）。その他のスタッフナースはチーム目標達成の状況や本人の要望などを取り入れて，2年間同じチームで活動するのもよい。

　固定チームナーシングを導入して失敗する例として最も多いのが，チームローテーションの期間が3か月，6か月など短期間であったり，メンバーの半分ぐらいを6か月交代で入れかえたりした場合である。患者の在院日数の短縮とチームローテーションの期間短縮とは関係はない。むしろ在院日数短縮は，看護チームが大きな課題をもつことであり，短期間でのチームローテーションやメンバーの交代はマイナスである。

　一般的には，看護チームの定期勤務交代の時期に合わせて行なうのがよい。筆者（西元）は新人ナースを安定した状況で迎えるために，毎年3月1日にチームローテーションを実施していた。

ローテーションの時期

1) 新人が入ってくるチームでは4月のローテーションは避けたほうがよい。前年度の3月1日または2月1日ならば，3月末の退職者も決まり，新しいチーム・新リーダーでスタートできる。新人もチームローテーションの混乱にまきこまれないでオリエンテーションを受けられる。
2) 転勤・異動ナースの多い部署では，思い切って6月1日のローテーションもよいだろう。特に師長・副師長の異動が4月1日付けの場合は，新しい師長が全スタッフとコミュニケーションをとりながら自分の職場組織をつくるための時間が必須である。

役割の自覚を促す

期待する役割を言葉で伝える

　固定チームナーシングは小集団活動が基本になっているので，メンバーそれぞれが役割を担っている。一定期間（1年以上）チームリーダーとして指名したスタッフに，師長は役割を自覚してもらうようはたらきかけること。サブリーダーになった人にも，メンバーになる1人ひとりに対しても，その人に期待する役割を言葉で伝え，自覚を促すことが大切である。

　したがって，職場を構成する1人ひとりに「あなたはこの1年，Aチーム急性期の患者20名と8人のスタッフの育成をお願いします」，別な人には「あなたには，○○さんを助けてAチームの患者の看護の展開と8人のメンバーの成長をめざすチーム活動を進めることを期待します。○○さんはあなたより2年後輩ですから，しっかり支えてあげてね。よい補佐役をたのみます」，さらに別な人に「あなたはキャリアも長いので，チームリーダーやサブリーダーの補佐をしてください。日々の看護活動を患者の暮らしからアセスメントでき，若いナースの気づかない視点で助言できる先輩役をお願いします」「あなたは卒後5年目。今年は看護記録委員に選ばれたので，スタッフの書く記録をよく読んで，遠慮なく気づいたことを助言してくださいね」「卒後3年目のあなたには看護を深める1年にしてほしい。新人ナースのお姉さん役として，悩みの相談にものってあげてね」などと伝える。

　このように，個人が自己の役割を遂行するためには，まわりの人や師長が何を期待しているか，立場を自覚し，その位置に期待される役割の具体的内容を知る必要がある。もちろん，師長や主任にもそれぞれの役割がある。まわりからのその人への期待を，役割期待といい，その行動を役割行動という。そして，各自の自覚の程度を役割知覚という。また，まわりの期待を感じとって行動することを役割実現という。

　リーダー業務は文章化すること（手順，基準）も量で計ること（業務量）もできるが，役割はそれができない。リーダーの役割を書き出してみると，あいまいで抽象的な文章になる。「一般的にチームリーダーにはこのようなことが期待される」と表現できるが，結局はチームの状況に応じて，自らの判断

役割
　「集団はまとまりのない雑多な集まりではない」「集団はメンバーの行動を規定する構造を持つもの」とロビンスはいい，「1つの社会的単位の中で一定の位置を占めることから期待される一連の行動が役割」と述べている。われわれはみな，職場でも家庭でも数々の役割を果たすことを求められるのである。
　スティーブン P. ロビンス著，髙木晴夫訳：新版 組織行動のマネジメント──入門から実践へ，pp.173-174，ダイヤモンド社，2009.

で主体的に役割取得(role taking)したり，積極的に役割を創り出していく(role making)ことが求められる．パーソナルなその人固有のものと考えるのが現実的だと思う．

自覚を促す師長の役割

　チームを構成する1人ひとりの役割が明確で自覚のレベルや自己効力感が高いほど，チームとしての活力が生まれ成果も上がる．師長，副師長は折にふれ，自覚を促す言葉かけやフィードバックをしよう．集団が機能するということは，各構成メンバーが目的・目標達成のためにまわりから期待される行動がとれるということだから，「その行動はOK」とか「そのやり方は時間がかかる」と行動についてフィードバックする[1]ことで，各自が自らの行動が効果的かどうか気づいたり，役割を自覚するのである．

　固定チームナーシングが全員に十分理解されていない初期などの転換期には，メンバーがそれぞれどう役割をとっていいかわからず，混乱することがあり，「リーダーの役割がわからない」という発言が出たりする．しかし数年すると，役割文化はメンバーによって認識され，構造化し，安定してくる．特に初期にはしっかり役割を引き受けられる人をリーダーに選ぶことや，その人が2年続けるといったことも効果がある．他のメンバーにとって，役割のとり方のモデル(role model)となるからである．

1) 杉野元子：看護チームリーダーハンドブック　第2版，医学書院，2008.

中堅ナースが発揮するリーダーシップ

　なかなか固定チームナーシングに踏み切れなかった病棟が，導入後，一気に変化していく事例は枚挙にいとまがない．その要因として，役割の自覚を促された中堅ナースがリーダーシップを発揮することによる場合が多い．

　ある日，師長から「あなたにAチームリーダーを1年間引き受けてほしい」と言われたスタッフの反応はさまざまだろうが，まわってきた役割を受けとめ，「自己成長の機会にしよう」くらいの思いでチャレンジしてほしい．師長は，「この人」と選んだスタッフに期待していることを伝え，反応をよくみてほしい．拒否が強く，引き受ける気のない場合は，次の人を考えることだ．中堅ナースなら「あなたの代わりにだれを推せんしますか」と意見を求めるのもよいだろうし，「じゃ○○さんにお願いするけど，あなたの後輩だから彼女がリーダーとして役割が果たせるよう援助するのが，あなたの役割よ．よろしくね」と断った人へのはたらきかけも大切だ．リーダーだけが役割を担うのではなく，スタッフの1人ひとりが自己の役割を自覚したチームは強力である．

円滑なチーム活動を展開していくうえで大切なことは，その組織のなかで，本人が自分のポジションに上司から何を期待されているのかを知ることである。師長の役割は看護部長から何を期待され，何を求められているかを知り，そのうえで病棟の運営上の問題や自分のしたい看護をメンバーに伝える努力をする。そして，病棟の看護方針を決定することだ。

　このように，スタッフに期待する役割の自覚を促すために，師長がまず自己の役割を行動にして示すことが大切だ。先輩ナースが看護師に期待される行動をとると，それは後輩ナースにとって役割モデルとなるのと同じである。

リーダーを信頼し，権限を委譲する

　チームリーダーはサブリーダーに自分の期待していることを伝え，サブリーダーもリーダーに期待することを伝えることからはじめるとよいだろう。このように自己開示をし合うとお互いがわかりやすくなり，どう行動すれば相手を助けることになるかはっきりして，さらに行動しやすくなる。

　ここで注意したいのは，①リーダーやサブリーダーとしてまわりが期待していることの総量が，その人の能力を超えると本人は苦しくなる（役割不適合）。また，②師長の期待するものとメンバーが期待するものが相反していると，本人がストレスを感じる（役割葛藤）ことも起こらないとはいえない。さらに，③師長がその人に何を期待しているか伝えていない（わかっているはずだと決めこんでいて伝えない，任命するがチームリーダーとはどんな役割かを教えていないなど）場合，役割はあいまいなものになる，ことだ。

　100パーセント完全なリーダーを求めるよりも，まわってきた役割を受けて立ち，誠心誠意，真正面から取り組み，自分の言葉で語るリーダーになるようサポートしよう。人は学習し振り返り（リフレクション）つつ育つのである。時間のかかる人もいるが，師長は任命したリーダーを信頼し，権限を委譲して任せていこう。放任にならぬためには，行動をよくみてフィードバックしたり，小さな成功を認め喜び合うことだ。情報が十分になければ，リーダーは判断して意思決定することはできないのだから，必要な情報を惜しみなく伝えてほしい。少々の失敗も「何かにチャレンジすれば起こり得る」くらいに柔軟に考え，支えることがリーダーを勇気づけ，自覚を促していく。

副師長(主任)になったら

師長を支える

1. 補佐役として師長を助ける

　副師長は師長の補佐役である。自分の立場を自覚し，どのような行動が師長，チームリーダー，スタッフを助けることになるのか，他部門のそのような人たちとかかわりながら師長をどのように補佐していくのかを考えよう。自分の考えを明らかにするため，メモをしたり，図を描いて可視化しておくのもよいだろう。そして，自分のやりたい看護を明確にしておこう。そのうえで師長とよく話し合うこと。補佐役として師長を支えるために，師長のやりたい看護，そのためにどんな病棟づくりを考えているか，また師長は自分に何を期待しているかを聞いておこう。

2. 情報を提供する

　副師長は師長の相談役でもある。常に病棟をリードする師長も，時には意思決定に悩むことがある。副師長は，日々勤務するなかで得た情報を報告したり，スタッフの思いの代弁者になることも必要である。

3. チームづくりのために，スタッフ個々を理解する

　新しいチームをつくるときは，師長とともにリーダーの人選やチーム間のローテーションなど，決定しなければならないことが多い。日頃からスタッフの行動をよくみて，長所や気になることを把握しておく。必要ならば，師長に指示される前に，休憩時間などを利用して面談をし，スタッフの能力や個人としての目標，性格や考えなどをつかんでおく。

チームリーダーを支援する

4. 話を聞いて言葉にならなかった情報を引き出す

　初めてチームリーダーに選ばれた人は，「自分のチームをどうまとめていけばよいのだろう」「自分より年上のナースにどうかかわればよいかわからない」と訴えることがある。そんなとき，副師長は，どのような場面でそう感じるのか，まずよく話を聞く。しかし，すぐに助言をするよりもリーダー本人がどうしたいのか，まだ見通しがつかない状況だと受け止めよう。

　何が起こっているのか，リーダーは何に困っているのか，状況を整理できるような問いかけをして，そのうえで「どうしたいと思っているのか」と問い返してほしい。きっと，チームリーダーとしてやりたいこと，チームメン

バーにしてほしいことがあるはずである。それを言語化していくと，答えはその人のなかにあることがわかってくる。早く答えを出そうとあせらず，相手を信じて，言葉にならなかった情報を引き出すかかわりを心がけること。

5. 早めに声をかける

　チームリーダーはチームに多大な影響を与える。チームリーダーに元気がないと感じたときは早めに声をかけよう。チームリーダーが活気を取り戻すように，全力で支援し，一緒に考え，孤立させないことが育成の道である。

　副師長が自分のやりたい看護を後輩に伝えることも大切である。副師長自身が私生活を含め，人生を楽しみ，心にゆとりがあると，まわりに活気として伝わっていく。たとえ，人生の困難なときに出合っても，真正面から取り組んでいれば，その生き方がスタッフに好影響を与えるだろう。そんな副師長にチームリーダーは敬意を払い，モデリング（観察学習）が起こる。チームリーダーが副師長に心を開けば，孤立をふせぐことができる。

6. 自信をもてるように支える

　チームリーダーはチームの運営で不安を感じていることが多い。チームリーダーが自信をもってできることや長所を認め，そこを手がかりにして，自信のない事柄に立ち向かうエネルギーに変えられるように支えよう。小さな成功を味わうと，徐々に自信がついてくる。

　リーダーがキャリアのある先輩に対して萎縮している場合は，副師長としてその先輩にはたらきかけてサポートしよう。あるいは，反応の少ない後輩に戸惑っていたら，さまざまな視点を示し，原因追求よりもありのまま受け入れてかかわることを助言するとよい。

スタッフを育成する

7. ロールモデルとスーパーバイザー

　日々の勤務のなかで，副師長はチームに加わり，受持ち患者をもって看護業務を遂行している。そのほか，応援業務や師長の代行業務もあり，負担が多い。しかし，このような日々の実践のなかで，副師長は看護師のロールモデルになり，スーパーバイザーの役割も担っている。

　スーパーバイザーの機能には，①教育機能，②マネジメント機能，③コンサルテーション機能がある。つまり，副師長はメンバーや日々リーダーの行動や記録を読むなかで気づいたことを，助言やOJTで活用し，現状に不適合な行動がみられるスタッフには本人に直接注意するか，チームリーダーに指導を依頼する。また，看護場面をとらえて1対1で話し合ったり，カンファレンスに提案するなど，実務遂行マネジメントも副師長の役割である。

8. 育成を主導する

　副師長は，スタッフの育成や学生の教育では主導的な役割を果たさなければならない。そのためには，教育担当のチームをつくって活動するのもよい。そのとき，チームメンバーの選出には注意を払う必要がある。

チーム活動を支援する

9. チーム会の運営を支援する

　副師長は，チーム会開催(定例化する)に向けて，議題はしぼりきれているか，時間の計画性，資料の準備はできているか，チームリーダーと一緒に考えていこう。また，必要に応じて，他チームや病棟全体の情報を提供する。

　チーム会の欠席者の顔ぶれが決まっている場合は，チームの決定事項を欠席者に周知する方法，欠席者を減らす方法について，リーダーに助言する。出席しないのか，出席できない事情があるのか，確認しておく必要がある。

10. チーム目標設定時の話し合いをリードする

　チーム目標を決定する会議のとき，副師長は，現状把握から問題解決技法を使った話し合いになるように観察し助言をしなければならない。不満のあるスタッフの発言などから，話題が人間関係のことにそれてしまうこともある。感情的な対立がある場合は，別に機会を設けて面接することとして，日々の看護活動や受持ち患者に関する課題の話し合いへリードしていこう。

11. 出席者が発言しやすいように配慮する

　副師長は，チーム会などで出席者が発言しやすいように，自分の表情や発言のしかたに気づいておく。「副師長がいると話しにくい」と陰でいわれないように，メンバーの非言語的メッセージには敏感でありたい。

12. チーム活動のフィードバックをする

　副師長は，師長とともにチーム活動をフォローする。さらに中間評価をしたり，小集団活動についてもフィードバックする。リーダーやサブリーダーが気がかりなことを気軽に相談できるように，受容的な態度で悩みや話を聞くことが大切である。全体の動きをとらえられるよう，ガントチャート(→110ページ)の作り方を教える。そして，それが活用されているか，確認しよう。

─ COLUMN

チームの活性化を図るポイント ── 副師長の役割を中心に

　チームリーダーや副師長・師長は各チームが年間を通して活気があるか，各メンバーにとってチームは魅力的かを観察しておこう。そのためのチェックポイントをあげる。

❶ チーム目標は明確であるか。目標をもっていると，継続して活動できる。目標設定に際し，現状をデータでとらえ，分析しているか。メンバーが参加し決定しているか。どのように達成すればよいか，メンバーはその道筋がイメージできているか。いつのまにか決まっていたとか，1人1役のように関心のない課題を割りあてられたとメンバーが感じているときは要注意。目標の語尾が「できる」の表現はチーム目標にはなじまない。

❷ チーム目標は達成可能であるか。チーム目標がチーム力に比してあまり高すぎ，いくら努力しても達成できないとメンバーはやる気を失う。中間評価をして，必要なら目標を軌道修正することがあってもよいだろう。やさしすぎる目標も動機づけにならないので要注意。

❸ リーダーは，メンバーがチーム目標や日々の課題を認識してくれるようはたらきかけよう。わかりやすい資料や話し合ったことをまとめて配布するなど，可視化して，個人の認知レベルをあげるはたらきかけを意識しよう。それによって，効果的な行動の選択や持続性も期待できる。

❹ 日々のチーム活動が質の高い看護提供になっていると，チームは活性化される。患者の状況を把握し，自分はどう動けばよいかわかっているほど，メンバーの満足度が高くなる。また，年間のチーム目標達成に向けて，それぞれが自己の役割を自覚して行動したり，サブグループ（下位集団）活動がうまくいくと，さらに自己の貢献度がみえてきてメンバーの達成感や満足度は高くなり，チーム全体によい影響を与える。

❺ 日々のお互いの声かけやチーム会での率直なコミュニケーションが行なわれるほど，集団は活力が出る。チームリーダーは特に1人ひとりのメンバー，あるいはメンバー相互のコミュニケーション頻度に関心をもつことが大切である。

❻ できなかったこと・うまくいかなかったことに注目するよりも，できたことを喜び合うことがチームの活力を生む。達成感があれば，少々の困難にも立ち向かうことができる。日々のチーム活動での患者や家族のプラスの反応，ナース自身の手ごたえのあった場面など，小さな成功を喜び合うことが大切である。この点で特にチームリーダーが肯定的なものの考え方をもっているほうがメンバーによい影響を与えるだろう。まわりも「ほめる，認める」を惜しまないで言葉にしよう。

❼ リーダーはメンバー1人ひとりの特性（パーソナリティやコミュニケーションのくせ，能力や経験など）を把握し，その人のできるところから行動化を促す。メンバーが各自の役割を自覚するように「あなたには～を期待しています」とはたらきかけること。役割が明確になると，キャリアに応じて行動する。教育計画も個性を把握して立てることが大切。個人課題や個人目標にも目を向けておく。

❽ 自分のチームのことだけ考えたり，1つの病棟内でAチーム対Bチームのような感情を生じていないだろうか。お互いが競争的であるよりも協調的であるほうが，自分のチームに魅力を感じる。チームの所属が違っていてもチーム間でお互いに声をかけ合ったり，助け合ったりするチームがより活性化される。

❾ リーダーや副師長はメンバーの行動をよくみること。意欲のないようにみえる人は早めに声かけを。メンバーはそれぞれ個性的で，リーダーは個別の対応をせまられる。困ったときは1人でかかえこまず，副師長や師長，他チームのリーダーの助けを借りているか，リーダーがサジを投げていないかみておこう。

❿ 副師長・師長は，リーダーを孤立させないこと。日々の看護実践で，仕事が突然忙しくなってスタッフがパニックになることがある。スタッフ同士が協力し合っているのに，副師長が知らん顔というのでは，スタッフがついていかなくなる。チーム活性化のため，看護実践のモデルとして，こことというときにはサッと手が出る副師長であってほしいもの。

このような日々の積み重ねがあってこそ，副師長はチーム会のよきアドバイザーになれる。チームを活性化したいという思いは，師長・副師長ならだれもがもっている。しかし，どうなりたい，どうしたい，と言葉にしないと，スタッフからはわかりにくい。特に副師長は，日々チームの一員として働きながら，OJTをしつつ，この人は放っておけないとか，この人には今がチャンスというときを逃さず面談するなどの主体的行動が必要になる。指示待ち副師長にならないようにしよう。

5

役割や業務内容を成文化する

　先にも述べたように（→44，84ページ），役割とは，あるポジションを占める，その人に期待される行動であるが，抽象度が高く，方向性や人間性，倫理的な内容を示す言語表現になることが多い。それに比べて業務は，具体的に明確に表現でき，到達度や終了チェックが可能であり，だれにでも実践できるように成文化できるものである。

　師長，副師長をはじめ，固定チームナーシングのリーダー，サブリーダー，メンバーの役割と業務（→92～93ページ，**表3-4**）を明確に成文化して，それぞれの役割の範囲で意思決定をできるように権限委譲をしていくと，責任をもつ役割行動がとれるようになる。このとき，リーダーはチーム内に情報が伝わるようにすること。報告の要請や教育をしていくのは師長や副師長の重要な役割である。

　リーダーやサブリーダーだけでなく，メンバー1人ひとりが自分の役割を自覚していくと，チームは活性化されてくることは前に述べた。しかしいくら自覚していても，たとえばメンバーが「受持ちナース」になったとき，ある人は患者にきちんと名乗り，あるナースは名乗らないということが起こる。このようなときは受持ちナースの看護行動を成文化しておくと，ある一定の水準を保つことができる。もともと役割は文章化しにくいものなので，行動を文章化するとよいだろう。

　業務内容は役割とは違い，仕事そのものだから，可能なら，また必要ならどんどん成文化しよう。業務手順・基準，業務整理，業務改善など，事実や現状をとらえて問題解決技法を活用していくとよい。それによって，文章化，数値化ができる（たとえば，1日3回，1回10分など）。

　チームリーダー，日々リーダーの役割・業務チェックリスト（→50～51ページ，**表2-10，2-11**）を年1回以上チェック（自己評価・他己評価）して，初めてチームリーダーや日々リーダーになる場面のオリエンテーションや面接資料として活用する。同様に，受持ちナース，日々受持ちナース（担当ナース）の役割・業務チェックリスト（→52～53ページ，**表2-12，2-13**）を作成し，新人ナースへの受持ちナース・担当ナースの説明や教育に活用する。

表 3-4 固定チームナーシングにおける各担当の定義・目的・役割・業務

	チームリーダー	サブリーダー	日々リーダー
定義	・固定チームナーシングにおける,固定チームのリーダー ・チーム運営に関する責任と権限をもち,部署の看護師長が任命する ・任期は通常1年 ・主要な役割はチーム目標の立案と目標達成への調整 ・キャリアは中堅ナースレベル(卒後5年以上)で,毎月定例でチーム会を開催する ・リーダー会に出席してチーム会の報告と支援を要請する	・チームリーダーを補佐して自分が所属するチームの患者とメンバーを支援する ・次年度のチームリーダーを予測して人選するのもよい ・夜勤もして受持ち患者もいる ・受持ち患者の数は,役割がある人はメンバーナースと均等でなくてもよい(受持ち患者をもてないのは固定チームナーシングでは部署の師長だけである)	・日々の看護チームリーダーで,日勤リーダーと夜勤リーダー(3交代の場合は準夜勤・深夜勤リーダー)がある ・日々リーダーの役割を自覚して業務が遂行できるようになると一人前ナースである ・チームナーシングとは異なり医師の指示受け専任ナースではない ・固定チームナーシングでは医師の指示受けは通常,日々受持ちナース(担当ナース)が行なう
目的・役割	**目的** ・固定チームナーシングは人を育てる看護方式であり,その中核を担うのがチームリーダー ・師長は自分が選んだチームリーダーを1年間で,チームの患者と看護スタッフを任せられるリーダーとして育てる(人が役割を自覚して行動できるようになるには時間が必要) ・師長との面接で,本人の希望やチーム目標達成への課題があれば2年継続してもよい **役割** ①チームで受持つ患者の看護問題解決や患者のよい変化を目標に受持ちナースをサポートできるチーム運営をめざす ②チーム目標を小集団(2〜4人の小グループ)活動で1年間で達成するためにリーダーシップを発揮する	**目的** ・チームリーダーをサポートできる(人選が大切) ・リーダーとの組み合わせが大切(相補性を意識) ・リーダー会に出席して,チーム運営やチーム目標達成の小集団活動のプロセスを報告して応援を依頼するなど,リーダーと協力して行なう	**役割** ①各勤務帯の業務分担と応援体制を現状に合わせて検討して,安全に実践できるように調整する ②当日のメンバーの実践能力に応じて担当患者のケアプランのアドバイスや技術指導を行ない,日々の実践を質の高い継続した看護につなげるリーダーシップを発揮する
業務	①チーム会の準備・開催→リーダー会の出席とチーム会の報告・応援の要請 ②チーム目標の立案と成文化,スケジュール表の作成(ガントチャートの活用など)とチェック ③ケースカンファレンスの準備調整と実施・評価		①業務分担:通常日勤チームリーダーは翌日の業務分担を業務終了時までに行なう。チームワークシートを用いて病室ごとに翌日の担当ナースを決め,共同業務を配分する。このとき,他チームのリーダーや師長・副師長との業務調整カンファレンスは有効 ②出勤したら業務分担が現状に合っているか判断して追加修正を行なう(臨床現場は変化が激しく,この調整は必須)。判断に迷うときは師長・副師長・前勤務のリーダーに相談する ③勤務帯ごとに行なう業務調整・情報共有・コンサルテーションのミニカンファレンス(各チーム15分以内が望ましい)の司会。この時間に従来からある申し送りの内容を盛り込む ④チームワークシートのチェック:通常日勤帯では昼食前の11:30,15:00,勤務交代前15分にチェックすることを決めてメンバーに周知徹底しておく ⑤緊急の業務発生時の対応:患者の急変,緊急入院,スタッフの急病など,事故発生時の対処。 ⑥自分の担当患者の把握や処置・ケアの実践:固定チームナーシングでは師長以外は全員受持ち患者をもち,日々の患者も担当し運営する ⑦次のシフトのメンバーに必要事項を伝達する ⑧師長や副師長に必要事項を相談・報告する

受持ちナース	日々受持ちナース（担当ナース）
●受持ち患者の看護に責任と権限をもち，自立した患者中心の看護実践を行なうナース ●受持ち患者・家族との関係樹立のために自己紹介をして看護を開始する ●受持ちナースが変わるときは患者・家族に理由を説明する ●どの患者にも常に受持ちナースが存在するようにする ●看護の継続が重要で，1人のナースが入院から退院まで変わらず受け持つことではない（ゆえに固定チームナーシングではプライマリナースとはいわない） ●受持ちナースが不在のときや未熟なときは患者の看護過程を固定チームが支援する	●その日の受持ち患者を担当するナース ●毎日の業務分担によって決まる ●日勤では原則として継続する受持ち患者を担当するが，通常，部屋単位で担当患者を分担するため，複数の受持ち患者がいる場合は全員担当できないときもある ●時には他のチームに行き，その日の受持ちナースとして応援勤務することもある
役割 ①質の高い継続医療・看護・介護を提供する。受持ち患者の看護問題解決に取り組み，成果を出す ②大切な役割は受持ち患者情報の管理である。入院時の患者情報は不足データが多い。受持ちナースは患者・家族と意図的にコミュニケーションをとり，初期データの追加修正を行なう責任がある	**役割** ①その日担当する患者の受持ちナースの看護計画に沿ってケアを行なう ②状況により看護計画を変更するときは「ちょっと来てカンファレンス」にあげて変更し，必ず記録しておく
①患者のデータベースの管理，特に継続看護が予測される場合は，患者の役割・関係に関する情報確認と家族診断を行ない，他職種合同のケースカンファレンスを開催する。チーム医療のブレーンやスキルを活用できることが質の高い継続看護につながる ②クリニカルパスや標準看護計画から逸脱した個別的なケアプランや特殊な処置は，チームカンファレンスにあげ情報を共有して，受持ちナースが不在時でもケアや処置が継続できるようにする ③患者・家族参画型退院計画立案と退院指導の実施 ④受持ち患者のサマリーを作成する	①その日の受持ち患者の把握と情報確認・看護実践・評価と記録を行なう ②日々受持ちナース／担当ナースの業務（ワークシートをチェックして処置・ケアを確実に遂行する）＋その日担当する共同業務の確認・実践・記録を行なう ③業務スタート時のミニカンファレンスに参加して情報の共有と確認，問題解決の提案，応援の要請を行なう

― COLUMN

シェアド・リーダーシップ

　ある状況でリーダーである人が，別の状況でもリーダーであるとは限らない，ということを私たちは知っている。何人かがそれぞれの得意なところで同時にリーダーシップを発揮していることも，グループ活動ではよく見受けられる。リーダーシップはグループ活動でみられる現象の1つだが，多くのメンバーによって分有されたリーダーシップをシェアド・リーダーシップ（Shared leadership）という。

　たとえば，地域包括ケアシステムの多職種が協働する場面では，患者の状況や課題によって，各専門職がそれぞれ自身の専門的知識，技術を駆使して交代でリーダーシップを発揮することになる。これはまさに，シェアド・リーダーシップである。患者の全体像や暮らしをよく知るナースには，そこでのリーダーシップの発揮が期待される。

― COLUMN

パス・ゴール理論

　リーダーは，メンバーの性格や能力（メンバーの特性），仕事の内容（課題の特性），他部門との関係や職場のシステム（組織の特性）などの要因がからみあっているなかで，リーダーとして行動していく。

　状況があいまいなときは，達成にいたる道筋を明らかにするリーダー行動はメンバーによって受け入れられやすい（ハウスらによるパス・ゴール理論は，スティーブン P. ロビンスが紹介している[1]）。

　ハウスは指示的，支援的，参加的，達成志向的の4つのリーダーシップ行動を規定した。

　看護活動はやるべきこと（タスク）がはっきりしているときとそうでないときがあり，新卒メンバーとベテランメンバーによる自立の度合いやニーズの違いなどにより，状況は流動的である。リーダーは状況を把握しつつ，指示的行動（具体的に指示・助言をする），支援的行動（親しみや配慮を示す），参加的行動（相談しながら決める），達成志向的行動（より困難な目標達成を求める）のどれかを選択していく。

1) スティーブン P. ロビンス著，髙木晴夫訳：新版 組織行動のマネジメント ── 入門から実践へ．pp.268-271，ダイヤモンド社，2009．

6

共同業務

共同業務の実際

　共同業務は，看護職の行なう業務を，介護職や看護助手，ボランティアをまきこんで共同で実施する日常業務である。たとえば，環境整備・入浴介助・包交介助・リハビリへの搬送など，分担して一括して実施したほうが無駄がなく，ミスが起こりにくい業務で，対象へのサービスの低下にならないものがこれにあたる。これを職能別業務とはいわない。

共同業務の運用と留意事項

①患者中心の視点で患者・家族の不利益にならないように配慮し，無駄のない効率のよい行動をする。
②共同して実践した結果が同じになるように，基準・手順を整備して定期的（年1回以上）に技術トレーニングを行なう。
③点滴注射・定期注射の施行など，個別性の強いケア，疼痛・苦痛を伴い，重大なミスにつながりやすいケア，処置は共同業務にしない。
④小児患者の点滴注射介助を2人以上のナースで行なう，血液透析患者の穿刺はナース2人で行なうなどの応援基準は共同業務とはいわない。

　共同業務は協力して行ない，どの人が実施しても同様の結果が出るように，基準・手順は簡潔でわかりやすく現実的な表現にしたほうがよい。看護部で統一した手順を作成している場合は，各部署で運用方法を決めておくと混乱が起こらないだろう。また，日々のリーダーがその日勤務している同僚に業務を分担したり，協力を依頼できるように，共同業務の種類（項目）は院内の共通用語にして，各部署で基準を明文化しておくと，単なる応援ではなくなり，応援研修の成果が期待できる。
　共同業務は全看護スタッフで分担して行なう業務のため，業務改善や応援体制づくりの重要なポイントとなる。
　IMSグループの病院・施設では，固定チームナーシングの導入準備を行

なうなかで，応援機能として共同業務を整備した。

表3-5に，JA長野厚生連北信総合病院の療養型病棟におけるナースと介護福祉士の共同業務基準を示す。各種業務内容について，A：看護師の行なう業務，B：看護師とともに行なう共同業務，C：介護福祉士が1人でできる共同業務の3区分で実施されている。

また，表3-6（→99ページ）は同病棟における介護福祉士，看護助手の法的基準にもとづく業務範囲を示している。これらの業務については，看護師・介護教育による教育指導がなされている。A：教育された業務が日常化され，実施してよい行為，B：看護師の監督下で，看護師の助手として行なう行為，C：看護師と一緒に行なう行為の3区分にもとづいて実施されている。

固定チームナーシングでは10年ほど前から看護補助者の小集団活動をすすめており，成果をあげているのが島根県済生会江津総合病院である（→194ページ）。表3-7（→100～101ページ）は，島根県済生会江津総合病院の療養病棟で，看護師と看護補助者が日勤・準夜の看護業務を協働で実施しているタイムスケジュールである。この病院の看護部では，2010（平成22）年に看護補助加算が開始されると同時に，表3-5のモデルになる共同業務基準を作成し，看護補助者の教育にも熱心である。その成果が，第4章で紹介するKTバランスチャートを使用した高齢者の口から食べる力を出させる支援である（→194ページ，図4-4）。

表3-8（→102～103ページ）には，クローバーのさとの介護施設における共同業務一覧表を示している。介護施設における共同業務の定義は，1.チーム間の共同業務，2.介護職員と看護職員の共同業務に分けられており，チーム間の共同業務は利用者の安全や効率につながる業務をいい，介護職員と看護職員の共同業務は，利用者の羞恥心への配慮や不用意に身体に触れることのないように配慮しながら実施されている。

病院・施設では，看護補助者業務（共同業務）を介護福祉士の免許を有する「患者に直接ケアのできる担当者」と「直接ケアの少ない業務担当者」に分けて，一欄表を作成している。採用時に看護補助者の希望を入れて，名称とユニフォームを区別して，患者や家族にわかるように業務分担しているのは，安全・安心・安楽な質の高い日常ケアにつながると考える。

2010（平成22）年から診療報酬で急性期看護補助体制加算が設定され，さらに2012（平成24）年4月の診療報酬改定で25：1が新しく加わり，夜勤においても看護補助者を増員できる施設や部署が増えている。このような時代に今までの看護業務を整理・改善して，看護職がリーダーシップをとり，看護補助者を教育・指導してチーム活動ができる体制をつくる課題がある（人材育成：看護補助者→247ページ）。

看護補助者教育の基本は，患者・補助者の安全とやりがいのある補助者

▶施設概要

JA長野厚生連北信総合病院
概要（→198ページ）
南5階（療養型）病棟
- 病床数 38床
- 入院診療科 脳神経内科，脳神経外科，腎臓内科，呼吸器内科，整形外科，その他（循環器内科・消化器内科・形成外科・外科・泌尿器科）・精神科
- 平均病床稼働率 84.1%
- 平均在院日数 81.1日
- 職員数 看護師16名（師長1名，パート2名含む），介護福祉士11名，介護補助者1名，クラーク1名

（2019年3月31日現在）

表 3-5 療養型病棟の介護福祉士との共同業務基準（JA 長野厚生連北信総合病院）

　　　　　　　　　　　　　　　　　　　　　　　A：看護師の行なう業務
　　　　　　　　　　　　　　　　　　　　　　　B：看護師とともに行なう共同業務
　　　　　　　　　　　　　　　　　　　　　　　C：介護福祉士が1人でできる共同業務

☆患者の療養上の世話と診療の介助を院内看護基準・手順にもとづき行なう。

業務内容	区分
1　環境整備	
①ベッドメイキング・リネン交換	C
②室内の整理・整頓	C
③感染予防	C
④転倒・転落予防策の判断	B
2　清潔援助	
①入浴介助，清拭，手浴，足浴，洗髪，陰部洗浄，口腔ケア，身だしなみ	B
②更衣，衣類の選択	C
3　栄養と食事の援助	
①食事介助（経口）	B
②栄養法（胃瘻，腸瘻，経鼻栄養）	A
4　排泄援助	
①トイレ誘導，尿・便器介助，オムツ交換	B
②尿道カテーテル挿入・管理，導尿，ストーマ管理，浣腸	A
5　姿勢，移動・移送の援助	
①体位変換・ポジショニング	B
②移動・移行・移送	B
6　測定	
①バイタルサインチェック	B
②モニタリング	A
③ in/out チェック	A
④身体測定（身長，体重）	C
⑤視力，聴力，握力，腹囲	A
その他処置等　【重症・要注意患者の対応：経過観察，看護的判断，報告，処置など】	A
【急変時の対応：経過観察，看護的判断，報告，処置など】	A
【エンゼルケア】	B
【看護計画立案，記録，評価，サマリー作成】	B
【患者・家族指導：外出，外泊指導】	B
【カンファレンスの準備・運営】	B
【多職種（医師・リハビリ・薬剤師・栄養士）との連携・調整】	B
7　看護技術を要する処置	
与薬　【内服薬】	
①薬のセット	A
②経口与薬	B
③経鼻・胃瘻・経腸栄養	A
【外用薬】	
①単純塗布法（保湿剤，皮膚保護剤）	B
②単純塗布法（保湿剤，皮膚保護剤以外）	A

表 3-5 療養型病棟の介護福祉士との共同業務基準（JA 長野厚生連北信総合病院）（つづき）

業務内容			区分
与薬	【貼付剤】	①冷湿布・温湿布・消炎鎮痛剤配合の貼付剤	B
		②湿布以外	B
	【点眼・点耳・点鼻】		A
	【直腸内与薬】		A
	【吸入】		A
	【注射】		A
罨法	①温・冷罨法の判断		A
	②温・冷罨法の実施		B
その他処置等	【輸液管理：末梢・中心静脈】		A
	【採血，血圧測定】		A
	【気管内吸引】		A
	【気管カニューレの管理】		A
	【創部処置：褥瘡，瘻孔部など】		A
	【酸素吸入】		A

☆患者の医療にかかわる処置など医師の指示のもとに行ない，看護知識を用いて診療の介助を行なう。

業務内容		区分
8	診療の介助	
	①医師の指示による処置などの介助	A
	②検査の介助：検査前後の処置，説明，採血など	A
9	その他	
	①看護師の教育・指導	A
	②看護補助者の教育・指導	B
	③看護補助者の業務指示・監督	B
	④看護研究	A
	⑤委員会活動	B

2013 年 05 月　作成
2017 年 12 月　改訂
2018 年 05 月　改訂

チームの小集団活動と職場定着である．結果責任は看護職にあるのだから，看護の専門性を高め，受持ち患者のよい変化を求め，成果を出したい．チーム医療の複雑でむずかしい課題を，患者中心の視点で調整できる実践力をもたなければならない看護職にとって，急性期看護補助体制加算は活用の仕方によってはすばらしい成果をもたらしている．

表 3-6 療養型病棟　法的基準にもとづく介護福祉士・看護助手の業務範囲（JA 長野厚生連北信総合病院）

2013 年 05 月　作成
2017 年 12 月　改訂
2018 年 05 月　改訂

以下の業務については，看護師・介護教育による教育指導がなされている
A：教育された業務が日常化され，実施してよい行為
B：看護師の監督下で，看護師の助手として行なう行為
C：看護師と一緒に行なう行為

日常生活に関する業務	A	B	C
ケアプランの立案		○	
ケア展開記録		○	
食事介助		○	
配・下膳・お茶配り	○		
排泄介助・尿処理	○	○	
移乗・移動介助	○	○	○
眠るための援助		○	○
身体の清潔（入浴介助）	○	○	○
清拭（全身・部分・足浴）	○	○	○
衣服の着脱と清潔	○	○	○
身だしなみを整える援助（爪切り等）	○		
伝える，会話するための援助	○		
役割をもつための援助	○		
変化を創り出すための援助	○		
生活の小管理，家計の管理	○		
健康を管理できるようにする援助		○	○
尿器・便器の洗浄と消毒	○		

環境整備	A	B	C
ベッド上・周囲の整理整頓	○		
床頭台の整理整頓	○		
入・退院のベッド整備	○	○	
シーツ交換	○	○	

メッセンジャー	A	B	C
書類のコピー	○		
電話の取り次ぎ	○		
材料の請求・受領・管理	○		
他部門への連絡	○		
検査室への検体・伝票等の運搬		○	
薬局との伝票・薬等の運搬		○	

器材の取り扱い	A	B	C
物品の消毒・洗浄		○	
物品の請求・運搬・管理		○	
車いすの点検	○		
浴室機械等の点検	○		

病棟活動	A	B	C
病棟レクリエーション	○	○	
行事レクリエーション	○	○	
レク等の記録・物品管理	○		

看護支援	A	B	C
点滴終了の連絡	○		
経管栄養終了時の対応	○		
諸計測の介助	○	○	○
カルテ記録（ケアにかかわること）	○	○	
ナースコール対応	○		
面会者への対応	○		
院内患者運搬介助	○	○	○
申し送り・カンファレンスへの参加	○	○	
口腔内吸引		○	
病棟内オリエンテーション	○	○	

表 3-7 療養病棟のナースと助手の日勤・準夜の業務タイムスケジュール（島根県済生会江津総合病院）

6階東病棟日勤業務　　8：20～17：15

2019年6月10日

	日々受持ちナース	助手
朝の情報収集	・日々受持ち患者の病棟ワークシート印刷 ・【情報収集】 　・個別ワークシートとパソコンのコメント 　・日々受持ち患者の検査・内服・注射を確認 　　注射ワークシート印刷 　　日々受持ち患者の点滴・注射準備 　　（内服・注射の翌日の指示の有無のチェック） ・日々受持ち患者の患者指示受け画面で未指示の確認 　（指示が早い時間に出ていることがあるため） ・排便チェック ・日々受持ち患者の他科受診表提出	情報収集 ・助手業務版で業務確認
8：20 8：30	各チームリーダー同士で業務調整 申し送り	・業務調整 申し送り
8：40	・ショートカンファレンス ・バイタル測定・状態観察し日々リーダーへ報告 ・清潔ケア・体位変換 ・日々受持ち患者の検査出しなどがあれば対応する ・その他の処置，検査 ・入退院患者の事務処理	・清潔ケア・体位変換 ・（月・水）特浴
11：00	・口腔ケア ・内服準備，経管栄養剤の準備と注入開始 ・デキスター測定 ・ケアシート入力，記録，指示受け確認	・清拭片づけ・汚物室の片づけ ・補充 ・清拭車の水交換・タオル補充 ・メッセンジャー
11：30～ 12：15 （前半休憩）	日々リーダーへ患者の状態報告と業務状況の報告 休憩中の業務，処置，観察の依頼し休憩へ入る	日々助手リーダーに業務状況報告 ・配茶　MC準備
11：50	・食堂へ誘導 ・食事セッティング，配膳，食事介助	・食堂だし・セッティング ・配膳・食事介助・下膳・口腔ケア ・食堂摂取患者の移送介助
12：45～ 13：30 （後半休憩）	・食後薬投与，下膳，口腔ケア ・体位変換	・食事物品の片づけ ・体位変換・尿交 ・メッセンジャー ・注入物品の洗浄／夕方分注入準備
14：00	・カンファレンス ・日々受持ち患者のバイタル測定・状態観察，処置 ・オムツ交換，体位変換	・バイタル測定 　（受持ちナースに患者状態報告） ・オムツ交換・体位変換
15：00	・尿量チェック　・排液量〆 リーダーへ受持ち患者の状態報告	・入浴介助（個浴）
16：00	・チームの病棟ワークシートに必要な情報を記入 ・経管栄養剤の準備と注入開始・注入患者のDX測定 ・ケアシート入力，記録，未指示の確認 リーダーへ最終報告 （残りの業務，時間外申請，オーダーがされていない注射・内服について報告） ・コメント，ケアシートの削除・修正をする ・翌日の検査・処置・他科受診の確認	・注射カート交換 ・吸引瓶洗浄・カップ交換 ・物品補充・ゴミ捨て ・ウロガード　尿交 週間業務 助手リーダーに報告 ・翌日分業務記入（助手リーダー）
17：00	・デキスター測定（食事がある人のインスリンは準夜へ依頼）	・メッセンジャー ・尿交　ナーセントトイレセット
17：15	終了	チームリーダー，助手リーダーに業務終了を報告

修正　2017年8月
　　　2018年9月

表 3-7 療養病棟のナースと助手の日勤・準夜の業務タイムスケジュール（島根県済生会江津総合病院）（つづき）

6階東病棟準夜業務　　16：30〜1：15

2019年6月10日

	準夜勤ナース	助手
情報収集	情報収集（病棟ワークシートを使用し，パソコンのコメント・ケアシートから情報を得る） 夕食後薬，眠前薬準備	情報収集（病棟ワークシートを使用し，パソコンのコメント・ケアシートから情報を得る） 当直医・管理当直者の記入 （ホワイトボード/PHS） 夜勤者の記入（ホワイトボード）
16：30	申し送り　体温計数確認 その後夜勤リーダーは遅番も一緒に業務調整	申し送り ※チーム問わずコール対応 　依頼された部屋のバイタル測定 　配茶　MC準備　洗面を行なう
17：00	検温（ケアシートはそのつど入力） 巡視 食前薬投与　食前インスリン注射 経管栄養追加・回収	日勤者からの依頼があればメッセンジャー
18：00	配膳，食事介助，下膳，食後薬投与，MC	配膳・食事介助・下膳・MC
19：00	巡視　オムツ交換，体位変換 ※できるだけ遅番がいる間に交代で休憩（食事）をとる （患者状況に応じ指示する） 眠前薬投与　　眠前注入 デキスター測定，眠前インスリン注射	巡視　オムツ交換，体位変換 ※できるだけ遅番がいる間に交代で休憩（食事）をとる ● ガーグルベースン（ウオッシャーライザーで洗浄する） ● 注入容器の洗浄・乾燥 ※上記の業務は患者優先で
21：00	巡視　消灯 尿器更新　　検温 ケアシート入力，記録	巡視　消灯　尿器更新　検温 夜勤リーダーよりワークシートを使って申し送りを受け，残務の確認を行なう ケアシート入力 朝分の注入準備
23：00	巡視 病棟日誌の入力　体温計数確認 記録　ケアシートの記入漏れを確認	巡視 翌日の個別ワークシート出力 尿器更新
0：30	申し送り（要点を絞って） 深夜勤務者とオムツ交換，体位変換	深夜勤務者とオムツ交換，体位変換
1：15	終了	終了

修正　2017年8月
　　　2018年9月

表 3-8 介護施設の共同業務一覧表（クローバーのさと）

介護施設における共同業務の定義

1. チーム間の共同業務
他メンバーと共同で行なったほうが，利用者の**安全**や**充実**につながる業務
物品の動きや動線を考えて分担して一括して行なったほうが**効率**がよい業務

2. 介護職員と看護職員の共同業務
利用者の身体に直接触れるケアなど，**利用者の羞恥心への配慮**が必要な業務
何度も**不用意**に身体に触れることがないようにするために看護職員と共同する

カテゴリー	業務の内容	具体的内容	チーム共同	介護・看護共同
食事介助	①配膳	食札と利用者をよく確認して配り，利用者の食べやすい位置に置く	○	○
	②下膳	食べ終えたのを確認して声をかけ，食事量を記入して下膳車に運ぶ	○	○
	③配茶	食前，10時，15時にトロミ表を確認してお茶を入れ，利用者がテーブルに着いたら配る	○	○
	④食事準備	座席表を確認し，必要な利用者に食事が摂取しやすい環境を整える（エプロン，自助具，台座，滑り止めなど）	○	○
	⑤食事介助	必要な利用者に個別に合わせた介助を行なう	○	○
	⑥食後の片づけ	エプロンを洗い，テーブルを環境クロスで拭く	○	
排泄介助	①トイレ介助	利用者が希望した際はすぐに対応する	○	○
		立位に2人介助が必要な利用者の介助	○	
	②創傷処置が必要な方の排泄ケア	仙骨部の褥瘡などの処置が必要な利用者のオムツ交換は，決められた時間にオムツ交換と処置を一緒に行なう		○
	③排便・排尿量の確認	チームワークシートで適正に排便や排尿があるかを確認する 排便が数日ない場合は看護職員に報告する		○
	④バルーン留置カテーテル尿破棄	定時に尿を破棄し，尿量を記入する 異常がある場合は看護職員に報告する	○	
	⑤器具の片づけ	必要でない時間帯はポータブルトイレ，尿器を洗浄・消毒し乾燥させる 陰洗ボトルを次亜水につけ，流水で流し乾燥させて保管する	○	
入浴介助	①機械浴	移乗時は転落の危険性があるため，必ず2人で行なう	○	
	②皮膚観察，処置が必要な方の入浴介助	更衣介助を介護職員と看護職員が共同し，不必要な肌の露出を避けるようにする また，皮膚状態を一緒に観察することで，介護職のみで介助に入った際に報告すべき知識を養える		○
	③準備・片づけ	浴室，脱衣所の掃除，タオル・アメニティ・洗剤類の補充	○	
清潔・整容介助	①顔面清拭・整髪	起床後に洗面所にて熱いタオルで顔を拭き，ブラシを使って髪の毛を整える	○	
	②口腔ケア	食前の口腔体操を行なう	○	
		歯磨きができる利用者の口腔ケアの準備と片づけ	○	
		うがいができる利用者の口腔ケア	○	
		経管栄養者の口腔ケア	○	○
		義歯を洗い，水を入れた専用ケースに入れる	○	
	③毎日の着替え	起床時は日常着に，就寝時は寝間着に着替える	○	
	④爪切り	爪に異常がない利用者の爪切り（爪切り使用） 爪切りのみで切れない場合（水虫や巻爪）は看護職員に報告する	○	○
	⑤髭剃り	本人持ちの電気カミソリを使用する	○	
	⑥耳掃除	耳に異常がない利用者の耳かき 異常がある場合は看護職員に報告する	○	○
	⑦手指洗浄	手が洗える利用者は洗面台で洗ってもらう 洗うのがむずかしい利用者はおしぼりで手を拭き，アルコール製剤で消毒する	○	

表3-8 介護施設の共同業務一覧表(クローバーのさと)(つづき)

カテゴリー	業務の内容	具体的内容	チーム共同	介護・看護共同
服薬介助	①薬のセット	各時間帯ごとにトレーに薬をセットし,チェック表にサインする	○	○
	②ダブルチェック	トレーにセットされた薬を,①とは別のスタッフが確認し,チェック表にサインする	○	○
	③服薬時のチェック	服薬直前に,利用者名・日付・時間・錠数を声に出して2人で確認し,服用後チェック表にサインする	○	○
	④服薬後のチェック	③とは別のスタッフが服薬後の空袋を確認し,チェック表にサインする	○	○
アクティビティ	①レクリエーション	集団で行なったほうが充実につながる内容のレクリエーションは役割を決めて準備,実施,片づけを行なう	○	
	②創作活動	季節ごとの装飾品造りなどの際の物品準備,利用者への説明,必要に応じて介助を行なう	○	
	③誕生日カード	その月の誕生日の利用者にメッセージ付きのカードを作成して贈る	○	○
	④全体行事	フロアと会場間移動 参加時の見守りや声かけにより盛り上げる	○	○
通所	①送迎	行き,帰りの送迎と家族とのコミュニケーション	○	
	②連絡帳の記載	帰りの時間までに,決められた内容と今日の様子を記載する	○	
その他業務	①ナースコール対応	ナースコールが鳴ったら素早く対応する	○	○
	②移動介助	クラブ活動参加時,散髪・美容室利用時,売店への付き添い フロアから出る前と戻ったあとは日々リーダーに報告をする	○	
	③ゴミ捨て	定時にゴミを集めて地下のリサイクルステーションに運ぶ	○	
	④シーツ交換	週1回決められたスケジュールで交換する 汚染した際はそのつど交換する 交換後はチェック表にサインする	○	
	⑤洗濯物	着替え後,利用者の洗濯物を洗い,干し,たたむ	○	
	⑥体重測定	月に1度体重を測り,記録する	○	
	⑦退所後の居室片づけ,受入準備	退所後にベッドやキャビネットを拭き,新しいシーツを敷く ベッドネームを外す	○	
物品	①オムツ類のセット	オムツ類は1つずつ個装し,トイレの棚に規定数セットする	○	
	②修理依頼	破損などで修理が必要な物品に関して,修理依頼書を記入し総務課に所属長の承認を得る	○	

COLUMN

変革期のリーダーシップ

　近年,ますます医療情勢はきびしくなり,患者,家族のニーズは多様化し,医療へ期待する目もきびしさを増している。これらの外圧により,医療組織は変化せざるを得なくなっている。患者の私(杉野)が「土曜日休診のお知らせ」に驚いたのはいつのことだったか。研修を手伝ったある自治体病院が,経営難から閉鎖になったという新聞報道に仰天した日も遠い昔になった。自らの手で自らの組織構造をつくり変えていく「自己組織化」ができない組織は外圧で変わらざるを得ず,やがて淘汰されていくといわれている。組織変革は1人ひとりのメンバーの意識改革抜きにはなし得ない。

　とはいえ,メンバーの多くが変化に抵抗を示したり,リスクを負うことに不安をもつ。そんな変革を迫られたときのリーダーシップは,いまはないもの(予測できないことも含めて)に向かってメンバーを動機づけ,新しい課題を創造しなければならない。次世代リーダーの育成も必要だ。基本になるのはビジョンを示し,現状を分析すること。そして,オープンなコミュニケーションが必要である。

勤務表の作成

　師長にとって勤務表の作成はストレスの大きい仕事の1つである。勤務希望の多い看護チームでは勤務パターンが決められていても，個人的な交代が多いと，患者に責任をもった継続した看護はできない。師長は勤務表作成時の約束事を成文化して，看護スタッフに情報開示して協力を得ながら作成する。

　まず，勤務体制を決める。3交代2人夜勤体制か，変則2交代体制（時間を記入）か，均等2交代体制か，遅出・早出の時間，日勤者数および曜日による勤務者数の変化についても決めておく。休日，手術日，検査日など曜日による業務量の変化により，勤務者数を計画的に設定しておく。

①夜勤は各チームから1人ずつが原則，そのなかでキャリアがあり，看護判断能力のあるものが夜勤リーダーになる。
②各チームの日勤者数を決める。
③勤務希望と交代のルールを決める。チーム活動やキャリアを考えて，休暇や交代勤務の希望を出す。
④課題を達成するための変則勤務は，専門性をめざす看護師には不可欠である。リーダーや臨床指導者が役割を果たすために，夜勤や早出，遅出などの勤務が他のメンバーより少なくなるのもやむを得ない。

　金沢脳神経外科病院における勤務割振表作成条件（表3-9），勤務割振表（表3-10）を紹介する。

表 3-9 勤務割振表作成条件（4 週 7 休）（金沢脳神経外科病院）

回復期リハビリテーション A 病棟

勤務名称	勤務時間	勤務記号・番号	勤務者数（平日）		勤務者数（土曜）		勤務者数（休日）	
			看護職	介護職	看護職	介護職	看護職	介護職
日勤	8：30〜17：00	・	7〜8 名	3〜6 名	5〜6 名	3〜4 名	5〜6 名	3〜4 名
午前半日	8：30〜12：15	／X						
午後半日	13：15〜17：00	X／						
時短・パート①	8：30〜15：00	イタ1						
パート②	9：00〜16：00	15						
早出	7：30〜16：00	早						
遅出	10：30〜19：00	遅						
夜勤	16：30〜9：30	夜	2 名	2 名	2 名	2 名	2 名	2 名

1．基本的勤務体制
〈日勤帯〉
 1）平日は，A，B 各チームに看護職 3〜4 名，介護職 1〜2 名以上の勤務とする。
 2）休日は，A，B 各チームに看護職 2〜3 名　介護職 1〜2 名以上の勤務とする。
 3）休日は，必ず看護師 1 名以上の勤務とする。
 4）入浴介助日（火・金曜日）は，1）に加え 5 名の職員（看護師は 1 名以上）の勤務とする。
 5）勤務パターン
  ① 2 連休を 1 回以上組み入れ，土曜・休日の公休は 1 回以上組み入れる。
  ②連続日勤日数は，5 日以内とする。
  ③公休希望は原則 2 か所組み入れる。

〈夜勤帯〉
 1）A，B 各チームから看護職 1 名，介護職 1 名の合計 4 名の組み合わせとする。
 2）准看護師 2 名の夜勤はできるだけ組み入れない。やむを得ず組み入れるときは，回復期リハビリテーション B 病棟師長と相談してどちらかのフロアで看護師を夜勤に組み入れる。
 3）2 年次以下同士の夜勤は避ける。1 年次の夜勤開始後半年は，可能な限り看護主任，臨床指導者，もしくは 5 年以上経験の看護師が介護職夜勤を代行する。
 4）フロア異動者，新採用者の夜勤開始は，1〜2 回のダブル夜勤を組む。
 5）1 年目の准看護師資格の看護学生が夜勤を行なう場合，介護職夜勤は，看護師が代行する。
 6）夜勤回数は月 4 回を基本として夜勤後は公休を入れる。夜勤の連続は 2 連続までとして，2 連続後に 2 日の公休を入れる。

〈変則勤務〉
 1）業務上必要と認めた場合，早出，遅出勤務を計画する。
  ①早出：7：30〜16：00
  ②遅出：10：30〜19：00
   ※患者状態に応じて病棟師長が早出，遅出開始時間を実働時間は同様のまま変更することがある。

2．役割分担（リーダー，業務分担）
 1）勤務表の役割分担
  ●看護師の役割の割り振り責任者：看護主任
    各チームの日勤日々リーダーの選任：各チームリーダー
    各チームの日勤メンバーの当日患者受持ちの選任：各チームの日勤日々リーダー
    夜勤リーダーの選任：看護主任
  ●介護職の役割の割り振り責任者：介護主任
    日勤介護職の共同業務割り振り［メッセンジャー業務など］：日勤日々リーダー
    夜勤介護職の共同業務割り振り：夜勤リーダー
    ※最終確認は看護主任が行なう
  ●新採用者の指導担当責任者：臨床指導者

3．病棟管理
 1）平日，および土曜日は必ず師長・看護主任・臨床指導者のどちらかが勤務とする。
 2）師長不在時は，看護主任あるいは臨床指導者が勤務し管理代行業務を行なう。

表 3-10 看護職員勤務割振表（金沢脳神経外科病院）

2018年9月1日～9月30日

			1 土	2 日	3 月	4 火	5 水	6 木	7 金	8 土	9 日	10 月	11 火	12 水	13 木	14 金
	委員会				教育委員会	記録	師長会	褥瘡委員会	臨地実習指導者会			患者満足委員会	安全推進委員会	主任会	災害看護委員会	
	病棟						入浴介助日		入浴介助日			入浴介助日				入浴介助日
管理	看 師長：教育委員	予定	×	×	・	・	・	・	x	Y1	Y2	×	・	・	×	出
		実績			K		K									
	看 主任：感染委員	予定	研	Y1	Y2	×	夜	明	×	×	日	×	・	・	・	夜
		実績											KT	K		
	看 主任：NST・記録	予定	Y2	×	×	・	・	・	・	夜	明	×	・	・	Y1	Y2
		実績				KT			KT						K	
Aチーム	看 臨床指導者	予定	夜	明	×	×	・	・	夜	明	×	・	・	×	・	・
		実績														
	看 A：チームリーダー	予定	明	×	・	夜	明	夏	夏	夏	×	・	夜	明	×	×
		実績														
	看 B：災害委員	予定	・	×	・	×	・	・	・	・	夏	×	・	×	・	・
		実績						年						KT		
	看 C：サブリーダー	予定	・	夜	明	×	・	×	・	×	夜	明	・	・	×	・
		実績														
	看 D：育明時短8：30～15：30	予定	×	×	育短	育短	育短	育短	×	育短	×	育短	育短	育短	×	育短
		実績			夏		年									
	看 E：患者満足委員	予定	×	・	・	・	夜	明	×	・	・	・	・	・	夜	明
		実績										KT				
	看 F：	予定	・	・	夜	明	×	×	・	×	・	夜	明	×	・	・
		実績														
	看 G：	予定	研	・	夏	夏	夏	夏	×	・	・	×	・	夜	明	×
		実績														
	准 H：看護倫理委員	予定	×	・	夜	明	×	夜	明	×	・	×	夜	明	×	・
		実績														
	介福 介護主任	予定	・	夜	明	×	×	・	・	夜	明	×	・	・	夜	明
		実績						早2					早2	早2		
	介福 A：介護リーダー	予定	明	×	・	・	・	夜	明	×	・	・	・	×	夜	明
		実績				早2										
	介福 B：患者満足	予定	×	×	・	夜	明	×	夜	明	×	・	夜	明	×	・
		実績										早2				
	介福 C：互助会	予定	×	×	・	・	・	×	・	×	・	・	・	・	・	・
		実績														
	補 D：	予定	夜	明	・	・	夜	明	・	×	夜	・	・	・	・	夜
		実績												早2		
Bチーム	看 臨床指導者	予定	・	・	・	・	×	・	・	半	夜	明	×	夏	×	・
		実績							KT							
	看 A：チームリーダー	予定	夜	明	・	・	・	・	・	夜	明	・	・	・	・	夜
		実績														
	看 B：	予定	・	×	・	・	×	・	・	・	×	・	・	・	・	・
		実績														欠
	看 C：サブリーダー	予定	×	夏	夏	夏	×	・	夜	明	×	・	・	・	夜	明
		実績														
	看 D：プリセプター	予定	明	×	・	夜	明	×	・	・	・	・	夜	明	×	・
		実績														
	看 E：パート9：00～16：00	予定	×	×	・	P	×	P	P	×	×	・	P	×	P	欠
		実績												欠		
	看 F：	予定	・	・	・	・	夜	明	・	・	・	・	・	夜	明	・
		実績														
	看 G：	予定	夜	明	・	・	・	夜	明	×	・	・	・	・	×	・
		実績														
	看 H：新人	予定	×	×	・	・	×	×	・	・	・	・	・	×	・	・
		実績				欠			欠	欠	欠	欠				
	准 I：褥瘡委員	予定	・	夜	明	×	・	・	・	・	×	夜	明	×	・	夜
		実績														
	介福 A：介護リーダー	予定	・	夜	明	×	・	夜	明	×	・	夜	明	×	・	夜
		実績									早2					
	介福 B：患者満足	予定	明	×	・	・	夜	明	×	夜	夜	明	×	・	夜	明
		実績			早2											
	介福 C：看護倫理	予定	年	×	×	年	・	nx	・	・	・	年	・	・	・	・
		実績								早2						
	介福 D：	予定	・	×	・	・	・	・	・	×	×	・	・	×	・	・
		実績	早2			早2										
	補 E：看護倫理	予定	×	・	・	夜	明	×	・	夜	明	×	・	夜	明	×
		実績							早2							
	補 F：	予定	×	・	夜	明	×	・	夜	明	×	・	夜	明	×	・
		実績		早2												早2

	1	2	3	4	5	6	7	8	9	10	11	12	13	14
夜勤看護師	2	2	2	2	2	2	2	2	2	2	2	2	2	2
夜勤補助者	2	2	2	2	2	2	2	2	2	2	2	2	2	2
日勤看護師	6	5	7	8	6	8	7	5	4	7	10	8	7	9
日勤補助者	3	2	6	5	4	4	4	2	3	5	5	4	5	5

回復期リハビリテーション　A病棟

15	16	17	18	19	20	21	22	23	24	25	26	27	28	29	30			
土	日	月	火	水	木	金	土	日	月	火	水	木	金	土	日		看	看護師
			臨床指導者会	師長会	看護研究委員会					看護倫理委員会	NST委員会	感染防止委員会					准	准看護師
																	介福	介護福祉士
																	補	看護補助者
			入浴介助日		入浴介助日					入浴介助日			入浴介助日				・	日勤
出	×	日	・	K	・	×	Y1	Y2	・	×	・	・	・	×	×		×	公休
明	×	×	Y1	Y2	・	夏	・	×	Y1	Y2	×	×	夜	明	×		夜	16:30～0:00
×	・	・	×	・	・	・	×	×	・	・	研	Y1	Y2	・	×		明	0:00～9:30
出	夏	ns	・	・	年	×	×	夜	明	×	・	×	・	夜	明		早2	早番
・	・	夜	明	×	×	・	夜	明	×	・	KT	・	/s	夜	・		欠	欠勤
×	・	×	×	・	×	・	×	・	・	×	×	・	×	×	・		夏	夏期休暇
・	×	・	夜	明	×	夜	明	×	夜	明	×	・	・	夜	明		年	年休
育短	×	育短	育短	育短	×	育短	×	×	育短	育短	育短	育短	×	×	×		出	出張
×	×	夏	・	年	夜	明	×	・	・	・	・	・	夜	明	・		/×	午前半日
・	夜	明	×	夏	・	・	×	・	夜	明	×	・	・	・	・		×/	午後半日
夜	明	×	・	夜	明	×	夜	明	×	・	夜	明	×	・	・		Y1	管理当直入り
×	・	・	・	・	×	・	・	・	・	夜	明	×	年	・	・		Y2	管理当直明け
×	夜	明	×	×	夜	明	×	・	夜	明	×	・	早2	×	×		日	救急当番
×	×	・	夜	明	×	・	夜	明	×	・	・	夜	明	×	×		半	午後救急当番
・	・	早2	・	・	・	・	・	・	・	早2	・	・	・	・	・		研	1日研修
夜	明	夜	明	×	夜	明	×	・	夜	明	×	・	・	夏	・		/s	午後研修
×	×	・	・	・	・	×	・	早2	・	・	・	・	×	・	・		n/s	午前年休午後研修
明	夏	夏	欠	欠	夜	明	×	・	早2	・	・	夜	明	・	夜		K	日勤（会議1時間）
夜	明	×	・	・	夜	明	×	夜	KT	×	×	×	・	・	夜		KT	日勤（会議0.5時間）
明	×	夏	×	KT	×	×	×	・	夏	・	×	×	夜	明			n×	午前年休午後公休
・	×	×	・	・	・	×	・	・	×	・	・	・	×	×	・		P	パート
×	夜	明	×	・	・	・	・	×	・	・	KT	・	ns	夜	明		育短	育児休暇明け時短勤務
×	・	夜	明	・	・	・	夜	明	・	・	・	夜	明	・	・			
×	×	×	P	×	P	P	×	×	×	P	×	P	P	×	×			
・	×	×	・	夜	明	×	・	・	・	・	×	夜	明	夏	夏			
・	×	×	・	・	×	ns	・	夜	明	×	・	・	夏	夏	・			
×	・	・	・	・	・	・	×	・	・	×	・	・	・	・	・			
・	×	×	夜	明	夜	明	×	・	・	夜	明	・	・	・	・			
明	×	夜	明	・	夜	明	×	夜	明	・	・	・	・	×	夜			
×	夜	明	×	早2	明	・	・	夜	明	×	・	夜	明	・	・			
			早2			早2												
産休																		
・	×	×	・	・	・	×	×	・	・	・	早2	・	・	・	×			
早2			早2		早2							早2	早2					
夏	夏	×	夜	明	・	・	夜	明	・	・	夜	明	×	・	早2			
夜	明	×	・	夜	明	×	夏	・	夜	明	×	・	・	夜	明			

2	2	2	2	2	2	2	2	2	2	2	2	2	2	2	2
2	2	2	2	2	2	2	2	2	2	2	2	2	2	2	2
7	6	5	12	8	9	9	7	6	6	8	5	9	11	5	5
1	0	2	3	2	3	3	1	2	4	5	2	3	5	2	2

8 チーム目標の設定と年間計画の立て方

チームの目標を設定する

　師長の方針を受けて，各チームで実践可能な目標と対策を立てる（表3-11）。年間計画は成文化してチームメンバー全員が共有する。このなかにチャレンジングな個人目標を設定しておくと，1年の間に病棟で必要な基準や手順ができることもある。

　チームの目標を設定するときは，チームの現状を分析・把握しなければならない。そして，チームの課題や問題を明確にして，その要因を探る。そのうえで，チーム会でチームの目標を設定し，他チームと目標が重なる場合などはリーダー会で調整するという流れになる。

　表3-12にはチーム目標設定時の留意点を，表3-13には目標設定時の考え方のポイントをあげた。それらを参考に，チーム目標を立てるときに留意すべき点を考えてみよう。

　チームの看護問題を把握するためには，まず，チームで担当する患者の特性や問題状況，頻度の高い看護・介護問題を書き出し，患者やチームの現状を把握する。このとき，看護活動を進めるうえで仕事がやりにくくなって困っていることや，患者にしわ寄せがいっていることはないかも確認する。さらに，前年度に残された課題をチェックする。

　次に，個々のメンバーの関心事や係活動，委員会活動とリンクさせながら，個人の目標を把握する。そのうえで，重要度に応じて優先順位をつけな

表3-11 チーム目標の立て方

*1 チーム 3〜4 の目標を設定し，その 1 つずつを 2〜4 人のグループで担当する（孤軍奮闘せず仲間とやる）

❶ **部署の現状分析から課題・問題を明確にする（要因分析）**
- 看護問題の現状把握（調査）と分析からスタート

❷ **チーム会でチーム目標を設定**
- 頻度の高い看護・介護問題をチームの目標に設定
- 係活動とリンクさせて 2〜4 人の小集団活動
- 評価のできる目標表現に（数値目標）
- 1年後の評価が患者の看護問題解決につながるために，継続できるシステムを検討

❸ **リーダー会で調整・指導**
- 成果のある具体策は標準看護計画・クリニカルパス・共同業務で継続実践していく

表 3-12 チーム目標設定時の留意点

目標は"何をいつまでに達成する"と表現する。
1. チームが担当する患者の現状把握……患者の特性，問題状況を成文化して患者に関する概要を示す
2. 前年度に残された課題は何かチェックする
3. 個人目標を把握する……個々のチームメンバーが関心をもっていることは何か。係活動や委員会活動とリンクさせる
4. チームでやっていきたい看護は何か，焦点をしぼる
5. 優先順位づけをする（1年間で達成できるか，可能性を考えてみる）。やや困難なものを選ぶ
6. 行動につながる具体的な表現にする（4W1Hで押さえる）
7. 看護部目標，師長方針などとつき合わせる
8. 協働する医師，他職種との人間関係や年間課題は何かなどを理解したうえでチーム目標を検討する
9. 師長・副師長，他チームリーダーの助言をもらう
10. 他チームの人が読んでもわかる表現にする
11. 「できる」という表現は個人の能力を指すのでチーム目標には使わない

表 3-13 目標設定時の考え方のポイント

1) **現状把握**
   - 自分の所属する看護単位の現状を把握する（職場診断に必要なデータベース）
   - 根拠のあるデータの共有を心がける

2) **理念方針**
   - その現状をふまえて，「師長のしたい看護は？」「スタッフ（自分）はどんな看護を展開したいのか」をはっきりさせる（理念，方針）

3) **問題意識と問題発見**
   - 日常の看護活動を進めるうえで，仕事がやりにくくて困ることや，患者にしわ寄せがいっていることはないか確認する（問題意識と問題点などを発見し，羅列するといい）

4) **変更度・緊急度・拡大傾向をチェック**
   - たくさんある問題点のうち，解決を迫られているものから優先順位をつける（重要度，緊急度，拡大傾向をチェック）
   - 自分が介入できる課題か考慮する

5) **目標設定**
   - チャレンジする課題を決める（目標設定）。このとき，次の①～⑩を頭においておこう。
     ① 具体的・実際的な目標であること
     ② 何をしようとしているかはっきりしていること
     ③ 自らの関心度が高く，仲間もまきこんでいけるもの
     ④ 結果に変化のみえるもの
     ⑤ 態度にかかわるような課題は避けること（たとえば「笑顔で対応する」など，行為目標は避ける）
     ⑥ 職場を取り巻く現状や職種，上司などの現実の人間関係をふまえておくこと（「あの人がいなかったら…」などは考えない）
     ⑦ 日常業務に密接な課題ですぐに実行できるものを取り上げること
     ⑧ 給料増額や人員増といった「もっともっと」的な課題は避けること
     「する」「しない」などの行為目標を避けること
     ⑨ やや困難なものであること（困難さの程度はメンバーに受け入れられていること）
     1年で達成できそうにないものや数日～数か月でできる簡単なものは動機づけにならないし，やりがいも生まれない
     ⑩ 1チームのメンバー数が6～7人なら2つ以上の目標を
     1チーム1つの目標は多人数で1つを進めることになり，集まれないなどと言って，結局リーダーやサブリーダーに負担がかかるので要注意

6) **解決策決定**
   - 課題・目標が決まったら，また現状把握からはじめ，原因を追究して解決案をたくさん出したうえで最適の解決策を決める。そして実行手順を決めて実践し，その結果を厳密に評価するという問題解決のステップを1つひとつ押さえていく。特に現状把握と原因の追究を手抜きしない

がら，チームでやっていきたい看護にしぼっていく。

　また，看護部の目標や師長の方針とつき合わせて齟齬がないかを確認し，医師や他職種との関係や年間課題を理解したうえで目標を検討する。そして，師長や副師長，他チームリーダーに助言をもらい，目標を確定していく。

　目標の表現は抽象的な努力目標ではなく，「なにをいつまでに達成する」というように行動につながる具体的な表現にする。他チームのメンバーが読んでもわかりやすい表現を心がける。数値目標など，評価が可能な目標表現などもよい。「〜できる」という表現は個人の能力を指すので，チーム目標には不適切である。

　また，1年後の評価が患者の看護問題解決につながるように，継続できるシステムを検討する。さらに，成果のあった具体策は，標準看護計画・クリニカルパス・共同業務などで継続的に実践していく。1人ではむずかしいが，支え合えるチーム活動ではそれぞれが成果責任を果たし，発表し合って，仲間で共有していくことができる。

年間計画を立てる

　表3-14は急性期病棟Aチームの年間計画表である。1グループ・2グループの月ごとの目標・計画に沿って実施されたこと，評価を記入するようになっている。毎月のスケジュール（ガントチャート）も兼ねている。

　ガントチャートは，米国のヘンリー・L・ガントの発案による作業を計画的に実施するための工程表（スケジュール表）である。日本の企業でも何十年も前から活用されており，医療現場のクリニカルパスも治療・回復過程のガントチャートである。全体像や進捗状況が把握できる。各自が担当しているものがみえ，情報共有しやすい。

　チーム目標も臨床でクリニカルパスを活用するように，関連する仲間で目標達成への過程を共有しながら協力して達成していく。このスケジュール表があることで活動状況，進行の程度が目にみえ，リーダーもそれぞれの活動が把握できる。また，看護師長，副師長が多くの小集団活動の状況を把握してサポートしていくのにも便利である。

成果を認める機会を年間計画に加える

　キャリアのある看護スタッフの多い病棟では，メンバーの能力を有効に活用して，その成果を認める機会があると，個々の看護師がやる気を継続できたり，チームの活性化につながる。患者ケアに必要な研究グループ（たとえば，ストーマケア研究グループ，気管内吸引手順検討グループなど）の活動は，チームの年間計画に成文化しておくと，メンバーからの協力や，師長，

表3-14 急性期病棟の年間計画表

○○年目標・年間計画　病棟名　急性期病棟　毎月のスケジュール(ガントチャート)　モデル
Aチーム目標　　Aチームリーダー：□

		4月	5月	6月	7月	8月	9月	10月	11月	12月	1月	2月	3月
目標		1G：維持透析患者教育の成果をあげるために、①スタッフの教育企画・運営と②患者指導内容の検討・評価(20事例以上)を行なう。 担当◎◇□											
計画		調査表作成と現状把握		調査したケースの分析		文献チェック標準化の作成(マニュアル作成)		マニュアルに沿って10例に活用．分析評価		追加10事例活用，分析評価		マニュアルを修正して作成	
実施		調査表作成 ○例 調査実施	○例 調査実施	分析まったくできず 病欠あり 達成できず									
評価		◎△×	◎△×	○△×	○△×	○△×	○△×	○△×	○△×	○△×	○△×	○△×	○△×

		4月	5月	6月	7月	8月	9月	10月	11月	12月	1月	2月	3月
目標		2G：腹膜透析導入患者・家族が確実に手技を修得できる指導基準・手順の作成・評価(10事例以上)をする 担当●▲■											
計画		調査表作成と現状把握		調査したケースの分析	問題の明確化	文献チェック標準化の作成(マニュアル作成)		マニュアルに沿って5例に活用する		追加5事例10事例の分析評価		マニュアル修正作成，評価考察をする	
実施		前年度分10例調査 比較分析10例を続行				文献5件検索	1事例実施 ①in out記録 ②滅菌操作 ③高齢者への指導	2事例 9月と同じポイントで実施					
						文献検索困難	マニュアル作成						
評価		◎△×	◎△×	○△×	○△×	○△×	◎△×	◎△×	○△×	○△×	○△×	○△×	○△×

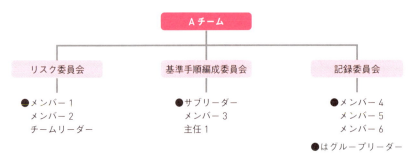

図3-5 チームにおける小集団の編成(委員会とリンクさせた例)

副師長,医師からの助言をはじめ,病棟全体の関心が得られる。申し送りのあとなど全員が集まる機会に,ときどき経過報告[1]がされるとさらに効果的である。こうした機会をつくるのは師長の役割であろう。

また,小集団活動の原則を応用して,各委員会活動をしていくのもよい(図3-5)。副師長や中堅ナースは2～3の役割(リスク委員,基準手順編成委員,記録委員など)を兼務する。いずれも小集団をまきこんで課題を達成していく。委員会や係活動をチーム目標とリンク(連動)させていくと,あれもこれもという負担感もなく課題を達成しやすい。

[1] リーダー会で定期的な報告と調整がされるとよい。

― COLUMN
小集団活動(チーム活動とグループ活動)を成功させる

固定チームナーシングは小集団(チーム)活動だが,さらに下位集団(グループ)をつくって目標達成していく。グループが5～6人では集まりにくいので,もっと少人数にする。

小集団づくりでは,手術室はまずナースのグループをつくってもよいが,一般病棟は小集団(グループ)を先につくらないこと。筆者の提案は,以下の❶～❸である。

❶手術室では,スタッフをいくつかの小集団(チーム)に分けて,そこで話し合い課題を抽出してチームの年間目標にする。または,全員で課題抽出後,各自が関心のある課題を選択してチームをつくる。

❷一般病棟では,患者をいくつかのチームに分け,スタッフを配置して看護チームをつくる。そのチームで現状を分析し,3～4の目標(必要なら係活動や委員会の課題とリンクさせて目標設定)を決め,Aチームの1つ目の目標は○○さんと△△さん,2つ目は××さんと□□さん,●●さんの3人で担当,などと小グループをつくる。

❸褥瘡や転倒事故防止など,どちらのチームにも関心のある目標のときは,今年はどのチームがチャレンジするか,リーダー会で調整する。A,B両チームからメンバーを出してプロジェクトチームをつくることはしない。

小グループではやらねばならぬことも主体性をもって,クリエイティブに。課題達成をめざしつつ,新しい情報に出会える小グループ活動を楽しもう。小グループが目標達成すれば,チームの成果となり,師長のめざす部署目標を達成することになる。このように全体の成果を得るために,チームリーダーはガントチャートを活用して各小グループの活動推進状況を把握し,必要な支援や介入をしていく。たとえ100%達成できなくても,そのプロセスで学ぶことがあり,達成感が得られる。

9 チーム間の応援体制

応援体制をつくる

　流動的な臨床看護では，さまざまな問題状況が発生する。予想できる事態に対しては，事前に対策を立てておけば，混乱は避けられる。看護スタッフが主体的にいきいきと行動していくために，予測される状況を先取りし，チーム間での応援・協力体制を整えておく（**表 3-15**）。

　応援機能は，病棟あるいは担当セクション全体の情報を最もよく把握できる立場にある師長や副師長のリーダーシップ（意思決定）に左右される。役に立つ情報をメンバー間で共有するためには，勤務スタート時の的確な情報収集と確認，業務調整のためのカンファレンスが必須である。

　さらに看護チーム全員に日々の情報がみえるような工夫をしたい。たとえば，入院患者一覧表（ベッドネーム表）に看護行動に必要なシグナル（たとえば新入院，術後24時間，酸素療法，感染症，不穏状態など）を表示し，各勤務帯ごとにその日の日々リーダーがチェックする。シグナルは，それぞれの看護単位の特徴をふまえたうえで，マグリップなどを活用すると便利である。

　情報をチーム全員が把握できるように工夫された職場では，メンバーは自然に状況判断能力を身につけ，自発的に協力体制をとれるようになる。状況がよくわからないために応援できないということが，日常業務のなかではよくある。情報を共有し，率直で，アイデアを自由に出せる職場風土があると，応援機能は自然にとれるものだ。その日の職場の現状を知的な看護の視

表 3-15 応援体制づくりのポイント

❶ 情報共有手段を工夫し，スタッフ教育を行なう→共同業務の明文化とチームワークシートの活用
❷ 応援基準の明文化
❸ 勤務スタート時の申し送り・業務調整カンファレンスの活用と看護師長・副師長のサポート
❹ チームワークシートによる業務分担の決め方とチェック方法を明確にしておく
❺ 緊急時・欠員時などの体制づくりの責任と権限委譲の明確化
❻ 日々のリーダーの教育と看護師長のサポートが必要

点と感覚で丸ごとつかみ，優先順位をつけて主体的に行動できるメンバーの育成を，固定チームナーシングはめざしている。

応援体制のポイント

　応援については，シフトスタート時の業務調整カンファレンスで，日々リーダー(日勤・夜勤)がチームワークシートを使って調整する。チームから応援に出すとき，応援に来てもらうときのポイントは，以下のようなことである。

①応援ナースの資格は2年目以上で看護判断能力があること。新人ナースは応援には出さない。その代わり，計画的にチームをローテーションしてトレーニングする。

②他チームのメンバーにもわかる基準や手順をつくり，申し送りなどの機会を利用して伝達する。
　→共同業務の整備と定期的スタッフトレーニング

③情報が共有できる記録をする。
　→体温表・フローシート・医師処方オーダーシートの統合

④応援の必要な状況が予測されたら，リーダーはできるだけ早く師長や副師長に相談する。情報が早いほどよい対策が立てられる(リーダー会の活用)。

10

看護チーム活動とカンファレンス

カンファレンスに参加する意識づくり

　カンファレンスでは，目的に応じて時間や参加者の確保が必要だが，外来は特にむずかしく，なかなか集まれないからと流れてしまうことも多い。そこで，黒部市民病院(富山)看護部の外来ミーティング定着への取り組みを，2019(令和元)年5月の成果発表資料から紹介する。

　黒部市民病院看護部では，ミーティングの大切さは十分承知していても，就業前時間労働の見直しにより，2013(平成25)年から就業前ミーティングを中止した。また，診療報酬改定により，2016(平成28)年度の7：1看護体制への移行に伴い，外来の配置職員数が減少したこともあり，応援体制の強化が求められた。

　ところが，ミーティングの中止による情報の伝達もれやお互いの顔が見える関係の弱体化，他科診療への無関心，応援時の不満などが，放置できない状況になってしまった。そのため，2016年から師長，副師長8名が参加して，業務調整の場を再開したが，十分な情報が集まらず，活用も不十分で定着しなかった。

　そこで，2018(平成30)年度には時間，内容，参加者を検討して，夕方のミーティングを定着させることに取り組んだ。ミーティングの時間は16時から5分程度，参加者は正規，臨時職員問わず全スタッフを対象とした。各科が翌日の応援の必要状況や休診を確認し，当日の残務に伴う応援が必要な科の調整を行なう。このように，時間と場所を変更し，参加者を拡大したことにより，毎日開催することが定着した。

　タイムリーな各科の問題解決，名前も知らなかった他科ナースと顔を合わせる機会が増えたこと，当日や翌日の応援の相談を行なうことで自発的応援の申し出も増加するなど，変化がはっきりあらわれた。以前の，師長が応援依頼をし連絡事項を伝達するトップダウン型から，能動的で主体的なボトムアップ型に変わったのだ。スタッフは忙しいからこそ，ミーティングに参加して状況を把握したり，応援の了承を取りつけることが大事だと納得し，参加しはじめた。チームで応援調整用紙を活用したり，情報伝達方法を検討し

↘施設概要

黒部市民病院
- 病床数　414床　一般(405床：うち開放型病床10床)，結核(5床)，感染症(4床)
- 診療科　23科
- 平均病床稼働率 78.7%(2017年度)
- 平均在院日数　14.1日(2017年度)

続けた年間活動が成果を生んだといえよう。

　カンファレンスの席に着かないと情報が得られないとして，自ら時間をやりくりして参加する集団に変化したのも，集団活動の生み出す相互作用の結果であろう。

情報共有の手段としてカンファレンスを運営

　情報共有の手段としてカンファレンスを有効に活用するための留意点を，以下の1)〜4)に記す。参考にして活発なカンファレンスを運営してほしい。
1) スタッフ全員で共有したい情報項目を決めておき，入院患者一覧表にシグナルを用いて標示する。各勤務帯ごとに情報の追加・修正を定期業務にする。この業務を日々リーダーの定期業務にすると，ベッドコントロールに関心が向き，職場概要をデータを用いて表現できるようになる。シグナルは医療チームの全職員に承知させ，勤務開始時にはどのスタッフも入院患者一覧表をみるように習慣づける必要がある。院内統一のピクトグラムをシグナルとして使用している病院が増えている。

　　勤務交代時に共有したい情報例：①24時間以内の入退院・手術・分娩・検査患者の年齢・性別・病室，②不穏患者，③言語コミュニケーションに障害のある患者，④転倒転落ハイリスク患者，⑤酸素療法・頻回の気道浄化の必要な患者，など。
2) 役割と業務を自覚して，柔軟に協力できる風土をつくる。
3) 自己の責任で必要な情報を収集する。
   ①明確な業務分担：シンプルでチーム全体の患者ケアや業務のわかるチームワークシートを作成し，その使用手順を決定しておく。それぞれ勤務開始時にチームワークシートを確認して，その日の自分の受持ち患者のケア計画，共同業務やチーム内外の応援体制の有無を確認して実行する（チームワークシート→57ページ）。
   ②勤務交代時に情報収集のために必要な時間を確保（10〜15分）。
   ③情報収集能力の育成
   ④瞬時に複数のスタッフが情報収集できるシステムの開発と導入（オーダーリングシステムや電子カルテの導入などがあると，1冊の患者チャートを競争して奪い合う必要がなくなり，1人の患者の情報がバラバラに分散することもない）。
4) リーダーナースの育成
   ①カンファレンスのスタートと終了の合図ができ，チームで行なう行動計画の意思決定ができるリーダーナースの存在。
   ②リーダーに対する看護師長の適切な権限委譲。

カンファレンスの内容を充実させるために

　カンファレンスの内容をよくする要因の1つとして，司会者だけでなく，その場の参加者がよい問いを発することが必要である。

1. 状況を問う ── 「何が起こっていますか？」「だれとだれがかかわっているの？」「どうしたの？」と，全体のなかでその課題を考えるよう問いかける。現状把握の問いによって事実やデータを集める。
2. 原因と推測されることを問う ── こうかもしれないと表現するとよい。「原因と考えられることは？」「○○かもしれないとは考えられませんか」
3. 現状分析をしながら，予測できる課題を抽出できるような問いかけ ── 「身体面では？」「入院何日目？」，患者の全体像をとらえて「この時点で看護問題は何でしょうね」，新しい課題の創造のため，違った視点はないかを問いかけていく。
4. 対策案を引き出す問い ── 「原因が推測されたので，それに対してどんな対策をとればよいと思いますか」「対策案をたくさん出して，そのあとしぼりましょう」
5. 具体的な計画を話し合うときの問い ── 4W1H（いつまでに，だれが，何を，どこで，どうする）で問う。
6. 実行の段階でのカンファレンスでは，「どうなりましたか」「困っていることない？」「家族の反応は？」など，現状を問いつつ計画を実行して，新たな問題が起こっていないかを判断したり，実行するうえで障害になりそうなことを予想できるか問いかけをする。
7. 評価するときの問い ── 「結果はどうなりましたか」「目標は達成しましたか」「患者さんと家族の反応はどうでしたか」「医師はどう評価していますか」。

いつでもどこでも2人からカンファレンス

　「面談」なのか，「2人でするカンファレンス」なのか，目的を明確にしよう。同意を得るためなら，説得や意思決定を含むカンファレンスであり，情報収集が目的のカンファレンスもある。部署の特性によって診療報酬の制約もあるだろうし，やるべき課題もそれぞれある。島根県済生会江津総合病院では，これらの達成のために，カンファレンスでも焦点化して話せるように，評価方法にKTバランスチャートを使ったり，情報収集用紙のような枠組みをつくるなど，さまざまな工夫をしている。

　カンファレンスに人が集まらないと嘆くよりも，必要時に2人から始め，

記録に残し，短いカンファレンスでつないでいくことを考えよう。しかし，カンファレンスは重要な道具として使いこなそうという意識がなければ何も始まらない。島根県済生会江津総合病院のある助手チームは目標の1つを，「多職種連携の定期カンファレンスで助手の意見を発信していく」と決め，助手間で事例中心に話し合い，結果を受持ちナースに伝え，さらに多職種カンファレンスにも参加している。助手たちは，自分たちが声に出していくことが，患者のやる気を引き出すケアにつながると考えている。

このようなカンファレンスへの参加によって，助手自身にも学びがある。多職種の専門的なやり取りを聞きながら，知識や態度を学ぶ。チームの一員だという一体感も醸成されるし，チームワークもよくなる。欠席した助手仲間には必ず伝達しているという。

急性期病棟では2人のナースがラウンドしながらナースコールの位置やベッドの高さ，センサーベッドのモードは適切に設定されているかなどをチェックしている。これは，必要な対策がその場で意思決定できるベッドサイドカンファレンスだ。OJTにも活用できる。

「ちょっときて」と声かけして，ベッドサイドで話し合うこともできる。さっと集まって，必要な打ち合わせや意思決定をして仕事に戻る。経験の少ないナースが，教育的な目的をもった先輩とベッドサイドカンファレンスをすれば，モデリング(観察学習)やスキルの伝承の場となる。処置のコツや患者の思いを引出し，その場で反応する先輩からきっと多くを学ぶことだろう。

多忙な臨床では無駄なカンファレンスは避けたい。ナースに必須だった申し送りをやめたり，形を変える施設も増えている。それぞれの状況に応じて，工夫やスタイルを変えることも可能だが，チーム活動をするならば，対面コミュニケーションの場の重要性が増すのは当然である。

業務調整のカンファレンス(ショートカンファレンス)

小集団で日々の業務を行なうときに，業務調整のカンファレンスは必須である。チームで行なう1日の業務が一覧できるチームワークシートがあると，全体を統合把握したリーダーナースが，個々のナースの意見を確認しながら状況判断して適切な業務分担ができる。このカンファレンスは，申し送りが簡略，省略されるようになっても各勤務帯の開始時に必要である。業務分担の最終責任者である現場の看護師長は，業務優先順位の考え方と意思決定について，OJTで日頃からスタッフにフィードバックし，リーダーとして動けるように教育する。

業務調整カンファレンスの基準をつくったある病棟では，次の業務調整カンファレンスを行なっている。時間は15分。

①OP室や検査室，処置室などの業務調整
②新人ナースの業務内容確認
③患者カンファレンスの議題確認
④夜勤者からの情報
⑤重症患者の情報共有

　これらのカンファレンスを行なうことによって，①②からは空床に入院や転入があったときに，だれがどう対応するかなどの応援体制を決めることができる。④⑤の情報は，③の患者カンファレンスの議題確認につながる。15分以内で終了することを大切にするため，司会をする日々リーダーの時間管理意識が育っていく。

　業務調整カンファレンスは単にだれがどんな仕事をいつするのか，量や時間の調整だけでなく，患者カンファレンスにつないで日々リーダーの育成もめざしている。看護業務を各チームや個人に均等に公平に分けることはむずかしいため，いかに応援を得ながら時間内に終えるか，その協力を取り付けるために，リーダーに役割の自覚を促すことも大切だ。若いスタッフがリーダーなら孤立させない責任はまわりにある。

ケースカンファレンスを定例化する

受持ちナースが運営する

　定例化して行なうカンファレンスは目的を明確にして運営しなければならない。これまで述べてきた申し送りと2人からカンファレンスが日常的に行なわれているところでは，日々の患者ケアに関する問題は少ないだろう。しかし，必要な人が集まり，合意を得て患者の問題解決を図りたいときは，時間と場と参加者の確保が必要になる。このようなカンファレンスは，定期的に受持ちナース(サポート役としてチームリーダー)が事例(テーマ)を予告して運営する。受持ちナースは，簡単なケース紹介と話題にしたいポイントが参加者にわかるような資料の準備をしなければならない。

患者のフローチャートとデータベースの管理

　さらにこのようなカンファレンスを運営する場合には，進行する司会者と記録者が必要である。患者の状況変化のみえるフローチャートがあると，新たに資料を作成する手間が省ける。フローチャートにはチーム医療のアセスメントに必要な情報(治療内容と観察データ)が，一覧できるようになっていると的確な現状分析ができる。また，ケースカンファレンスは正確で必要な

情報の共有からはじまるのだから，患者のデータベースの管理（患者情報の追加修正）を，受持ちナースが自覚して実施しなければならない。なぜなら，緊急入院当日や受傷当初の患者情報は，患者も家族も動転して看護に必要な情報が得られないことが多いからだ。

自治医科大学看護短期大学に筆者（西元）が赴任した当時，医学部小児科研究室では毎週木曜日の夕方，ケースカンファレンスが行なわれていた。医師・ナース・保母・栄養士など，ケースに関係している人々が自由に集まり，夜遅くまで熱心にディスカッションが行なわれていた。大半が医師だったのでナースにはわからない診断や治療に関することが多かったが，医師は卒業するとすぐに受持ち患者に責任をもち，自分の考えを先輩たちの前でプレゼンテーションして，厳しい評価をしてもらいながら育てられているのだと実感したカンファレンスであった。このようなケースカンファレンスが臨床看護現場で行なわれるためには，何からはじめたらよいのだろうかと思い悩む日々でもあった。

1年に1事例，看護過程に沿って看護研究

多くの臨床では，年に1回ぐらいセクションごとに看護研究を実施することになっている。テーマが決められない，研究計画が立てられない，話し合う時間がない，などとよく聞く。研究者ではない臨床家が四六時中研究のことを考えるのは苦痛である。しかし，臨床ではいつも患者の問題が話題になり，チームで協力して問題解決に努力している。そこには必ず申し送りやカンファレンスという情報共有の場がある。共有の情報を記録したカルテが質の高いものであれば，そこから看護研究のテーマやデータがみつけられる。

定期的なケースカンファレンスを受持ちナースが資料を作成して，十分に時間を確保して行なうことができる職場であれば，看護研究のために特別のチームをつくったり，独りよがりな設問でアンケート調査をして研究レポートをまとめるようなことにはならないだろう。ケースカンファレンスのなかにこそ，臨床看護の研究課題があるのだから。

1年に1事例，受持ち患者のケースを看護過程に沿ってまとめてみよう。それによって記録の不十分なところが実感でき，2〜3人でまとめる作業が次のカンファレンスに役立ち，看護記録の不備やフローチャートのデータもれへの対策を考えるチャンスにもなる。

小集団活動が臨床看護の基本であるなら，必要な情報をチームで共有するカンファレンスは毎日各勤務帯ごとに必要不可欠であり，その手段として申し送りや業務調整カンファレンス（ショートカンファレンス）がある。また，ケースカンファレンスが問題解決・業務改善や看護研究につながるようにするには，定例化し継続して運営することである。必要なときに必要な人と主

表 3-16 カンファレンスの 3 つのタイプ

定義	小集団活動の基盤はコミュニケーションである。必要な情報を共有し，業務調整を行ない，患者の問題解決などチーム活動にはカンファレンスは不可欠である。固定チームナーシングではそれぞれの現場に適したカンファレンスを 3 タイプ（1. 各勤務帯で行なうショートカンファレンス，2. 2〜3 人でいつでもどこでも行なう「ちょっと来てカンファレンス」，3. 計画的に準備して行なうケースカンファレンス）に分けて活用していく。		
	1. ショートカンファレンス	**2. ちょっと来てカンファレンス（ツールボックスカンファレンス）**	**3. ケースカンファレンス**
目的	●交代勤務のスタート時に必要な情報の伝達・業務調整・問題の確認と対策などのカンファレンスを行なう ●従来からある申し送りも入るが，前勤務者による一方的な申し送りは不要 ●15 分以内に行なう ●臨床現場のスタート時はどこも慌ただしい，時間を上手に使いベッドサイドに行ける工夫をする	●1 人で意思決定するのがむずかしいときに，チーム医療の仲間と確認や相談をする ●自分より判断能力のある相手を選ぶ ●患者チャートに，一緒に確認・相談した相手の名前と結果を記録しておくとカンファレンスになる ●事故防止と OJT になる ●特に新人ナースには活用するように教育する	●チーム医療としてそれぞれの専門職が知恵を出し合い，患者の健康問題に関する解決を図る（合同カンファレンス） ●退院に向けて患者・家族のニーズを受け，指導や調整を行なう（退院調整カンファレンス）
用例	●各勤務帯の日々リーダー（夜勤リーダーも含む）はショートカンファレンスの司会を行なう ●必要な情報はこれから勤務を始めるナースが収集する ●その後，全勤務者とのカンファレンスを開始する ●重症患者や昏迷状態の情報伝達は，ベッドサイドで行なうウォーキングカンファレンスが有効である（患者のプライバシーを保持して行なう） ●業務調整はチームワークシートや基礎情報（年齢，入院月日，手術日，分娩日，感染，リスクなど）のある患者一覧表（ベッドネーム板など）を活用する ●各勤務帯の日々リーダーはベッドネームシグナルの変更をしてから，次の勤務者に申し送るように習慣づけると病棟全体が見えるリーダーに育つ	●ウォーキングカンファレンス，ベッドサイドカンファレンスは患者・家族に参加してもらうと効果的 ●主治医や上司といつでもどこでも気軽に相談・確認する	●ケースカンファレンスは計画的に準備（時間・場所・必要な参加者の確保と資料）して定例会にして行なう

＊ケースカンファレンスとショートカンファレンスを区別したのは，ケースカンファレンスには参加者とテーマに関する情報や提案および時間が必要で，急性期一般病床の臨床では毎日時間を決めてケースカンファレンスを行なうのはむずかしいからである。
　無理に日々の業務のなかに時間を設定してもメンバーが集まらない，議題がない，情報や解決策を提案できる人が参加していない，最終的に意思決定できる人がいないなどの問題があり，カンファレンスが有効に活用できていない場合がある。

体的に多目的に行なうカンファレンスと，定期的に準備して行なうケースカンファレンスは区別して運営し，チーム活動の有効な道具として定着させたいものである。

　表 3-16 にカンファレンスの 3 つのタイプをまとめておく。

多彩なカンファレンス

　限られた時間内で，目的を明確にしたカンファレンスを道具に使いこなし

ている佐世保市総合医療センター3東（循環器・心臓外科他混合）病棟（**表3-17**）の例を紹介する。

前川美恵子さんが師長をしているこの病棟の小集団活動では，心不全患者の全体像を把握したうえで個別指導することに取り組み，それを土台に，外来および地域に向け心不全患者の継続看護を展開している。

病棟内では受持ちナースが軸になり，主治医とチームメンバーで「心不全カンファレンス」を実施する。心不全患者へのチームアプローチは，医師，看護師，管理栄養士，PT，薬剤師，MSWによる多職種カンファレンスが必要になる。15分以内を目標に行なうために，事前に「心不全患者情報シート」を患者・家族に記入してもらうなどの工夫をしている。

また，地域への継続看護を目的に，かかりつけ医の看護師へ看護サマリーを郵送し，退院後1週間を目途に受持ちナースが電話訪問（患者と電話でカンファレンス）をしている（電話訪問については，COLUMN→128ページ）。

心臓血管外科チームでは，術後患者をICUから受け入れ後，48時間以内に主治医とその日受持ちナース，リーダーが「転棟時カンファレンス」を実施し，5～10分程度で術後の患者の状態や治療・看護上の注意点を確認する。さらに，毎火曜日16：30から15分程度のOP前カンファレンスをOP室とICUナース，臨床工学士，医師で行なう。病棟ナースは術前の患者の精神面，経済面，生活環境など，術中，術後に必要な情報を提供している。

短時間で行なう有効な道具としてカンファレンスを使いこなすための工夫は，他にもある。たとえば，ここでは環境ラウンドカンファレンスを毎日定例化している。日勤業務の一環としてメンバーで調整し，チェック項目をチェックするだけでなく，同時に患者のベッドサイドの環境整備も実施して，リスクを防ぐ環境をつくることも目的にしている。先輩と新人が組んで病室をラウンドすれば，そのままOJTにもなる。ここで得られた情報は，定例のリスクカンファレンスにつないでいる。

施設概要

佐世保市総合医療センター

循環器・心臓外科他混合病棟（2017年4月～2018年2月）

- 病床数　42床
- 診療科　循環器内科，心臓血管外科，他小児以外
- 病床稼働率　89.37％
- 平均在院日数　10日
- 看護職員数：30名（うち基礎教育者3名），看護補助者3名，部分休業：8名，育児短時間勤務（5時間）2名，6時間勤務1名

表 3-17 混合病棟のカンファレンスの実際（佐世保市総合医療センター）

カンファレンス名	曜日・時間	参加者・内容
循環器合同	月 8：40～8：55	循環器医師6名・MSW・PT・看護師7名（師長・循環器センター外来看護師含む） 対象は入院している循環器患者全員 午前中は外来やアブレーション治療，午後は血管造影検査や治療で医師との時間が確保しにくいため，A・Bチーム分かれて施行 〈前日の日曜日の日勤の看護師間で事前準備を行ない，短時間でできるように準備している〉 ＊治療・看護の方針の確認や退院調整
心臓血管外科合同	火 15：00～15：15	心臓血管外科医師3名・MSW・PT・管理栄養士・薬剤師・看護師4名（A・Bリーダー・師長・循環器センター外来看護師） OPがない木曜日に施行 ＊対象は入院している心臓血管患者全員と入院予定の患者情報の提供 ＊治療・看護の方針の確認や退院調整
OP前	火 16：45～17：00	心臓血管外科医師3名・臨床工学士1名・看護師3名（3東・OP室・ICU） ＊対象はOP前の心臓血管患者全員と入院予定の患者情報の提供
退院支援	木 10：30～10：45	MSW3名・師長 受持ちナースより退院支援介入の依頼があった患者や介入以外の退院支援が必要な患者について
リスク	金 11：15～11：30	医療安全メンバー3名（看護師）・看護師7名 ＊前回開催以来，自部署であったリスクについて ＊前回の決定事項の確認や他部署のリスク紹介
看護師	火・水・木・土 11：15～11：30	日勤看護師 朝は検査・透析出しなどで煩雑であり，また育児時間や部分休業取得の看護師が参加できる時間にA・Bチームそれぞれに分かれて施行 ＊電子カルテを2台使用し，検査データなどを確認しながら施行
心不全 （循環器）	入院早期 15分程度	主治医・受持ちナース・日々リーダー・MSW・PT・管理栄養士〈本年度からチームアプローチの強化として，コメディカルの参加を促している〉チームアプローチの強化 ＊退院支援を目標に，早期に患者の病態や治療方針を知り，それぞれの役割を確認する
転棟時 （心臓外科）	ICUから転入後48時間以内 5～10分程度	主治医・受持ちナース・日々リーダー ＊ICUから転入後48時間以内に，術後管理における治療や看護の方針の確認を行なう

― COLUMN

デスカンファレンス

　患者の死の転帰後，デスカンファレンスを開くと，チーム内で自身のグリーフ（悲嘆）を語り，ナース同士が認め合い，次の患者に向き合う勇気を得ていく。このカンファレンスはナース自身のグリーフケアになる。デスカンファレンスでタイムライン（→133ページ）を使うと，経過がわかり，アセスメント能力向上に役立つが，感情が語られるときはタイムラインは不向きである。聖フランシスコ病院ホスピス病棟の「感情の共有シート」は司会者が時間を管理してディスカッションを進めるときの枠組みとして便利である。

デスカンファレンス
　目　的：①退院された患者さんへの思いを語り，気持ちを表出することで，看護師の悲嘆回復へとつながり，モチベーションを保つ。
　　　　　②退院された患者の看護やケアについて振り返ることで，今後の看護に活かす。
　開催日：毎月1回　チーム会（17：30～18：30）
　参加者：チームメンバー（夜勤者以外）　主任
　対象者：前月のカンファレンス実施日～当月カンファレンス開催日前までに亡くなられたチームの患者全員
　　　　　司会者（ファシリテーター）：リーダーまたはサブリーダー
　方　法：①「感情の共有シート」を用いて行ない，内容を記録する。
　　　　　②司会者（ファシリテーター）が受持ちナースへ，患者・家族とのかかわりのなかで「心に残っていること」や「困ったこと」がなかったか問いかけ，思ったままに語ってもらい，その思いを全員で共有する。
　　　　　③看取りに立ち合ったナースから，その時の状況や家族の反応を聴く。
　　　　　④他のナースから患者・家族へのかかわりを聴き，思いや感情の共有を行なう。
　　　　　⑤共有後，事例を通して今後に活かせる看護や対応を話し合う。

感情の共有シート
　＊患者のプロフィール：　　　　歳（男・女），疾患名（　　　　）
　　　　　（退院日）　　　年　　　月　　　日
　＊受持ちナースより：

　＊看取りに際して（どんな看取り場面だったか，家族の反応など）

　＊チームメンバーより：

　＊今後に活かしたいこと：

聖フランシスコ病院ホスピス病棟

11 地域包括ケアシステムでの カンファレンス

多職種カンファレンス

　地域包括ケアシステムが機能するように退院支援を考えるとき，カンファレンスは重要なツールになる。退院支援が必要な患者を対象とする地域包括ケア病棟では，在院60日以内，在宅復帰率70％以上という病院の収入にもかかわるルールを念頭に，ナースがリーダーシップを発揮して，多職種チームの力を引き出すために実施するカンファレンスは欠かせない。

　患者・家族がどうなりたいのか，何を助けてほしいのか，どこに帰るのかなど，意思決定を迫られる患者・家族参加のカンファレンスもくり返し必要だろう。患者・家族の状況を理解し，常に全体像を把握しておかないとニーズにそえなくなるし，不足データに気づかないまま進めてしまうかもしれない。各専門職が自分の専門的知識，技術を駆使するのは当然だが，単に情報共有に終わったのでは患者の暮らしに即した支援はできない。

　各職種が補完し合い統合しながら，患者によりよい結果を生むのが多職種チームのゴールなのだから，支援の間中，ゴールの認識に乖離がないよう，コミュニケーションの場が何度も必要である。患者や家族の思いも揺れたり変化したりするし，患者の疾病からくる計画の変更もあるだろう。追加記入も必要になる。そんな一連の流れが1枚の紙の上に書かれ，それを見ながらできるビジュアル・カンファレンスを活用しない手はない。

ビジュアル・カンファレンスの活用

　聖フランシスコ病院地域包括ケア病棟では，この用紙をビジュアルシートと呼び活用している。図3-6（→126ページ）はこのシートの使用基準で，いつ，どんなカンファレンスをするか，何を話し合うのかが一覧できる。このシートを見ながら話し合い，追加記入をしていくので，これが患者1人ひとりのカンファレンス記録になる。助手チームも患者ケアを振り返る事例検討のときに使っている。このシートには右スミに，「60日目」と記入されて

施設概要

聖フランシスコ病院
概要（→204ページ）
地域包括ケア病棟
- 病床数　31床
- 平均在院日数 24.07日
- 平均病床稼働率 88.8％
- 職員数　看護師18名（うち退院支援専任1名），理学療法士1名，メディカルスタッフ，介護福祉士5名，看護助手1名

3章 固定チームナーシングの実際

Aチーム目標：認知症を有している患者が在宅で安心して暮らせる退院支援を行なう

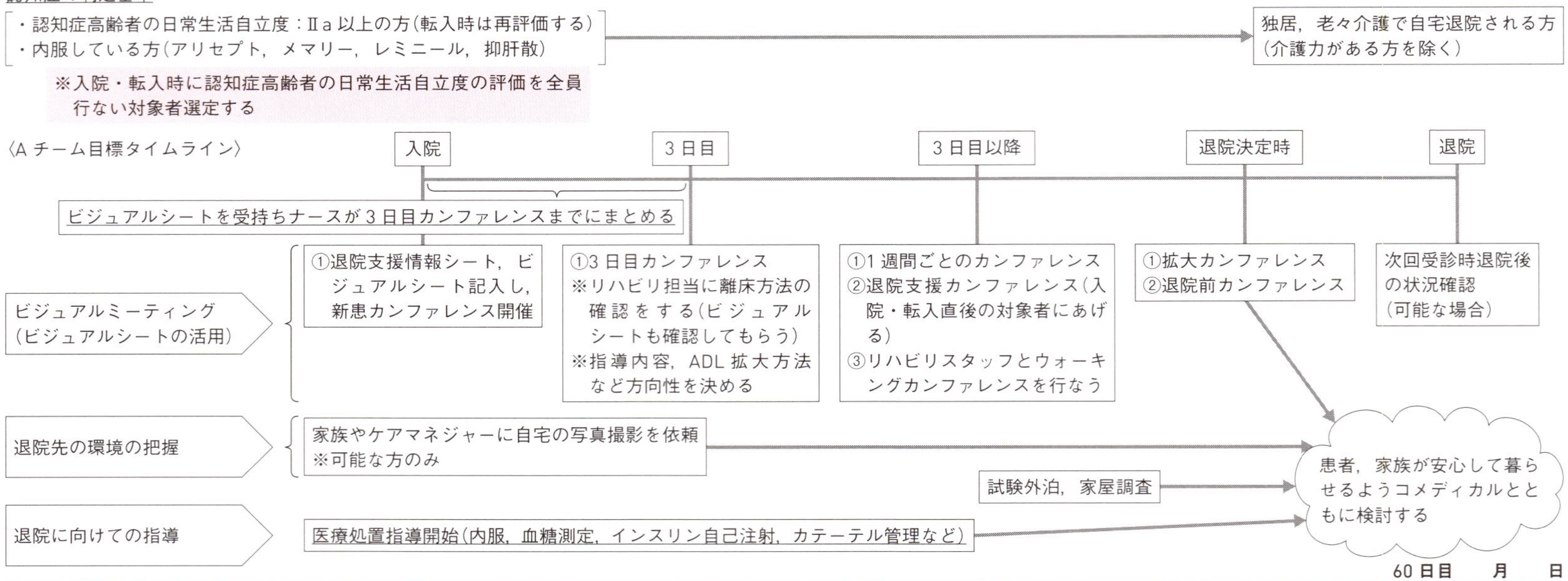

認知症の判定基準
- 認知症高齢者の日常生活自立度：Ⅱa以上の方（転入時は再評価する）
- 内服している方（アリセプト、メマリー、レミニール、抑肝散）

※転入時に認知症高齢者の日常生活自立度の評価を全員行ない対象者選定する

〈Aチーム目標タイムライン〉

	入院	3日目	3日目以降	退院決定時	退院

ビジュアルミーティング（ビジュアルシートの活用）
- ビジュアルシートを受け持ちナースが3日目カンファレンスまでにまとめる
  - ①退院支援情報シート、ビジュアルシートを記入し、新患カンファレンス開催
  - ①3日目カンファレンス
    ※リハビリ担当に離床方法の確認をする（ビジュアルシートも確認してもらう）
    ※指導内容、ADL拡大方法など方向性を決める
  - ①1週間ごとのカンファレンス
  - ②退院支援カンファレンス（入院・転入直後の対象者にあげる）
  - ③リハビリスタッフとウォーキングカンファレンスを行なう
  - ①拡大カンファレンス
  - ②退院前カンファレンス
  - 次回受診時退院後の状況確認（可能な場合）

退院先の環境の把握
家族やケアマネジャーに自宅の写真撮影を依頼
※可能な方のみ

試験外泊、家屋調整

退院に向けての指導
医療処置指導開始（内服、血糖測定、インスリン自己注射、カテーテル管理など）

独居、老々介護で自宅退院される方（介護力がある方を除く）

患者、家族が安心して暮らせるようコメディカルとともに検討する

60日目　月　日

小集団活動

独居チーム
- 生活背景の早期把握と問題点抽出
- 在宅担当スタッフ、退院支援情報シート、1週間ごとのカンファレンス、3日目カンファレンス、ビジ担当シートを閲覧し情報を追加する
- 在宅での継続可能な医療処置の指導（自宅で使用する物品の準備から手技習得まで）
- ビジュアルミーティングの実施（新患カンファレンス、3日目カンファレンス、ショートカンファレンス、拡大カンファレンスで活用する）
- 試験外泊時の問題点把握、改善策検討

リーダー：a
メンバー：b, c, d, e

老々介護チーム
- ビジュアルシート、退院支援情報シートを記入する（3日目カンファレンスまでに受持ちナースは入院～現在までの経過をビジュアルシートにまとめる）
- 在宅担当スタッフ、1週間ごとのカンファレンス、退院支援カンファレンス、ショート、ウォーキングカンファレンス、拡大カンファレンス、退院前カンファレンスや退院支援カンファレンスなどを行なう、定期的に在宅担当スタッフやリハビリ担当シートに追記しながらビジュアルミーティングを行なう。ビジュアルシートはコメディカルにも確認してもらい、退院や訂正を行なう。
- たびにビジュアルシートに追記できるものにしている。当院以外に通院する方は退院担当ケアマネジャーが来院時に退院後の生活を確認し、評価する（可能な範囲で）。
- ③退院後、初回外来受診日に退院後の生活を確認し、評価する。当院以外に通院する方は退院担当ケアマネジャーが来院時に退院後の生活を確認し、評価する（可能な範囲で）。

リーダー：f
メンバー：g, h, i, j

図3-6 地域包括ケア病棟のビジュアルシート（聖フランシスコ病院）

①対象者の選定後、可能な範囲でビジュアルシートに記載する。
②新患カンファレンス、3日目カンファレンス、1週間ごとのカンファレンス、退院支援カンファレンス、ショート、ウォーキングカンファレンス、拡大カンファレンス、退院前カンファレンスや退院支援カンファレンスなどを行なう、定期的に在宅担当スタッフやリハビリ担当シートに追記しながらビジュアルミーティングを行なう。ビジュアルシートはコメディカルにも確認してもらい、退院や訂正を行なう。
たびにビジュアルシートに追記できるものにしている。
③退院後、初回外来受診日に退院後の生活を確認し、評価する。当院以外に通院する方は退院担当ケアマネジャーが来院時に退院後の生活を確認し、評価する（可能な範囲で）。

いる。この診療報酬の要件が書かれているのも，このシートの特性をあらわしているよい工夫である。

ゴールの認識にずれがないようにということは，専門職側だけになく，患者・家族にも求められる。行徳総合病院地域包括ケア病棟師長の中山聡子さんは，病棟受け入れ時には，「家族の退院ゴール目標は患者の現状に合っているか」が大事と語る（→184ページ）。家族の考えるゴールが高すぎるときは，リハビリの見学や面談をし，「退院先が自宅または対象施設への転院が可能であるかを再検討してもらう」。このような話し合いを最初にしておくと，スムーズな退院調整や在院日数の短縮が可能となるという。

受持ちナースが患者のキーパーソンと2人で話し合い，その結果，ゴールの理解を得られたり，意思決定が促されたとしたら，この2人のカンファレンスは成功だ。かかわるナースが家族の求めているゴールが現状と合っているか，現実を吟味できるよう家族の意向や不安を傾聴することも大切になる。専門職だけのカンファレンスとは進め方が多少違うかもしれないが，説得すること，理解を得ること，動機づけなどが可能となり，カンファレンスの機能を果たしている。

多職種カンファレンスは，PTがその専門性から筋力をつけることや杖歩行が可能になることをゴールにするのではなく，あるいは栄養士が必要な栄養がとれるように助言したり食事計画を提案することではなく，患者が日々暮らしていくために，リハビリを，食事をどうすれば患者の暮らしにつなげられるか，どうすれば患者・家族の希望に沿えるか，専門職同士が相補的に知恵を出し合うことなのである。

— COLUMN

退院支援・退院調整カンファレンスの進め方

❶ 入院時に介入必要度を把握し，退院支援の必要な人を見つける。入院前の暮らしを知り，退院時に障害が残らないか，ADLの低下はないかなど，退院後の暮らしに目がいくカンファレンスが求められる。
❷ 患者・家族へ早めに介入して動機づける。そのために外来と病棟で連携しつつ情報収集する。受持ちナースは患者・家族が病気を理解し，退院支援が受けられるようはたらきかける。
❸ 受持ちナースをチームで支える。
❹ 多職種カンファレンスが機能するよう人間関係づくり —— 協働する仲間の立場と役割・業務内容を理解する。定例化（いつ，どこで，時間などを決めて集まれる体制づくり）することも大事。
❺ 患者のゴール（目標）は何か。だれが何をするかを明確にする。
❻ 退院に向けて，必要な患者・家族指導に受持ちナースがリーダーシップを発揮する。
❼ 退院調整とは，患者・家族が病状も含め現状を理解し，それを受け入れ，意思決定できるようサポートすること。必要に応じて，入院時から患者・家族に地域サービスや社会資源をつないでおく。多職種カンファレンスで確認しつつ，退院調整ナースやMSWが中心になって院外との交渉をする。

― COLUMN

退院後の電話訪問

　退院後，患者・家族に電話をして情報収集や意見交換することを電話訪問と呼ぶようになった。島根県済生会江津総合病院の地域包括ケア病棟では，承諾のあった心不全患者全員に，看護師が患者や家族と電話で話し合うことを，電話訪問（電話カンファレンス）といって，以下のように，「電話訪問基準」を決めている。入院中に行なった退院指導が在宅において継続できているかの確認と，指導内容評価を目的に，退院後1週間以内の初期段階で電話訪問を実施している。

　過不足なくたずねるためにこのような枠組みをもっていると，焦点化して話し合える。ポイントは，A：病状について，B：生活について，①本人または家族に指導した場合，②サービス調整して退院した場合，に分けている。これもカンファレンスである。

電話訪問　基準
　☐病状について
　　看護サマリーを参照しながら，在宅で病状の変化や，家での過ごし方に変化がないか聞いていく。

　☐生活について
　　本人または家族に指導した場合
　　　　↓
- 退院後，指導したことが継続できているか。
- 退院後，困ったことはなかったか。
- 入院中の指導はどうだったか。
   →指導内容や方法はわかりやすいものだったか
   →在宅で生活していくうえで実行できる内容だったか
   →指導の進め方は適切であったか

　　サービス調整して退院した場合
　　　　↓
- 調整したサービス内容で問題なかったか。

島根県済生会江津総合病院地域包括ケア病棟

12 固定チームナーシングの評価

固定チームナーシングチェックリストの活用

　小集団活動の考え方をベースにしている固定チームナーシングを評価する方法は、いろいろあるだろう。しかし、道具である固定チームナーシングの活用成果は、この看護方式の目的である、①看護職の責任と質の高い継続看護の実践、②看護スタッフのやりがい・自己実現をめざす、③看護スタッフの育成、に近づくことである。評価の切り口は固定チームナーシングの上記3つの目的のなかにある。たとえば、表3-18の固定チームナーシングの評価項目を現場でデータ化する方法を考えてみよう。評価につながる具体的な資料として、固定チームナーシングチェックリストがある（表3-19）。導入時、1年後、2年後にチェックしながらこの看護方式を上手に使ってほしい。

　チェック項目は固定チームナーシングの導入のプロセスに準じて、次のようなカテゴリーから設定してある。

チェックリストの項目枠組み
1) 固定チームナーシングの目的と定義
2) 看護理念…看護部・師長の看護方針
3) 現状データ…必要なデータを提示した
4) 現状分析…問題の要因を検討して看護チームの問題・課題として表現

表 3-18 固定チームナーシングの評価項目

❶ 年間チーム目標の到達度（チーム目標・計画の評価），小集団活動の評価
❷ 看護の継続性と看護問題解決のレベル（看護過程の評価→看護目標の達成度），ケーススタディ・ケースカンファレンスの評価
❸ 看護スタッフ個々のやりがい（主体的な行動，課題をもつ，役割を果たす→自己実現）←離職者の減少
❹ 看護チームの事故，トラブルの発生頻度（患者の事故→転倒・転落・誤解・不平不満の投書・感染・盗難，業務上の事故→破損・紛失，スタッフの病気や事故）
❺ 医療チーム間のコミュニケーション（医師との交流，他部門との交流，人的物的資源活用，施設外交流，多職種連携）
❻ 看護スタッフの育成（教育システムの整備，学会・研修会への参加状況と発表，進学・留学・研究活動，認定看護師・専門看護師の誕生）

表3-19 固定チームナーシングのチェックリスト

◎アンケートに入る前の属性チェックです。○を付ける，またはその他（　　　）にご記入ください。
① あなたの職場でのポジションは？　・師長　・副師長　・リーダー　・メンバー
② 病棟は？　・一般　・療養　・精神　・その他（　　　）
　　　　　　・OP室　・外来　・ICU　・透析　・その他（　　　）
③ 固定チームナーシング開始から（　　　）年経過。

◎60問あります。3段階でお答えください。1(YES), 2(どちらともいえない), 3(NO)の欄に○をつけてください。
　問50は該当する語句を○で囲み，その他にご記入ください。

	チェック項目	1	2	3
1	固定チームナーシングの目的を理解している			
2	固定チームナーシングの定義5項目を理解している			
3	看護部の看護方針を知っている			
4	所属師長の看護方針（運営方針）が提示してある			
5	所属職場の概要を下記のデータを用いて表現できる （外来では1日平均患者数・手術室は平均手術件数・産科では年間分娩数などのデータを用いる） ① 病床数・診療科・平均病床稼働率・平均在院日数・固定チームナーシング開始年 ② 患者の特性（年齢・性別・疾患名・看護度・治療処置・検査・看護など） ③ 看護職員数・勤務体制（日勤・夜勤体制）・スタッフの免許の種類と経験年数 ④ 病棟や外来の平面図に現状を記入			
6	職場の課題・問題を問5のデータを用いて表現できる			
7	患者のグループ分けの理由を説明できる			
8	患者のグループは患者の特性（PPCなど）で分けている			
9	患者のグループは看護問題別に分けている			
10	患者のグループは隣接した部屋単位で分けている			
11	患者のグループは夜勤人数で分けている			
12	患者のグループは夜勤でも同じチームでみるのを原則にしている			
13	患者のグループ分けの理由と問4の師長の看護方針とが一致している			
14	看護スタッフを1年間固定した組織図があり，スタッフの課題を参考に師長が作成している			
15	看護スタッフの日々の組織図がある			
16	看護スタッフのチームローテーションの時期が明確に決めてある			
17	看護スタッフの役割と業務が明文化してある			
18	問17の業務は毎年チェックして修正している			
19	チーフリーダー（副師長・主任）のポジションを組織図で明確にしている			
20	チームリーダーは責任と権限委譲の範囲を明確にして，師長が任命している			
21	チームリーダーは夜勤をして，受持ち患者をもっている			
22	サブリーダーはチームリーダーの意向を参考に師長が任命している			
23	どの患者にも受持ちナースを決めている			
24	受持ちナースの決め方と代わる場合の基準（チームを移動したときなど）がある			
25	固定チームナーシングの受持ちナースとプライマリナーシングのプライマリナースの違いを知っている			
26	日々リーダーはその日の勤務者のなかで一番キャリアのある人が担当している			
27	日々リーダーはその日の患者を分担して受持ち，医師の指示受け専任ではない			
28	日々リーダーは業務調整して，必要なときは師長・副師長に相談する			
29	その日の受持ちナースは患者に挨拶をして業務をスタートしている			
30	その日の受持ちナースは担当患者の看護計画を変更する必要があるときは，カンファレンスにかけて，評価・修正し，記録に残している			

表 3-19 固定チームナーシングのチェックリスト(つづき)

	チェック項目	1	2	3
31	チーム会・リーダー会は月1回以上の定例会で開催している			
32	チーム会はチームリーダーが主催している			
33	チーム会・リーダー会の日時を考慮した勤務表が作成してある			
34	チーム会・リーダー会の議題は前日までに構成メンバーに知られている			
35	チーム会の出席率は90%以上である			
36	チーム会の記録はリーダー会で報告している			
37	チーム会にはチームリーダーの要請があれば師長・副師長が出席している			
38	リーダー会は師長・副師長が主催している			
39	リーダー会の出席率は90%以上である			
40	全体会は必要時に師長が開催している			
41	チーム目標は1年間で達成できる目標表現で設定してある			
42	チーム目標は個々のメンバーの課題が反映されている			
43	チーム目標は2~4人の小集団で1目標を設定している(1チーム2~4目標を設定)			
44	チーム目標には患者の看護問題が50%以上ある			
45	チーム目標の評価をチーム会・リーダー会で定期的にしている			
46	チーム目標の評価を中心に固定チームナーシングの実践報告会を年1回以上している			
47	各看護単位の活動状況を資料に作成している			
48	上記資料を看護部全体の冊子に作成して情報交流している			
49	応援機能として共同業務を決めている			
50 (*)	共同業務は次の業務である 入浴介助　朝夕のケア　環境整備　オムツ交換　食事介助　搬送　包帯交換　その他を記入(　　　　　　　　　　　)			
51	共同業務には基準・手順を明文化している			
52	共同業務の基準・手順は年1回チェックしている			
53	共同業務に関するスタッフ教育を年1回以上している			
54	日々の業務にチームワークシートを使っている			
55	チームワークシートでチームの患者全員の概要が把握できる			
56	チームワークシートでその日の看護業務が把握でき,業務調整ができる			
57	チームワークシートは簡潔で一覧できる(1~2枚でみやすい)			
58	チームワークシートの使用基準が明文化してある			
59	勤務表作成に関する基準がスタッフ全員にわかるように提示してある			
60	新人教育のプログラムと留意事項がスタッフ全員にわかるように提示してある			

*問50はすでに実施している共同業務について○で囲み,例にない業務についてはその他の欄に記入する。
*結果・考察は,1(YES)60%以上,3(NO)60%以下の項目を現状分析してみると,解決の糸口がみえるかもしれない。

5）患者・入所者のグループ分け…導入のポイントでチーム目標につながる
6）看護スタッフの組織図…年間と日々に分けて作成
7）スタッフの役割・業務…師長・副師長（チーフリーダー）・チームリーダー・サブリーダー・受持ちナース・日々リーダー・日々受持ちナースを一括してまとめた。
8）チーム会・リーダー会・全体会
9）チーム目標の設定と小集団活動
10）応援機能としての共同業務とチームワークシート
11）勤務表作成の規定
12）人材育成：新人ナース（→230ページ）

　全体を振り返るために，表3-20に固定チームナーシングを有効に使いこなすためのポイントを入れた。今後補強すべきところを①～⑩で再度確認しておこう。

表3-20 固定チームナーシングを有効に使いこなすためのポイント

❶ 看護観・理念を語り合う機会をもつ
　　　　→患者グループ分けとチーム目標につながるように
　　　　＊看護方式は部署の師長が主体的に責任をもち運営するケアシステムである。看護部長のサポートは必須
❷ 年間の活動（主に師長・副師長・チームリーダーのリーダーシップ領域）と日々の活動（主に日々リーダーのマネジメント領域）があり（→34ページ，表2-2），意識して運営していく
　　　　→日々リーダーの教育と適切な業務分担・応援体制がとれるように部署全体の状況がわかる情報の見える化をする
　　　　→患者情報シート，共同業務分担表，チームワークシートなどの開発
❸ 師長は固定チームリーダーに権限委譲の範囲を伝え，力量に応じて拡大していく
　　　　固定チームナーシングの1年間はチームリーダー育成の期間である
❹ 看護職の現状分析能力を高め，職場の概要や受持ち患者の全体像を適切に表現できる機会をもつ
　　　　→事例で評価考察・タイムラインの表現は有効
❺ 受持ちナースを支援できる日々の業務調整・応援体制の工夫
❻ チーム会，リーダー会を定例会にして必要な参加者を得る，全体会の柔軟な開催
❼ カンファレンスを有効に活用
　　　　①毎日行なう申し送り・業務調整，②短時間に2人で行なう確認・相談，③十分な準備（時間・参加者・場所・資料）が必要なケースカンファレンスなど，3つに分けて行なう
❽ 看護部で年1回以上の小集団活動報告会を開催
　　　　→成果発表会，相互刺激・情報開示・部署評価
❾ チーム活動と個人業績の適切な評価
❿ 新卒ナースと異動・既卒採用ナースの現任教育
　　　　→ペア受持ち方式の活用と評価

― COLUMN

タイムライン time line

　タイムラインは，1本の線を引くことから始める。1本の線が表すのは時間軸。この線に沿って，たとえば1人の患者の入院前の暮らしや現在の病状，ケア内容，その時々にカンファレンスで出された意見などを記入していく。順序立てて書かなくてもOK。ポイントはシンプルに書くこと。

　タイムラインは1つのテーマについて重ねてきたカンファレンスの内容について，ざっくりと全体像を把握しておきたいときだけでなく，そのつど事例の経過を見たり，振り返りをするときなどにも役に立つ。他職種の人の意見も付せんに書いて貼ってもらえば，他部署との情報の共有にも一役買う。

　このようにカンファレンスを可視化することで，ビジュアル・ミーティングの実践になる。多職種カンファレンスにも役に立つ。

タイムラインを使ったビジュアル・ミーティング
話し合いのポイント例 ── あなたなら，どんなことを話し合いたいですか？

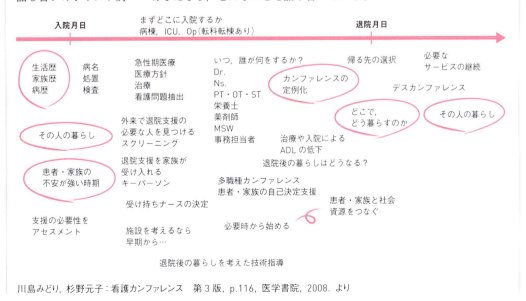

川島みどり，杉野元子：看護カンファレンス　第3版，p.116，医学書院，2008. より

— COLUMN
固定チームナーシング導入の進め方

1 導入の目的
師長は固定チームナーシング導入の目的を明確にして看護・介護スタッフに伝える。次の項目を成文化しておく
①部署理念，最優先して達成したい課題，この部署でやりたい看護と介護，解決したい問題点など，現状把握と分析から問題・課題・目標を焦点化する
②いつまでに目標達成するのか，達成期日を示す（たとえば，病院新築・改築・病棟再編成計画に合わせるなど）

▼

2 データベースを作成
現状把握に必要な施設・部署の概要などのデータベースを作成して，スタッフ全員が2〜3人の小集団で分担してデータを収集する。担当したデータに関心をもち分析→問題解決へ（現任教育・OJTを活用）

▼

3 役割と業務
固定チームナーシングの①受持ちナース，②担当ナース，③日々リーダー（日勤リーダー・夜勤リーダー），④チームリーダー，⑤応援機能の主役の副師長の役割・業務を成文化する。最初は参考テキストを決めて役割・業務を成文化して運用しながら，現状に合わせて修正・追加していく。資格の異なるスタッフのいる部署は資格に応じた業務を分担する

▼

4 チームリーダー・サブリーダー
チームリーダー・サブリーダーを副師長と相談して決める。1対1で面接してチームリーダーを決め，チームリーダーの希望も考慮してサブリーダーを決める。動機づけや説得の面接が必要な場合もある

▼

5 共同業務
共同業務の項目を決め，基準・手順を整備する。資格の異なるスタッフのいる部署（看護師・助産師・准看護師・介護福祉士・ケアワーカーなど）では，独自にできる業務と資格のあるメンバーとペアでする業務を明確に成文化して，スタッフを教育する。必要物品をカラートレーでセットにして定置・定数で物品管理する

▼

6 カンファレンス
定例で行なういろいろなカンファレンスと会議の名称・目的・日時・場所・参加者・役割分担・記録方法・その他運営方法などをリーダー会で決め，スタッフ全員に伝える

▼

7 応援体制
応援の基準を決める。夜勤帯の応援基準，他チームの応援，他部署への応援基準など

▼

8 患者グループ分け
部署の現状分析の結果と部署の病床平面図から患者・入所者を分ける。リーダー会でいくつかのパターンをシミュレーションしてみる

▼

9 スタッフのチーム編成
急性期病棟では看護補助者チームをつくる

▼

10 チーム会・リーダー会
チーム会・リーダー会を月1回の定例会にして運営基準を決める

▼

11 勤務表作成
勤務表作成に関する留意事項を成文化する（勤務希望のルールなど）

▼

12 チーム目標と小集団活動担当者を決める
ここまでの状況によっては，次年度に延ばしてもよい。まずは11までを整備して日常ケアや業務に支障のないように運用する

第4章

固定チームナーシングの取り組み

1 一斉導入

IMS グループ本部看護部
イムス札幌内科リハビリテーション病院
愛全会愛全病院
IMS グループ クローバーのさと カウピリ板橋

　固定チームナーシングの導入の目的や方法は病院によりさまざまだが，ここでは一斉導入をした IMS グループ（イムス札幌内科リハビリテーション病院，クローバーのさと　カウピリ板橋）と愛全会愛全病院を紹介する。

　固定チームナーシングを初めて導入するときの進め方は COLUMN で紹介している（→134 ページ）。1～12 まで順番に進めると導入がスムーズになるので，ぜひ参考にしてほしい。

IMS グループの一斉導入と人材育成
IMS グループ本部看護部

　IMS グループは 1956（昭和 31）年に板橋中央医院（5 床）からはじまり，板橋中央病院，さらに板橋中央総合病院と発展し，その後，IMS グループとして病院，施設が増え，現在の規模は**表 4-1** のとおりである。

　急性期総合医療・急性期専門医療からリハビリテーション・療養・慢性期病院，さらに在宅まで，地域密着型の多機能総合医療・介護施設を有していて，グループ内で地域包括ケアシステムを実践しているといえる。

　10 年前にこの巨大な組織の総看護部長に就任した筆者（北神）は，固定チームナーシングの目的である，患者中心の医療・看護・介護を実践する道具として固定チームナーシングを有効に活用する方法を模索していた。

　固定チームナーシングはどの患者にも受持ちナースが存在し，その受持ちナースを固定チームが支援する看護方式である。筆者は，それを主になる病院の看護部長たちに説明した。これからの IMS グループに必要な看護と介護において，師長・介護長には，患者や利用者に責任をもった継続したケアのできる人材の育成（新人と中堅・リーダー層の育成）と，組織の目標と部署の目標をつなぐ役割がある。師長・介護長を中心に，小集団活動で部署の経営，看護・介護の質の向上・人材育成を達成していかなければならない。そのために，1 年をかけて，固定チームナーシングのチームリーダーと日々リーダー育成の計画・実践・評価（結果）の研修を行ない，固定チームナーシングをグループ全体で一斉に効果的に導入する必要があると考えていた。

　それに向け，それぞれの病院・施設の看護部長，介護部長たちに要求したことは，研修の成果を上げるための職場環境の整備であった。つまり，①患者のグループ分け，②スタッフの組織化，③各部署スタッフの役割と業務の成文化，④共同業務・応援機能の明文化，⑤チーム会・リーダー会の運営

表4-1 IMSグループ関連施設数

施設種別	施設数
病院（急性期20，回復期7，慢性期9）	36
介護老人保健施設	17
クリニック	8
人間ドック施設	7
介護付有料老人ホーム	3
看護小規模多機能型居宅介護事業所	2
特別養護老人ホーム	2
都市型軽費老人ホーム	1
ハワイ・ナーシングホーム	1
サービス付き高齢者住宅	1
訪問看護・介護ステーション	19
介護事業	42
障害者自立支援施設事業	1
教育施設	2
合計	141

2019年4月現在

基準，⑥固定チームナーシング導入チェックリストの作成と研修生のチェック評価を実践するための支援である。

表4-2 に，リーダー・日々リーダー育成研修プログラムを示す。対象は師長，介護長，部署の師長，介護長が受講済みの場合のみ主任が受講できた。表4-3 は，2011（平成23）〜2018（平成30）年に研修を受けた日々リーダー育成者数である。表4-4 は，中間評価，最終評価を経たあとの，人材育成研修の成果である。また，IMS固定チームナーシング導入チェックリスト（表4-5）を作成し，研修で活用した。

このときのリーダー・日々リーダー研修の成果発表会には，研修生たちの所属する施設の看護部長・副部長・師長たちが参加し，結果を共有した。また，研修修了者のなかから選出された数人は，次年度の研修グループのファシリテーターとして後輩の指導に当たるという方法をとり，人材育成をつないでいる。

表4-2 リーダー・日々リーダー育成研修プログラム

	日程	時間	内容	研修場所
第1回	5月10日	13:30～17:30	〈講義〉 固定チームナーシングの基本①	池袋 大会議室
第2回	5月29日	9:30～12:30	〈GW〉 固定チームナーシングの現状と課題の抽出	池袋 大会議室
第3回	6月11日 ※連続研修	10:00～17:00頃	〈講義・GW〉 育成計画立案	クローバーのさと
第4回	6月12日 ※連続研修	9:00～16:30	〈講義・GW〉 育成計画立案	クローバーのさと
第5回	9月19日	10:00～16:00	〈講義・GW〉 育成計画 中間評価	クローバーのさと
第6回	1月30日	9:00～17:15	育成計画・実施・評価（プレ発表）	クローバーのさと
第7回	2月7日	10:00～16:00	研修結果発表会	クローバーのさと

【第3回・4回 連続研修スケジュール】

	10:00	12:00	13:00	17:00～
1日目	講義 「リーダー，日々リーダー育成について」	昼食	グループワーク① 「リーダー，日々リーダー育成計画立案」	自主グループワーク ※任意

	9:00	12:00	13:00	16:00
2日目	グループワーク② 「リーダー，日々リーダー育成計画立案」	昼食	発表 「リーダー，日々リーダー育成計画発表」	解散

表4-3 リーダー・日々リーダー育成者数

	副部長	師長	介護長	看護主任	介護主任	看護 副主任	介護 副主任	スタッフ	合計
2011	0	15	3	49	13	0	0	0	80
2012	0	11	1	41	17	0	0	0	70
2013	0	28	1	20	16	9	0	0	74
2014	0	12	0	18	10	9	4	1	54
2015	0	9	3	15	9	11	3	0	50
2016	0	16	1	15	4	5	6	0	47
2017	1	3	6	20	7	4	6	0	47
2018	0	2	9	18	4	8	6	0	47

表4-4 研修の成果

❶ 固定チームナーシングが各施設で浸透し師長・介護長の育成につながっている
❷ 固定チームナーシングのリーダー・日々リーダーを育成していくなかで，看護を語る土壌が生成されている
❸ 各施設におけるスタッフの育成は，年間のプログラムのなかで教育していくことが必要と理解できている
❹ IMSグループの職員同士の絆が強まり，横の連携ができた

表 4-5 IMS グループ看護部　固定チームナーシング導入チェックリスト

施設名：　　　　　　　　氏名：
作成日：　　　年　　月　　日

手順	項目	現在の状況 評価	現在の状況 現状分析・問題点	導入に向けての計画 具体的な導入計画	導入に向けての計画 時期	導入に向けての計画 担当者	実施
1	導入の目的の明確化 ● 部署理念，最優先して達成したい課題　やりたい看護と介護，解決したい問題点など ● 達成期日を示す						☐
2	データベースの抽出と成文化 　スタッフで分担してデータ収集・データベースの作成を行ない分析する						☐
3	役割と業務の成文化 ①受持ちナース ②担当ナース ③日々リーダー（日勤・夜勤） ④チームリーダー						☐ ☐ ☐ ☐ ☐
4	チームリーダー・サブリーダーの決定						☐
5	共同業務の整備・成文化 ● ナース ● 介護 ● 助手 ● 多職種（　　　　　　　）						☐ ☐ ☐ ☐ ☐
6	カンファレンスの計画 ● 名称・目的・日時・場所・参加者・役割分担 ● 記録方法・運営方法など						☐
7	応援体制の整備・成文化 ● 日勤 ● 夜勤						☐ ☐ ☐
8	患者グループ分け						☐
9	スタッフのチーム分け						☐
10	チーム会・リーダー会の運営基準の成文化						☐
11	チーム目標と小集団活動の具体化						☐
12	ガントチャートの作成 ● すべての項目を一覧にして可視化						☐

評価基準：○＝整備完了　　△＝要修正・見直し　　×＝未整備
（西元勝子：改訂版　固定チームナーシング用語集，p.22，看護の科学社，2016．）

一斉導入後の再構築
イムス札幌内科リハビリテーション病院

　IMS グループの一斉導入に使用した導入チェックリスト（→139ページ，表4-5）を確認しながら，イムス札幌内科リハビリテーション病院3病棟の師長だった山岡初美さんは，固定チームナーシングの再構築を研修のテーマにした。その時の資料を紹介する。注目してほしいポイントを挙げるので，表4-6，データベースシート・ホームワークシートを参考にしてほしい。

①導入（再構築）の目的が明確である（表4-6）。
②部署のデータベース・患者のデータが目的をもち，問題解決の方向性がわかる表現になっている。
③患者のグループ分けでは，患者の特性が明確で，快適な療養生活と適切な入退院支援をめざしていることがわかる。
④スタッフのチーム分け
⑤病棟目標，チーム目標が小集団の下位目標につながっている。

表4-6 障害者病棟における固定チームナーシング再構築の目的

- 患者特性がないグループ分けのため，チーム目標や小集団目標設定が曖昧。成果があげられないこともある。
  　⇒患者特性に合わせた目標設定が必要！
  　　スタッフの達成感につなげたい！
- 患者満足度評価が全病棟で最も低い結果であった。
  　⇒接遇面，退院支援での改善が必要！
- A・B チームの日々リーダーを兼務することがある。
  　⇒固定チームナーシングの目的を見直し，再構築する！

翌年の2月までに看護・介護の質が向上し，患者満足度を高める

イムス札幌内科リハビリテーション病院3病棟データベースシート
- 患者に関するデータ

一般障害者病棟	35床，一般病院入院基本料10：1 固定チームナーシング（2012年より導入）
主な疾患	脳血管疾患（25%），悪性新生物（17%） 整形外科疾患（17%），廃用症候群（8.5%）
主な入院目的	リハビリテーション，治療，緩和，長期療養先へのワンクッション
実績稼働率	84.0%
在院日数	67.6日
入院内訳（年間）	予約入院120件（74.5%）　即日入院41件（25.4%）
退院内訳（年間）	自宅53件（37%）　施設41件（28%）　病院34件（24%）　死亡16件（11%）

患者層／平均年齢	男女比 1：2／83.64 歳
日常生活自立度	J1：3.7%　J2：4.7%　A1：8.4%　A2：12.1% B1：34.2%　B2：9.5%　C1：5.8%　C2：21.5%
認知症ケア加算 2 対象	21 人（62%）
離床センサー使用	7 人（22%）
医療処置 1 日平均件数	酸素：3 人　吸引：10 人　人工呼吸器：2 人 CV：4 人　点滴：9 人　経管栄養：8 人 食事介助：3 人　口腔ケア：15 人　バルンカテ：10 人 褥瘡処置：3 人　体位変換：17 人　オムツ交換：16 人 トイレ介助：9 人　機械浴：26 人　介護浴：8 人
抑制率	8.5%
転倒転落 I/A	インシデント：119 件　アクシデント：1 件
患者満足度	5 段階評価 2.8（平均 3.5）

• 職員に関するデータ

看護師	看護師 16 名（係長 1 名，主任 1 名，パート 2 名含む） 准看護師 2 名　　計 18 名
介護士	介護福祉士 6 名，介護補助者 3 名　　計 9 名
勤務体制	2 交代　夜勤体制：看護師 2 人，介護士 1 人
平均年齢	43.7 歳
経験年数	17.7 年
有休取得率	97%
特徴	子育て世代が 10 名で，急な欠員がある。20 日有休付与者が 13 名おり，取得率は高い

↘イムス札幌内科リハビリテーション病院 3 病棟ホームワークシート

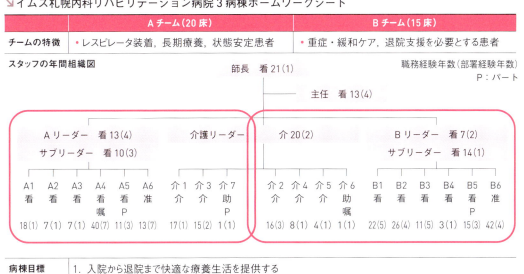

病棟目標	1. 入院から退院まで快適な療養生活を提供する 2. 入院早期から退院後の療養生活を支援する

（つづく）

チーム目標	A：患者の療養環境を整備することにより，患者満足度の向上と汚染率低下をはかる	B：多職種協働と入院調査シート・退院調整シートの活用を通して，円滑な退院支援を行なう
	C（介護チーム）：患者に適正なオムツを選択し，コスト削減をはかる。病室内の整理整頓を行ない，環境を整える	
小集団活動の目標	A-1：褥瘡発生0件 A-2：患者・家族からクレーム0件とアンケート調査で満足度4.0以上 A-3：療養チェックシートを使用し，汚染率20%以下の結果が得られるようになる	B-1：退院調整シートの活用率100%，退院時満足度調査3.8以上 B-2：入院調査シートの活用率100%
	C-1：患者個々の適正なオムツ選択とコストの削減 C-2：病室内の整理整頓 C-3：共同業務の情報共有と業務効率を上げる	

病棟平面図

Bチーム: 312 1床 / 313 3床 / 315 4床 / 316 4床 / 317 1床 / 318 1床 / 320 2床

家族控室 / 多目的室 / リネン庫 / 洗濯室 / 浴室 / 倉庫 / トイレ / 洗面所 / トイレ / 洗面所 / 汚物処理室 / トイレ / スタッフルーム / デイルーム / 器材庫 / 機械室 / EV

Aチーム: 308 4床 / 307 4床 / 306 4床 / 305 4床 / 303 2床 / 302 1床 / 301 4床 / カンファレンス室 / 機械浴室

慢性期病院の一斉導入
愛全会愛全病院

　愛全会グループは、北海道・札幌市南区を中心に全47施設・事業所(札幌市で初めての介護老人保健施設、同じく最初のケアハウスも含む)を有している。これらは、高齢者の暮らしを支え、リハビリテーションに力を注ぎ、地域に密着した高齢者の医療・保健・福祉サービスを展開している慢性期病院や施設である。ここで紹介する愛全病院は、1969(昭和44)年に設立され、2018(平成30)年に新築移転(609床)した。

固定チームナーシングの導入プロセス

　2014(平成26)年4月、愛全病院看護部では固定チームナーシングを導入することを決定し、固定チームナーシングに関する学習と導入に伴う準備を積極的に進め、1年後の2015(平成27)年4月から、モデル病棟として回復期リハビリテーション病棟(→190ページ)で導入を開始した。

　また、「看護部　固定チームナーシングプロジェクト」を立ち上げ、全部署での導入を進めるために、研修と部署学習会などを実施した。さらに、回復期リハビリテーション病棟の導入の成果について、2016(平成28)年の北海道地方会で発表した。

　2016年4月、看護部では、前年の回復期リハビリテーション病棟での導入の成果を受けて、「固定チームナーシング委員会」を立ち上げ、西元と杉野を講師に、「固定チームナーシングの導入と運営」研修会を開催し、部署概要およびホームワークシートの活用を開始した。そして、2017(平成29)年1月に「固定チームナーシング運用マニュアル」を完成させ、同月末までに全部署(11病棟)に導入した。

　2018年4月に病院が新築移転し、全12病棟(609床)の固定チームナーシング導入が完了した。

　愛全病院は、看護部が導入を決定してから4年間で全病棟に導入している。これは、看護部の積極的なサポートのほか、モデル病棟での小集団活動の成果を院外(北海道地方会・全国研究集会)で演題発表するなど、仲間の承認を得られる努力があったためと考えられる。また、固定チームナーシングホームワークシートや運用マニュアルを作成するなど、推進委員会の活動も大きな要因である。

　看護部の概要を見ると、データから急性期病院とは違う慢性期病院の患者の特性がわかる。単に在院日数の違いのみではなく、疾患の種類や人工呼吸器の使用患者数や看取りの人数などからも、看護・介護の難しさが伝わってくる。

　愛全病院は、ヨーロッパのお城をイメージさせる、華やかで美しい家具や絵画・照明・カーテンなどが配置され、日本の病院では目にしないインテリアの数々に驚かされる。また、ほとんどの患者さんがオムツを使用しておられるが、広々とした病室は清潔で排泄臭がなく、ベッドサイドも整然と整えられているのに感心する。表4-7は、愛全病院の固定チームナーシングの導入プロセスである。また、愛全病院の病棟概要は、第2章で紹介しているので参照してほしい(→43ページ、表2-7)。

表 4-7 愛全病院の固定チームナーシング導入プロセス

2014 年 4 月～	・看護部にて固定チームナーシングを導入することを決定
2015 年 4 月～	・回復期リハビリテーション病棟で学習と積極的準備を進め，モデル病棟として導入開始 ・「看護部　固定チームナーシングプロジェクト」を立ち上げ，全部署導入を進めるために研修と部署学習会などを進める
2016 年 4 月～	・「固定チームナーシング委員会」立ち上げ ・「固定チームナーシングの導入と運営」研修会（講師：西元，杉野） ・部署概要およびホームワークシートの活用を開始する
2016 年度北海道地方会	・回復期リハビリテーション病棟での導入成果を発表
2017 年 1 月	・「固定チームナーシング運用マニュアル」を完成 ・全部署導入（11 病棟）
2018 年 4 月～	・609 床 12 病棟にて稼働（12 病棟全部署導入）

介護施設の一斉導入
IMS グループ クローバーのさと カウピリ板橋

　クローバーのさと カウピリ板橋は，東京都が運営する介護保険施設の後継事業として，2014（平成26）年に東京都板橋区に開設した。ここは，入所定員200名の特別養護老人ホーム（特養）と入所者88名の介護老人保健施設，さらに通所介護50名，認知症対応型通所介護24名，短期入所生活介護20名，通所リハビリ88名の大規模複合型施設である。ここでの固定チームナーシング一斉導入のリーダーシップをとったのが，この施設の介護部長で介護福祉士の猪股恵子さんである。

　この看護部には，経験や教育過程がさまざまな介護職・看護職のスタッフが約200名いる。開設時，看護部の理念である利用者が安心できる介護・看護を行なうためには，所属長を中心に，多くの新規採用スタッフも連携しチームとなって，利用者を援助することが不可欠であった。また，新規開設に伴う大きな負担や不安が予想されたが，スタッフの皆がやりがいをもって，長くこの施設で働きつづけられるように，固定チームナーシングを開設準備の段階から計画的に導入することにしたという。

　IMS グループの一斉導入で紹介したように，ここでも固定チームナーシング導入のフローシートをチェックリスト（→139ページ，表4-5）にして，すべての部署で足並みをそろえて導入している。表4-8 にクローバーのさと カウピリ板橋の一斉導入のプロセスを示す。

表 4-8 クローバーのさと カウピリ板橋の固定チームナーシング一斉導入プロセス

2014年3月～9月	● クローバーのさと新規開設に向け，固定チームナーシング導入準備 ● マニュアル作成，導入チェックリストにそって整備，スタッフへの教育を実施
2014年10月	● クローバーのさと開設時一斉導入を実施 ● 固定チームナーシング委員会の設立
2015年3月	● 固定チームナーシング導入チェック，リーダー・日々リーダー育成チェックを各フロア（16フロア）で実施 ● 各フロアで小集団活動を行ない，中間・最終発表会を開催 ● 同じように導入を行なったが，フロアにより推進の差が大きく出てきた
2015年5月～ 2016年2月	● 上記の結果をふまえ，介護長が IMS 本部看護部主催「固定チームナーシング導入研修」および「リーダー・日々リーダー育成研修」を受講 ● 固定チームナーシング委員会で，受講者のフォローと，フロアでの推進に必要なアドバイスを行なう
2016年3月	● 固定チームナーシング導入チェック，リーダー・日々リーダー育成チェックを各フロア（16フロア）で実施
2016年5月～ 2017年2月	● 上記の結果をふまえ，主任が IMS 本部看護部主催「固定チームナーシング導入研修」および「リーダー・日々リーダー育成研修」を受講
2017年度～	● 固定チームナーシング導入チェック，リーダー・日々リーダー育成チェックを各フロアで実施 ● 2017年度は委員長育成にも目を向け，新たに介護長 A 氏を委員長に任命した ●「固定チームナーシング委員会指針」の見直し，委員長の役割と業務を明確にした ●「固定チームナーシング年間スケジュール」を作成し，各フロアが足並みをそろえて活用できるような体制をつくる

クローバーのさと カウピリ板橋データベースとホームワークシート

	クローバーのさと　イムスホーム　カウピリ板橋	クローバーのさと　イムスケア　カウピリ板橋
施設の特徴	・介護老人福祉施設（特養）　定員200名 （内訳：多床室120名，ユニット型個室80名） 短期入所生活介護　定員20名 通所介護　定員50名 （介護予防日常生活総合支援事業10名含む） 認知症対応型通所介護　定員24名 都市型軽費老人ホーム　定員20名	・介護老人保健施設　定員88名 短期入所療養介護　空床利用 通所リハビリテーション　定員80名 居宅介護支援事業所 訪問介護事業所 訪問看護ステーション （訪問リハビリ含む）
施設理念	愛し愛される施設	
看護部理念	利用者が安心できる介護・看護を行ないます。 "人を大切に" "やさしく" "ていねいに"	
看護部目標	I. より早く，安全に入所者を受け入れるための人員確保と体制をつくる II. 利用者の有する能力を最大限に発揮するための支援と体制づくりをする III. 福祉施設が担う地域と介護の連携	I. ベッド稼働を維持し，入所・通所の受け入れ体制を強化する II. 利用者の有する能力を最大限に発揮できるケアを提供する III. 福祉における在宅支援機能をさらに強化する
各サービスの稼働率（2018年12月）	介護老人福祉施設　99.6% 短期入所生活介護　93.2% 通所介護　81.8% 認知症対応型通所介護　59.8% 都市型軽費老人ホーム　100%	介護老人保健施設　98.8% 通所リハビリテーション　97.5% 訪問介護事業所　53.9% 訪問看護ステーション　76.5%
利用者の概要（2018年12月）	平均介護度4.12（重度者の割合78.9%） 平均在所日数1558.5日 経管栄養者4%　喀痰吸引の割合3.5% 留置カテーテル14名　ストーマ1名 オムツ装着率　昼37.7%　夜56.0%	平均介護度3.1（重度者の割合62.1%） 在宅復帰率40.9%　平均在所日数222.5日 経管栄養者14.9%　喀痰吸引の割合16.8% 留置カテーテル4名　ストーマ1名 オムツ装着率　昼28.4%　夜59.0%

• 職員に関するデータ

職員の概要		イムスホーム カウピリ板橋	イムスケア カウピリ板橋
介護職員	介護福祉士	89名	33名（非常勤2名含む）
	看護補助者	27名 （非常勤5名，無資格10名含む）	19名 （非常勤4名含む）
看護職員	看護師	16名（非常勤9名含む）	18名（非常勤10名含む）
	准看護師	7名（非常勤2名含む）	4名（非常勤1名含む）
医師		－	4名（非常勤3名含む）
機能訓練リハビリテーション科	理学療法士	－	10名
	作業療法士	－	3名
	言語聴覚士	－	2名（非常勤1名含む）
	歯科衛生士	2名	－
	機能訓練指導員	4名	－
栄養課	管理栄養士	3名（非常勤1名含む）	2名
薬剤科	薬剤師	－	1名
介護支援専門員	施設ケアマネ	4名	2名
	居宅ケアマネ	－	5名（非常勤2名含む）

2 急性期病棟

自治医科大学附属病院
JA愛知厚生連江南厚生病院
石巻赤十字病院

血液内科病棟
自治医科大学附属病院

　自治医科大学附属病院は現在，子ども医療センターを入れると1132床になるマンモス大学附属病院である。
　ここで最初に固定チームナーシングを導入したのは，小児病棟と血液内科病棟である。白血病の治療は，当時に比べると治療法が改善されたとはいえ，無菌病棟（平均在院日数45日）クラス10000：4床とクラス100：4床を抱える血液内科病棟の看護のむずかしさは変わらない。大学病院の特徴で，毎年各部署に6〜7名の新人ナースが入職するが，この病棟の6名も離職せず確実に成長している。ここは4人夜勤の2交代制である。
　この看護部は，固定チームナーシングを4年かけて36部署全部に導入した。固定チームナーシング推進委員会を立ち上げ，固定チームナーシング認定指導者3名がリーダーシップをとり，各部署の現状がわかるデータベースとホームワークシートのフォーマットをつくり，記入モデルを作成した。自部署の現状を他部署と比較分析すると，問題や課題が見えてくる。データベースシートとホームワークシートで必要な情報を可視化して比較分析していくと，問題点がわかり，問題解決の糸口がつかめるようになる。データベースシートとホームワークシートは第2章で模範例として紹介した。表2-9（→48ページ）・図2-4（→49ページ）を参照してほしい。

施設概要

自治医科大学附属病院（2018年実績）
- 病床数　1083床（許可病床　1132床）
- 診療科　46科
- 平均病床稼働率　85.8％
- 平均在院日数　13.7日
- 手術件数　9132件
- 救命救急センター患者数　13180人
- 入院基本料　一般病棟7：1

外科系混合病棟（脳神経外科・耳鼻咽喉科・眼科・歯科口腔外科その他混合病棟）
JA愛知厚生連江南厚生病院

　JA愛知厚生連江南厚生病院は，684床の急性期総合病院（地域包括ケア病棟54床を含む）である。ここの看護部からは，毎年120ページ余りの看護部実績報告冊子が届く。この冊子の70％が固定チームナーシング活動報告のページである。ていねいに編集された報告は，看護部全体の1年間の情報が具体的に表現されている。全体から部分へ，いつでもだれでも自部署の現状が把握できる。

　固定チームナーシングのチームリーダーやサブリーダーになったら，前年度のデータや小集団活動の結果を参考に，これからの課題が把握でき，チーム目標設定の参考になる。さらに，勤務部署の異動や，部署を超えた応援を指示されても，冊子を参考に，日々リーダーをできるキャリアがあれば，準備が可能なレベルで表現してある。

　この7階東病棟は，51床の脳神経外科・耳鼻咽喉科・眼科・歯科口腔外科その他の混合病棟である。平均病床稼働率90.9％，平均在院日数5.7日，緊急入院割合が12.2％というデータを見るだけで，日々の忙しさが伝わってくる。夜勤は変則2交代4人（看護師）体制である。高齢者も多く，転倒・転落や皮膚障害，やむを得ない身体抑制などの課題に取り組み，地方会と全国研究集会で毎年発表している。

　ホームワークシートの最後にある，その他の活動・決め事の欄は，定例のチーム会・リーダー会・カンファレンスなどの日々・週間スケジュールや，応援体制の基準・主な共同業務の内容などの約束事が明記されていて参考になる。こうした部署の特性をふまえたルールは，交代輪番制の日勤・夜勤で定期業務が抜けがちになる，忙しい日々の業務改善や患者の入退院支援などの参考になる。

施設概要

JA愛知厚生連江南厚生病院
- 病床数　684床（地域包括ケア病棟54床含む）
- 診療科　33科
- 平均病床稼働率　91.4％
- 平均在院日数　13.4日
- 一般病棟入院基本料　7：1

JA愛知厚生連江南厚生病院7階東病棟データベースシート

- 患者に関するデータ

定床数	51床
診療科	脳神経外科，耳鼻咽喉科・眼科，歯科口腔外科，その他（内科・小児科）
平均病床稼働率	90.9％
平均在院日数	5.7日
入院内訳	脳外科32％，耳鼻咽喉科20％，眼科17％，口腔外科7％，その他3％，内科24％

看護の特徴	脳外科急性期の観察・ケア，回復期は早期退院支援や家族支援 幼児から後期高齢者までの周手術期看護， 耳鼻咽喉科，口腔外科の悪性疾患，内科急性期 転棟待ちの回復期脳外科 高次脳機能障害，がん疼痛緩和，粘膜障害による栄養形態調整
治療・処置・ケア等	手術件数：1365件/年，5.7件/日（全身麻酔18％，局所麻酔82％），クリニカルパス適応率：耳鼻科43％，口腔外科95％，眼科70％，脳外科15％，緊急入院割合12.2％

- 職員に関するデータ

看護職員数	看護師：38名（看護課長1名　看護係長2名　看護師35名）
勤務体制	変則2交代4人（看護師）夜勤
看護職平均年齢（師長を除く）	28.8歳
看護職平均経験年数	8.3年
平均配属年数	3.6年
キャリアラダー	厚生連クリニカルラダーによる

JA愛知厚生連江南厚生病院7階東病棟ホームワークシート（2017年度）

	Aチーム 急性期（15床） 日常生活自立度がB・Cランク	Bチーム 周手術期（19床） 日常生活自立度がJ・Aランク	Cチーム 慢性期・治療期（17床） 日常生活自立度がB・Cランク
チームの特性	・重症個室3床は，脳外科の急性期主体とし，12床は脳外科の亜急性期から回復期患者で稼働している。専門性の高い，脳外科急性期の観察・ケアが求められる。一方で，回復期では社会復帰に向け早期退院支援や家族支援が必要となる	・月・火・木曜日で20人前後，1日平均5.4名の入院がある周手術期患者の看護を実践している。そのうち8割の患者をこのチームで担当しており，眼科・耳鼻科・口腔外科の短期入院であり，手術件数は年々増加傾向にある	・耳鼻科，口腔外科の悪性疾患の診断期から治療期，終末期にかけての看護を要する。その他には内科の急性期，転院待ちの回復期脳外科患者に対し，機能回復など多種多様な疾患・患者に対応し，安全安楽な援助と退院支援を必要とする
チーム組織図	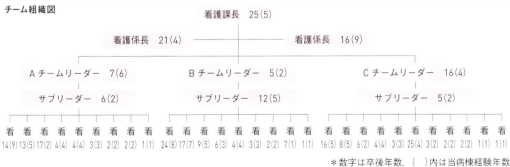		
病棟目標	1. 他職種の専門性を発揮したチーム医療の充実を図り，継続看護 　1）患者のキーパーソンとして，受持ちナースの役割に責任をもちデータ収集する 　2）患者の退院目標が明確にできるよう，各科カンファレンスを行なう 2. 看護の質向上を図る 　1）患者のQOLが高まる活動をする（各チーム活動で評価） 　2）急性期を脱した抑制率を改善させる（DiNQLデータ昨年度より20％以下にする） 　3）リンクナースが役割を明確にし，部署のスキルアップのために活動する		

（つづく）

(つづき)

今年度 チーム目標	〈看護計画グループ〉 入院から退院までをプランニングし，可視化する。チーム内で情報の共有を行ない，患者・家族の意向に沿った看護を提供する ① 機能障害をもち退院となる患者・家族の事例で評価（3事例/年） 〈抑制グループ〉 患者の病期をふまえた，身体抑制を個別的にアセスメントすることで，患者の状態・状況に適した療養環境を提供する ① ウォーキングカンファレンスを実施する（4回/月） ② 離床センサー使用率が減少する（60%以下）	〈点眼指導グループ〉 白内障手術後，点眼指導を視覚的にはたらきかけ，スムーズな点眼指導を導入する ① 視覚的な点眼指導方法を取り入れたことで早期点眼手技獲得率が90%以上となる（前年度と比較） ② 指導導入方法・理解度について患者に聞き取り調査 〈皮膚障害対策グループ〉 剝離治療に伴う体位制限の患者に対し皮膚障害を予防する ① 皮膚障害の発生件数が5件/年以下となる	〈がん看護〉 口腔外科・耳鼻科のがんと診断された患者個々に合わせた看護を提供する ① 事例評価（4事例/年） 〈転倒転落〉 個別性にあった療養環境を提供するために，個々の状態を把握・理解し，適切な時期にアセスメントする ① 入院・転入・部屋移動時に抑制カンファレンス開催し記録記載をする（80%以上） ② KYTラウンド法を用い，実際の環境を見ながら環境調整を実施する（4件/月）
病室区分	Aチーム：15床 重症室　3床　　個室　4床 4人床　2室	Bチーム：19床 重症室　1床　　個室　6床 4人床　3室	Cチーム：17床 重症室　1床　　個室　4床 4人床　3室

病棟平面図とチーム配置図

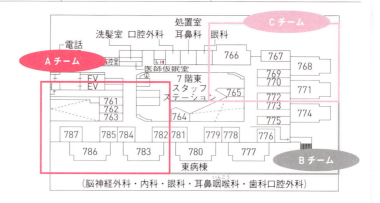

その他活動・決め事	・病棟カンファレンス：第4金曜日16：30～ ・課長係長との話し合い：第1・3木曜日11：00～ ・リーダー会：第3木曜日13：30～係長は議事録を課長と相談の上作成 ・各チーム会：(A：第2木曜日・B：第2金曜日・C：第2水曜日)13：30～14：00 ・日々カンファレンス：毎日13：30～14：00 チームごとで計画の見直し，事例検討の場とする ・管理者，日々のリーダーのベッドコントロール：10：30，情報の共有・連絡周知を行なう ・脳外カンファレンス：毎週月13：30～14：00　Dr, MSW, PT, OT, ST, 医事課, 薬剤師と行なう ・倫理カンファレンス：第3水曜日13：30～14：00 ・チューター(最終火曜日)14：00～ ・実地指導者会(第1火曜日)14：00～ ・臨地実習指導者会1回/2M(リーダー会後)14：00～ ・勤務体制：変則2交替制【日勤：8：30～17：00　夜勤：16：30～9：00(4人)　休日日勤：6人】 ・応援機能：日々のチームメンバーが3名以下のときは他チームからの応援で対応する ・共同業務内容：入院・手術患者の対応，清潔ケア，オムツ交換，せん妄患者の対応 ・リハビリとのカンファレンス：第2・4金(13：30～) ・外来話し合い：1回/2M 第4木(16：30～) ・口腔外科(毎水曜日13：00～)，耳鼻科(木曜日15：00～)カンファレンス：対象患者がいる場合

呼吸器内科・糖尿病内科病棟
石巻赤十字病院

　石巻赤十字病院(以下，石巻日赤)は，2011(平成23)年3月11日に発生した東日本大震災で津波による大きな被害のあった石巻市にある。高台にそびえるように建つ石巻日赤は，市民や近隣の人々の救命救急センターや避難所として大きな役割を果たした。病院1階の見通しのよい広い廊下とロビーは，震災後数か月間，全壊した石巻市立病院の病室としても利用された。

　救命救急センターのある急性期総合病院の6階西病棟は，病床数51床で，平均稼働率が97.7%，平均在院日数が13.1日(2017年4月現在)の呼吸器内科・糖尿病内科病棟である。職員は看護師40名，看護補助者3名，深夜勤3人準夜勤4人の3交代体制をとっている。この病棟は，呼吸器系が地域連携ネットワークを構築して，院外との連携も密にしていることが特徴である。

　高齢者の多い呼吸器内科のチーム目標を「身体拘束ゼロに向けた取り組み—尊厳を重視した療養環境を目指して」と設定して，2018(平成30)年の全国研究集会の分科会ですばらしい実践報告をした。

　この看護部の固定チームナーシングの継続は長く，老人看護専門看護師はじめ，固定チームナーシング認定指導者も活躍している。病棟の組織図を見ると，看護師40名の大所帯をA・Bチームに分け，さらに各チームにサブリーダーを2名ずつ決め，コミュニケーションのよい小集団活動のできる工夫がされている。入院基本料7：1の看護師配置で，<u>1チームのメンバーが12～13名以上になる部署では，チーム数を増やすか，またはこのようにサブリーダーを1チーム2名制にするなどの工夫が必要になる。</u>

施設概要

石巻赤十字病院
- 病床数　464床(一般420床，ICU・CCU10床，HCU6床，救命救急センター24床，感染4床)
- 診療科　29科
- 平均病床稼働率　93.4%
- 平均在院日数　11.3日
- 入院基本料　7：1

石巻赤十字病院6階西病棟データベースシート

- 患者に関するデータ

定床数	51床
診療科目と病床数	呼吸器内科36，消化器内科8，糖尿病内科5，共有2
平均病床稼働率	97.7%
平均在院日数	13.1日
看護の特徴	主に，人工呼吸器等医療機器を装着した患者，呼吸器疾患で教育・リハビリを目的とする患者，糖尿病教育入院など

- 職員に関するデータ

看護職員数	看護師40名，看護助手3名

勤務体制	3交代夜勤(深夜3人,準夜4人,夜勤専従1人含む)
日勤数	平日：日勤約14人,早番2人,遅番2人,外来1〜2人(＋看護助手：早番1人,遅番1人) 休日：日勤4人,早番2人(＋看護助手：早番1人,遅番1人)
看護職平均年齢	29.7歳
看護職平均経験年数	8.38年(師長を除く看護師)
配属平均年数	3.05年(師長を除く看護師)
キャリアラダー	レベルⅠ：21名,レベルⅡ：1名,レベルⅢ：2名

石巻赤十字病院6階西病棟ホームワークシート(2017年4月)

	Aチーム	Bチーム
患者の特徴	・慢性呼吸器疾患で教育,リハビリを目的とする患者 ・HOT導入(調整)患者 ・急性呼吸器疾患(喘息・気胸・膿胸・誤嚥性肺炎など) ・消化器予定入院(ポリペク・ESD・胃ろう造設など) ・消化器臨時入院(膵炎,腹水貯留,肝性脳症,吐血・下血,腸炎など)	・糖尿病(Ⅲ型,妊娠,腎症,足壊疽など)による教育入院や血糖コントロール患者 ・LKケモ・ラジ・検査入院の患者　LK終末期患者 ・感染症(結核2類感染症以下)で陰圧室管理が必要な患者
病棟組織図	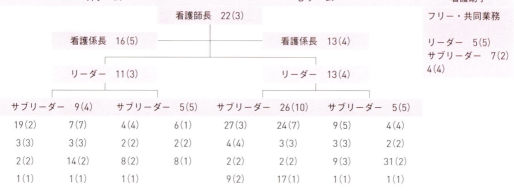	
病棟目標	1. 病棟・外来一元化を活用し,継続して患者の生活を支えるケアを実践する 2. 固定チームナーシングのそれぞれの役割を再確認し,受持ちナースをチームが支援する	
今年度 チーム目標	1. 慢性呼吸器疾患患者の生活に視点をおいたケアを実践する 2. 入院患者に安全・安心できる療養環境を提供する 3. 日々の受持ちナースが責任をもって質の高い看護を実践する	1-1. 入院予定患者の生活状況を把握し,価値観や生活に合わせたアセスメントや指導をする 1-2. 指導方法を見直し,指導・記録時間の短縮する 2. 患者の尊厳を重視しながら,安全で安心できる療養環境を提供する 3. 日々の受持ちナースの役割を再認識し,チームで協力体制をとる

(つづく)

病棟平面図とチーム配置図

	658	659（女）		660（男）		661	662	
	特別個室	2	3	2	3	重症室	重症室	
		1	4	1	4			
657（男）	3	4		SS		1	2	663（女）
	2	1				4	3	
656	個室		Bチーム（26床）		Aチーム（25床）	個室		664
655（男）	3	4				1	2	665（男）
	2	1				4	3	
654	個室					個室		666
653（男）	3	4				1	2	667（女）
	2	1				4	3	
652	個室					個室		668
651（女）	3	4				1	2	669（男）
	2	1				4	3	
	デイルーム					陰圧室		670
						陰圧室		671

3 外来

市立宇和島病院
鳥取県立中央病院

急性期病院外来
市立宇和島病院

　宇和島市は四国・愛媛県の南端にあり，道後温泉のある松山市からJRで1時間20分のところにある城下町である。市立宇和島病院は病床数435床で，周辺1市3町の人口11万4千人の医療圏域を担っている。多くの自治体病院が経営不振のなか，順調な経営で，手術支援ロボット ダヴィンチなどの医療機器をはじめ，都会の病院に負けない設備を整え，医療・看護の提供にたくましく頑張っている。

　外来の固定チームナーシングでは，日々変化する現状に対応できる応援体制づくりが重要である。市立宇和島病院は1日平均外来患者数964人，看護職員72名のマンモス外来である。必要時に早急に応援がしやすいように，各外来の診療科の処置の種類と数，診療科の位置，診療科間の関連性，看護職員のキャリアと人数などの現状を分析して，チーム分けをする必要がある。ベテランが多く，そのキャリアを活かせるように分けるのは複雑でむずかしい作業であるが，固定チームナーシング認定指導者である杉田真知子師長を中心に，それぞれが効率的に業務しやすい体制になるように工夫している。

　この外来では，看護師をⅠ・Ⅱ・Ⅲ・Ⅳ・Ⅴの5チームに分け，さらにA～Hなどの8チームに分けて，グループ内で応援する体制をとっている。各診療科は1～7名のメンバーが担当している。この状況は，固定チームナーシングのホームワークシートでわかりやすく表現してある。

　また外来は，市民から病院フロントの役割を要求される。非常勤職員などを含め，日々変化するメンバーが多職種協働で，病院を訪れる人々にいつも笑顔で親切に対応しなければならない。この規模の外来看護チームは通院患者・家族，その他の来訪者の対応はもちろん，多種多様な業務を即座に判断して，適切に実践していくレベルの高い専門的能力が必要になる。地域包括ケアシステムの今，入退院サポートに必要な多職種との情報共有に加え，退院後の継続したケアへの期待も大きい。

　外来チームの1つ，救急外来チーム（ホームワークシート内のHチーム）の2018年の目標は，「救急外来を受診する悪性腫瘍患者で化学療法中や末期，疼痛コントロールに関連した問題のある患者の緩和ケア連携率を80％以上とする」であった。

施設概要

市立宇和島病院
- 病床数　435床　一般病床426床(ICU4, CCU2, HCU14含む), 結核病床5床, 感染症病床4床
- 診療科　34科
- 平均病床稼働率　90.9%
- 平均在院日数　13.98日
- 急性期入院基本料5　看護配置10:1

市立宇和島病院外来データベースシート(2018年度)

- 患者に関するデータ

診療科	35科＋内視鏡室, 放射線科, 中央処置室(化学療法室), 中央材料室, 透析室, 人間ドック, 救急外来, 専門外来(ストマ外来, 禁煙外来, 各科専門外来)
1日外来患者数	964人

- 職員に関するデータ

看護職員数	72名(看護師69名・看護助手3名) ・外来看護師は月1回救急外来の日直 ・内視鏡室, 放射線科は待機制をとり, 緊急検査に対応 ・救急外来は2交代制と夜間専従看護師とで1～3次救急に対応 ・看護助手3名は内科, 放射線科, 婦人科に配属。2018年度より各所属外来チームで活動, 3名で分担し他チーム助手業務を応援する ・医師の負担軽減としてメディカルスタッフ(医師事務補助業務を担う)を配属(20名)

市立宇和島病院外来ホームワークシート（2018年度）

外来目標	1）接遇に気をつけ，待ち時間への配慮をする： 　①外来患者に対する接遇の検討，②待ち時間調査の実施，③クレーム件数調査　6月・10月・2月に1週間調査，クレーム件数を5％削減する 2）外来患者の記録が充実する： 　①当日入院の外来から入院となるときの記録（時間・バイタル・行なった処置・検査・提出した検体・症状や患者，家族の反応・病棟に入室した時間）を行なう，②外来で観察，行なった処置の記録を行なう，③リーダー会で監査を実施し，部署にフィードバックを毎月行ないレベルアップする 3）コストもれを防ぎ物品の適切な管理をする： 　①外来患者に使用した物品・モニター・酸素の請求もれを防ぐ，②物品ラベルの貼りもれをなくし外来部門「0」をめざす（「0」の部署が8部署以上になる），③物品の期限切れを防ぐ

組織図

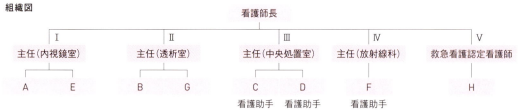

	Aチーム	Bチーム	Cチーム
	小児科・耳鼻科・歯科口腔外科	泌尿器科・眼科・整形外科・皮膚科	内科・中央処置／化学療法室・人間ドック
チームメンバー	○(小)A(看)　24(8) 　(小)B(准・看)　42(1) 　(小)C(看・パ)　28(2) 　(耳)D(看)　32(7) ◎(耳)E(看)　38(5) 　(歯)F(看)　38(9)	(泌)G(看)　30(16) (泌)H(准・看)　40(16) ○(泌)I(看)　21(1) 　(整)J(看)　36(3) 　(整)K(看)　37(1) 　(眼)L(看)　30(11) ◎(眼)M(看)　13(4) 　(皮)N(看・再任用)　42(3) 　(皮)O(准看・パ)　28(5)	(内)P(看)　32(1)師長 (内)Q(看)　39(10) ○(内)R(看)　34(1) ◎(内)S(看)　25(6) (内)T(看・パ)　30(2) (内)U(看・日々雇用)　33(2) (内)V(看・嘱)　21(16) (中)W(看)　27(6)主任　がん化学療法認定看護師 (中)X(看)　30(11) (中)Y(看)　24(5) (ド)Z(看)　34(5) (内)a(助手)　12(6)
外来患者数	小：1167.6人／月 　　処置1935件／年 耳：1174.5人／月 　　処置4375件／年 歯：862.2人／月 　　処置1351件／年	泌：1081.1人／月 整：1549.5人／月 眼：1760.6人／月 皮：1257.8人／月	内科処置室：1701件／月 中央処置室：953.9件／月 外来化学療法：244.6件／月 12.5件／日 内科診：6353.9人／月 ドック：1547人／年 健診：871人／年
患者の特徴	（小児科） ・新生児〜学童，疾患によっては成人まで対象となる。年齢層が広く，疾患，検査などに対する反応が，身体的・知的・心理社会的機能の発達段階によって異なる	（眼科） ・視力低下に不安をもつ患者。視力障害がある広い年齢層。外来で手術説明を行ない，白内障手術など入院件数も多い	（内科） ・時間外診察，救急外来受診後緊急入院する患者が多い。救急外来から入院待ちの患者の対応が多い ・循環器，消化器，糖尿病疾患患者や複数の疾患を有する患者が多い

◎：チームリーダー　　○：サブリーダー

（つづく）

	(耳鼻科) ・乳児期から老年期まで幅広い年齢層で，喉頭全摘や聴力障害などコミュニケーションの困難な患者が多い ・聴覚，平衡覚，嗅覚，味覚など感覚機能の異常，障害がある．外傷やがんの進行に伴う顔貌の変化が起こる (歯科) ・歯科疾患ももった有病患者が主．周手術期の口腔ケア患者．南予全域から来院がある	(泌尿器科) ・排尿障害を伴う高年齢層の患者が多い．腎疾患，腎移植適応患者も多い．泌尿器科系検査では羞恥心を伴うことが多い．耐性菌の検出があるため，感染対策も必要 (整形外科) ・交通外傷，転倒骨折など救急外来との連携が多い ・運動機能障害によるリハビリテーションを受ける患者	・高齢で認知症を有する患者も多い (中央処置・化学療法) ・各科外来患者を対象とする ・2016年度診療報酬改定による外来化学療法加算がUPとなり，化学療法件数，収益ともに微増している． ・外科，乳がん，大腸がんの化学療法が全体の約46％を占めている
チームの課題	・各部署で特殊な検査や処置があり，必要時応援ができるよう勉強していく必要がある	・多職種がかかわり処置が重なることもあり，物品ラベル紛失がある	・外来スタッフ(医療事務，メディカルスタッフ)の入れ替わりや看護師の人数が減ったことにより処置や業務がスムーズに行なえず，待ち時間が長くなったりインシデントにつながるおそれがある
目標	・コストもれを防ぎ，物品の適切な管理方法の見直し	・物品ラベルの紛失を各部署で昨年の50％以下にする	・他職種間との連携を強化し処置や当日入院患者の待ち時間を短縮する
応援機能		短時間の応援(搬送のみ，移乗のみ)に出られる時間を把握しチーム内で対応できるようにしている	中央採血での採血困難時は内科処置室で対応
	Dチーム	**Eチーム**	**Fチーム**
科	脳外科・外科・産婦人科	内視鏡室	放射線科
チームメンバー	(脳)b(看)　30(2) (脳)c(看)　35(1) ○(脳)d(看)　5(2) (外)e(看・再任用)　40(6) ◎(外)f(看)　12(3) (外)g(看・嘱)　12(2) (婦)h(看)　35(2) (婦)i(看・臨)　11(1) (婦)j(助手)　8(4)	k(看)　30(21)主任 l(看)　26(15) m(看)　30(11) n(看)　26(3) ○o(看)　21(6) ◎p(看)　20(5) q(看)　27(1) r(看・臨)　11(2)	s(看)　32(2)主任 ○t(看)　37(5)(看・再任用) u(看)　40(5)(看・再任用) ◎v(看)　26(2) w(看)　11(1) x(看)　10(1) y(看)　15(7) z(助手)　15(7)
外来患者数	脳：1106.9人/月 外：1310.4人/月 心：452.8人/月 婦：1016.5人/月 麻：145.0人/月	内視鏡件数 　上部：5345件/年 　下部：1918件/年 ERCP：403件/年 小腸内視鏡：4件/年 カプセル内視鏡：9件/年 気管支鏡：21件/年 上部緊急内視鏡：176件/年 下部緊急内視鏡：107件/年 ERCP緊急内視鏡：96件/年 時間外緊急呼び出し：94件/年	循環器カテ：860件/年(心カテ334件，PCI 169件，ペースメーカー90件，一時ペーシング40件) 血管造影：382件/年(TAE・TAI 65件，脳外101件，シャントPTA 119件，サンプリング23件) TV室：1830件/年(CVポート74件，CVC 67件，MDL 419件，注腸：138件) 放科線治療：233件/年 夜間休日緊急検査：69件/年

(つづく)

患者の特徴	（脳外科） ・四肢麻痺，記憶障害，言語障害等の症状を有する患者が多い （麻酔科） ・疼痛コントロール，緩和ケア，術前診察の患者 （外科） ・悪性腫瘍で手術，化学療法を目的とする患者が対象 （心臓血管外科） ・心臓，血管外科手術を受ける患者，禁煙外来で禁煙目的で治療する患者 （産婦人科） ・出産に伴う妊産婦健診，不妊，更年期の治療を必要とする患者，婦人科疾患の手術，化学療法目的の患者 ・母乳外来が2017年12月より2回/週から4回に増えた ・助産指導を入院まで4回施行（予定日決定，初期，中期，後期）	・各検査に不安をもっている患者が多い ・患者の年齢層は幅広く，全科対象である ・内視鏡治療など生体侵襲を受ける検査，処置および手術を行なっている ・緊急内視鏡，止血術などの緊急処置が必要な患者に対しては，緊急処置対応が必要である	・診断検査のみでなく，血管内手術など生体に侵襲を受ける検査，治療がある ・処置があり不安をもっている患者が多い ・造影剤副作用が生じるおそれがある ・対象患者は全科および予定検査以外に緊急検査となることや急変するときもある ・火，木曜日に検査が多く，業務量に差がある ・月，木曜日に放射線治療の診察がある ・2017年から待機制を導入している
チームの課題	・今年度よりチームメンバーも新しくなったため，チーム内で協力，応援体制を充実させる	・緊急の処置が多く，予定の患者の待ち時間が長くなっている ・安全な検査を行なうためには，スタッフ間での患者情報の共有が必要	・透視検査は口頭にて検査説明をしているが，統一されておらず，患者がイメージしやすい具体的な説明ができていない
目標	・チーム医療の充実・他職種との連携に向けて患者の見える看護記録をする 〜予定入院・緊急入院に関して〜	・外来で大腸内視鏡検査を受ける患者が安全・安楽・質の高い検査が受けられるよう説明用紙を見直し，改訂する	・安全かつスムーズに検査が受けられるように透視検査用パンフレットを作成する
応援機能		遅出で対応 24時間待機制の導入	24時間待機制の導入

	Gチーム	Hチーム
科	透析室	救急外来
チームメンバー	Aa（看） 34(10) 主任 Bb（看・再任用） 40(4) ◎Cc（看） 35(11) ○Dd（看） 30(1) Ee（看） 14(6) Ff（准看・パ） 44(19)	Gg（看） 27(6)　　Nn（看） 17(3) ◎Hh（看） 32(6)　　Oo（看） 18(1) ○Ii（看） 15(2)　　Pp（看） 14(5) Jj（看） 36(6)　　Qq（看） 20(2) Kk（看） 29(1)　　Rr（看・児短） 20(3) Ll（看） 33(5)　　Ss（看・嘱） 30(19) Mm（看） 22(6)　　Tt（看・嘱） 26(7)
外来患者数	透析ベッド：17床 平均ベッド稼働率：93.9% 透析件数：4965件/年 血漿交換：4名/年 LDL吸着：1名/年	救急患者数：15656名/年 救急車：3140件/年 ドクターヘリ：6件/年（2017年2月より運用開始）

(つづく)

患者の特徴	・個人病院での受け入れが困難な重症患者, 合併症のある患者が多数を占める ・緊急透析導入患者が多い ・血漿交換, 血漿吸着等特殊治療が多い	・夜勤専従, 2交代制を取り入れ, 24時間救急患者の対応ができる体制をとっている ・夜間, 休日は3次救急だけでなく, 1次・2次の患者も受け入れている ・対象患者は全科にわたり, 救命, 内科, 外科の当直医師と待機の医師で診療に当たっている ・小児トリアージを導入 ・月から金曜日は, 19:30～22:30まで医師会医師の診察がある
チームの課題	・業務量が多く, 日々透析を安全に終了させることに精一杯で, 透析患者の個別性に応じた看護が提供できていない	・悪性腫瘍患者(ターミナル期, 化学療法中, 疼痛コントロール中など)が救急外来を受診する機会が多くみられるが, 救急外来での一時的な対応, 援助に終わってしまっており, 外来との連携がとれていない
目標	・外来透析患者の透析記録のモデルを作成, 評価していく	・救急外来を受診する悪性腫瘍患者で化学療法中や末期, 疼痛コントロールに関連した問題のある患者の緩和ケア連携率を80％以上とする
応援機能	透析, 血漿交換：ME連携 シーツ交換：外来看護助手	平日日勤は各科外来に応援を依頼

外来の構造(配置図)

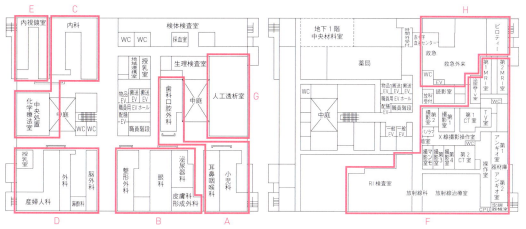

Aチーム：小児科・耳鼻咽喉科・歯科口腔外科　　Bチーム：泌尿器科・眼科・整形外科・皮膚科
Cチーム：内科・中央処置室・化学療法室・ドック　　Dチーム：脳神経外科・外科・産婦人科
Eチーム：内視鏡室　　Fチーム：放射線科　　G：透析室　　H：救急外来

チーム活動	・外来会議：第3火曜日　16:00～(各外来責任者対象) ・チームリーダー会：第3月曜日　17:15～ ・チーム会：各チームで開催 ・外来担当：副看護部長

急性期病院外来
鳥取県立中央病院

　鳥取県立中央病院は，県東部地域の急性期医療を担う中核病院で救命救急，ハイケア，手術，地域母子周産期医療などの9つのセンターを有し，2018(平成30)年に新病院に移転した。病棟移転に際しては，固定チームナーシングの小集団活動を活用して業務改善も行なった。新病院はベッド数518床で，外来の1日平均患者数は733.2人である。外来看護職の現状は，3割が育休や育児時短など，勤務条件にいろいろな制約がある。また，外来は診療終了時間がまちまちで，定期的なチーム会・リーダー会などには集まりにくい状況があった。

　さらに，継続する看護問題や情報の共有，看護の方向性の検討，実践の評価が十分に行なわれず，カンファレンスを開催しても記録に残していない状況が続いていた。この問題を解決するために，チーム目標を「患者カンファレンスを月1回行ない記録する」と設定して取り組んでいる。この結果を具体的にデータ分析し，地方会で発表して好評を得た。さらに，継続実践の結果を考察し，2018年の全国研究集会で発表した。

　この外来には，3診療科以上の応援ができる経験値の高いベテランナースが多く，看護問題解決，業務改善意識の高い看護チームが，必要な外来患者に継続ケアを提供している。

施設概要

鳥取県立中央病院(2019年7月)
- 病床数　518床(一般504床，結核10床，感染4床)
  (一般病床のうち，緩和ケア20床，EC20床，ICU6床，HCU16床，NICU12床，GCU12床，MFICU3床)
- 診療科　34科9センター
- 平均病床稼働率　81%(一般病棟)
- 平均在院日数　13日
- 1日外来患者数　733.2人
- 入院基本料　急性期一般入院基本料1
- 看護職員数　看護師624名
- 勤務体制　2交代3交代混合体制

鳥取県立中央病院外来データベースシート
- 職員に関するデータ(2019年4月)

看護職員数	看護師53名 看護師長1名　副師長4名　看護主任11名 短時間勤務の看護師11名　非常勤看護師13名　診療科内職員15名

鳥取県立中央病院外来ホームワークシート

	Aチーム	Bチーム	Cチーム
チームの特徴	3階フロア（複数科を担当）	3階フロア（複数科を担当）	2階フロア（小児科・健診センター）

チーム組織図

　　　　　　　　　　　　　　　看護師長　38(1)

副看護師長　37(6)　―　副看護師長　22(6)　―　副看護師長　33(1)　―　副看護師長　24(1)

Aチームリーダー(主任)　13(1)	Bチームリーダー　11(2)	Cチームリーダー　12(2)
サブリーダー(主任)　25(4)	サブリーダー(主任)　18(3)	サブリーダー　9(4)
メンバー(主任)　21(5)	メンバー(主任)　36(8)	メンバー(主任)　17(12)
メンバー　12(6)	メンバー(主任)　23(5)	メンバー(主任)　25(1)
メンバー　8(1)	メンバー(主任)　26(11)	メンバー　6(3)
メンバー　10(1)	メンバー(主任)　19(4)	メンバー　19(1)
メンバー　12(1)	メンバー(主任)　13(2)	メンバー　7(1)
メンバー(非)　42(6)	メンバー　7(1)	メンバー　15(3)
メンバー(非)　13(6)	メンバー　4(1)	メンバー　14(2)
メンバー(非)　36(2)	メンバー　17(2)	メンバー(非)　43(10)
メンバー(非)　17(4)	メンバー　4(1)	
メンバー(非)　28(6)	メンバー　16(1)	
メンバー(非)　30(8)	メンバー　8(4)	
メンバー(非)　6(1)	メンバー(非)　39(6)	
メンバー(非)　14(6)	メンバー(非)　23(3)	
	メンバー(非)　38(4)	
	メンバー(非)　11(2)	
	メンバー(非)　39(8)	
	メンバー(非)　22(3)	
	メンバー(非)　20(6)	
	メンバー(非)　13(7)	

看護師経験年数(部署経験年数)

部署目標	1. 外来と病棟の連携を強化し，安全で質の高い看護を提供する 2. 業務改善を図り，働きやすい職場環境を整える		
チーム目標	① パスを理解し，活用することで病棟との連携を図る ② 各診療科の業務・手順を見直し，応援体制を整える	① 看護記録を意識的に記載して，継続看護につなげるカンファレンスの継続・評価 ② 検査・治療・手術の流れを，患者用パスを用いて入院後の経過を説明し，看護の標準化を図る	① 応援ニーズを把握し，応援業務の整備を行なう

救急・ICU

大津赤十字病院
JCHO 徳山中央病院

高度救命救急センター
大津赤十字病院

　大津赤十字病院は，筆者(西元)が滋賀医科大学医学部看護学科に赴任した1995(平成7)年に，当時の看護部長だった藤井淑子さんに学生の臨床実習で大変お世話になったことをきっかけに，親しい交流が始まった。1994(平成6)年に神戸市の国際会議場でスタートした固定チームナーシング研究集会を，その後，大津市民病院(現 市立大津市民病院)の当時の看護部長村上厚子さんにも協力してもらい，研究集会を大津市のプリンスホテルで開催してから20余年，大津赤十字病院看護部は固定チームナーシングを継続している。

　大津赤十字病院高度救命救急センターは，病院のすぐ近くに国道1号線があり，交通外傷患者が多い。この超緊急対応を要する部署にも毎年3～5名の新人ナースが配属される。大所帯の高度救命救急センターに属するナース等81名を，看護単位をER・ICUナース34名と救命救急センター病棟ナース等47名に分けて，それぞれの部署で2チームの固定チームに組織化した。

　さらにチーム目標を達成するために，2～3の小集団活動ができる4～7名のグループに分かれて，1年間活動する仕組みを組織図の中に明示している。この小グループでもグループリーダーを決めて目標を達成していく。また，ICU・救命救急センター病棟の認定看護師や呼吸療法士をデータベースの中に明示してあるので，役割がチームで認識され，期待に応える役割行動ができてくる。

　当初，この固定チームの構築をしたのは，当時センター病棟の師長で固定チームナーシング認定指導者の増尾佳苗さんである。彼女の小集団活動の理論と看護理念が，後輩看護師長たちに受け継がれて，部署目標と各チームの年間目標に表現されている。事例○例で評価など，数値目標があるとさらに具体的になる。

　現在，ER・ICUは2チームとし，ICUはAチーム，ERはBチームである。救命救急センター病棟はA，Bチームで，柔軟に全科対応できるナースの育成とモチベーション向上のため，チームは診療科別ではなく，緊急入院受け入れを行なったナースが受持ちナースになる。そのナースの所属するチームの患者として，継続看護を行なう方法をとっている。

　日常業務は日勤リーダーを中心に，ペアナース制で受持ち患者の看護を実践している。

　ER業務においては，ICUナースとセンター病棟ナースが共同で職務に従事している。ER日勤リーダー，夜勤リーダーはER・ICUナースが行なっており，リーダーナース中心にERを運営している。また，緊急の内視鏡や放射線科治療においても，継続看護を目標にER・ICUナースとセン

ター病棟ナースが担当している。

また、救急部門担当の副看護部長のもと、ER・ICU師長と係長2名、センター病棟師長と係長2名でコミュニケーションをとり、連携している。チームリーダー間の話し合いも随時行なっており、研修は2部署共同で実施している。

施設概要

大津赤十字病院	大津赤十字病院高度救命救急センター
• 病床数　796床 • 診療科目　37科 • 病床稼働率　88.2% • 平均在院日数　15.5日 • 看護職員数　880名（看護補助者含む），認定看護師19名，専門看護師1名 • 看護体制：一般病棟7対1 • 勤務体制：3交代制	• 主たる疾患　交通外傷　心筋梗塞　心不全　脳卒中　熱傷　消化管出血　多臓器不全など • 救急棟　1階救急外来(ER)，2階集中治療室(ICU)，3階救命救急センター病棟 • 病床数　ICU8床，救命救急センター病棟24床 • 看護単位　ER・ICU1単位，救命救急センター病棟1単位

大津赤十字病院高度救命救急センターデータベース

• 患者に関するデータ

[ICU]	
病床数	8床
ICU病床利用率	60.3%
ICU院外利用率	83.2%
入院内訳	入院実数：1468人，新入院患者数：347人
平均在室日数	4.5日
主な入室診療科	循環器：178人，心臓血管外科：95人，脳神経外科：112人，救急科：52人，小児科：19人
予定手術受け入れ	148件
院内急変	89件
[ER]	
ER受診患者数	31656人
救急搬送台数	7158台
救急入院患者数	4974人
救急搬送入院率	40.3%
CPA患者数	94件
トリアージ算定率	47.8%
[救命救急センター病棟]	
病床数	24床
平均病床稼働率	80.1%
平均在院日数	9.2日

• 職員に関するデータ

[ICU]	
職員体制	ICU看護師33名(うち20名がICU担当)(急性重症患者看護専門看護師1名,救急看護認定看護師1名,呼吸療法士4名)
勤務体制	3交代勤務(準夜:深夜勤3名)
[ER]	
職員体制	ICU看護師33名(うち12名がER担当)(ICU看護師がER勤務を兼ねている)
勤務体制	準夜勤:外来看護師2名+ICU看護師1名,深夜勤:外来看護師2名,休日日勤:外来看護師2〜3名+ICU看護師1名+救急センター看護師1名
[救命救急センター病棟]	
職員体制	看護師43名(重症集中ケア認定看護師1名・呼吸療法士3名),助産師1名,看護助手2名

大津赤十字病院ER・ICUホームワークシート（2017年度）

	Aチーム	Bチーム
チームの特徴	・ICU看護 対象：院内・救急における全科の重症患者 院内）術後，CPA蘇生後含む院内急変等 救急）重症熱傷，多発外傷，急性心筋梗塞等	・ER看護 対象：ウォークイン・救急搬送だけでなく，ドクターヘリ・ドクターカー対応も含めた1次～3次の全次救急患者

組織図

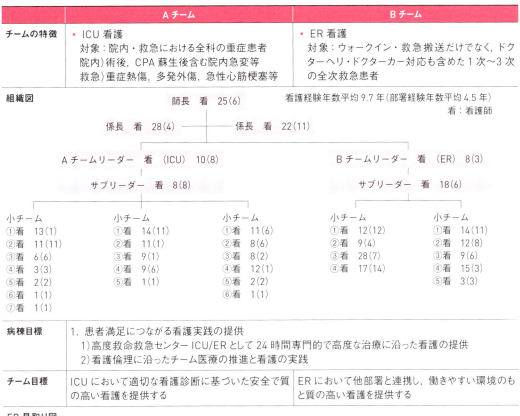

病棟目標	1. 患者満足につながる看護実践の提供 　1）高度救命救急センターICU/ERとして24時間専門的で高度な治療に沿った看護の提供 　2）看護倫理に沿ったチーム医療の推進と看護の実践	
チーム目標	ICUにおいて適切な看護診断に基づいた安全で質の高い看護を提供する	ERにおいて他部署と連携し，働きやすい環境のもと質の高い看護を提供する

ER見取り図

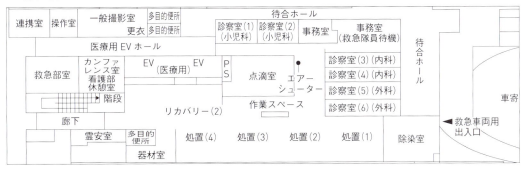

ICU見取り図

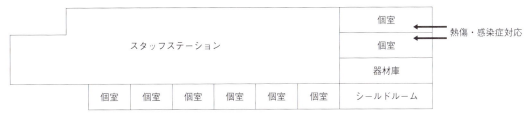

大津赤十字病院救命救急センター病棟ホームワークシート

	Aチーム	Bチーム
チームの特徴	・HCU・個室・4人部屋をBチームと同数もち取り扱う疾患に差異なし	・HCU・個室・4人部屋をAチームと同数もち取り扱う疾患に差異なし

組織図

看：看護師　NA：看護助手　　職種経験年数（部署経験年数）

師長・看　20(4)

係長・看　20(4)　―――　係長・看　20(1)

Aチームリーダー・看　8(4)　　　　Bチームリーダー・看　18(2)

サブリーダー・看　11(11)　　　　サブリーダー・看　11(11)

Aチーム			Bチーム		
①看 20(5)☆	⑧看 13(2)☆	⑭看 4(4)△	①看 23(11)★	⑧看 11(5)★	⑮看 2(2)▲
②看 24(1)☆	⑨看 12(5)△	⑮看 3(3)○	②看 19(2)★	⑨看 10(3)●	⑯看 2(2)●
③看 19(5)○	⑩看 11(4)○	⑯看 2(2)○	③看 13(5)●	⑩看 9(4)●	⑰看 1(1)★
④看 17(2)△	⑪看 13(1)☆	⑰看 1(1)☆	④看 16(5)★	⑪看 6(6)▲	⑱看 1(1)▲
⑤看 14(2)△	⑫看 8(3)○	⑱看 1(1)△	⑤看 15(8)●	⑫看 5(5)●	⑲看 10(3)▲
⑥看 15(4)☆	⑬看 7(3)△	⑲NA	⑥看 12(2)●	⑬看 4(4)★	⑳NA
⑦看 17(1)○			⑦看 11(8)▲	⑭看 3(3)▲	

小集団活動グループ：Aチーム　☆基準・手順　○症例検討　△環境
　　　　　　　　　　Bチーム　★重症ケア　●質向上　▲受持ち意識向上
（各チーム3グループの小チームをつくり活動）

部署目標	1. 看護判断にもとづいた，高度救急救命センターとして安全で質の高い看護の提供 2. キャリアデザインを描き続けられるいきいきとした職場づくり	
チーム目標	1) 専門的な疾患・技術についてマニュアル整備を行なうことで，スタッフ全員が共通した看護を提供する 2) 日常の看護技術や看護症例を見直し共有することで，専門的知識・技術を向上させ重症ケアに生かす 3) 患者様へ安全で快適な療養の場を提供でき，職員にとっても働きやすい環境づくりをめざしてスタッフが自ら行動する	1) 重症ケアについて学びを深める 2) 看護記録を充実させることで，看護の質を向上させる 3) 患者，家族に寄り添う姿勢をもち，受持ちナースとしても意識が向上する

見取り図

4人床	個室	個室	個室	個室	個室	個室	シャワー室	汚物室
4人床	ナースステーション				処置室	面談室	点滴室	
4人床								
4人床	HCU		HCU		HCU		HCU	

ICU
JCHO 徳山中央病院

　JCHO 徳山中央病院は，519 床の山口県東部にある周南医療圏の高度急性期，急性期医療を担う地域の基幹病院である。この病院の看護部は数年前から入院患者サービスの一環として「手ぶらで入院・手ぶらで退院」と称して，入院に必要な全物品を患者・家族が選択できる工夫をして提供している。

　入院患者の状況が老々介護や独居家族が増えている日本の今日的現状では，どこの地域でも求められているサービスで好評を得ている。病院看護部のホームページの「入院のご案内」で詳しく紹介されているので参考にしてほしい。また，ICU における皮膚障害予防にも熱心である。

　特定集中治療室管理料 3 の ICU は 10 床（2018 年 6 床で運用），病床利用率 47.6％，平均在室日数 4.3 日，年間入室患者数 420 人（入院 85 人，緊急入室 65 人，予定入室 270 人）である。看護チームには毎年，2〜3 名の新人ナースが入職してくる。この新人ナースを ICU で指導ナースとペア受持ち方式で育成（→238 ページ）したのが，当時の ICU 師長の藤田紀美代さんである。

施設概要

JCHO 徳山中央病院（2016 年度実績）
- 病床数　一般病床　519 床（うち第二種感染症病床　12 床）
- 診療科　28 科
- 1 日平均外来患者数　1293.0 人
- 平均病床稼働率　89.6％
- 平均在院日数　13.8 日
- 入院基本料　一般病床 7：1
- 看護職員　看護師 566 名　看護助手 58 名

JCHO 徳山中央病院 ICU データベースシート（2015 年実績）

- 患者に関するデータ

病床数	10 床（6 床で運営）　＊特定集中治療室管理科 3
年間入室患者数	391 人
診療科別	外科 127 人，心臓外科 89 人，泌尿器科 81 人，循環器内科 52 人，その他 42 人
1 日平均患者数	5.98 人
平均在室日数	5.52 日
入室患者年齢	69.1 歳
入室内訳	人工呼吸器 143 人，IABP 挿入 40 人，PCPS 挿入 4 人，血液浄化施行 32 人

- 職員に関するデータ（2016 年 4 月）

看護職員数	看護師　23 名，看護助手 5 名（救命救急センター，透析室兼務）
勤務体制	3 交代
看護職平均年齢（歳）	33 歳
看護職平均経験年数	11.1 年
平均配属年数	4 年 9 か月

JCHO 徳山中央病院 ICU ホームワークシート

	Aチーム	Bチーム	Cチーム	看護補助者チーム
患者の特徴	心臓血管外科の術後と全科のハイリスク患者の術後，病棟からの呼吸不全，重症患者が対象である 主に呼吸管理・循環管理が必要な患者である			

組織図　　　　　　　　　　　　　　　　　　　　　　　　　　　　　　　　　2016年4月1日現在
看護師経験年数（部署経験年数）

師長　29(4)

副師長　21(5)　　　副師長　23(5)

リーダー　8(4)　　　　　　　　　　　　　　　　　　　　　助手リーダー　8(3)

Aサブリーダー　25(8)　　Bサブリーダー　9(3)　　Cサブリーダー　16(3)　　助手サブリーダー　3(2)

13(6)	10(8)	21(2)	6(6)
13(3)	10(3)	13(9)	5(5)
4(4)	4(4)	9(2)	4(2)
5(3)	3(3)	2(2)	
1(1)	1(1)		

部署目標	〈患者・家族，スタッフすべての人に関心（感性・洞察力・五感をフル活用）をもち，誠意をもって最善の看護を提供する〉 1. 患者とその家族の視点に立ち，安心と信頼できる質の高い看護を提供する（せん妄予防，早期離床，スキンケア） 2. 専門職として誇りと目標・責任をもち，互いに協力し教え合い学びあう姿勢で，知識・技術の向上を図る（新人・現任教育の充実，ラダー導入）			
チーム目標	スキントラブルの予防に努め，個々に合わせたスキンケアを提供する	個々に合わせた目標を立案し，早期離床ケアを提供する	ICUのイメージがわかるビデオを作成し，前訪問で活用することで安全・安楽な看護が受けられるよう支援する	患者の情報を共有し，看護師と連携した看護ケア介助とせん妄予防を意識した患者とのかかわりをもつ
部署教育目標	1. 院内外の研修参加，オンデマンド視聴を通して，専門的知識・技術を共有し，実践能力を高める 2. 呼吸管理・呼吸アセスメント力を高めて，安全な看護を提供できるよう教育システムを構築する 3. 倫理的問題に気づき，部署全体で倫理的問題に取り組む			

病棟平面図

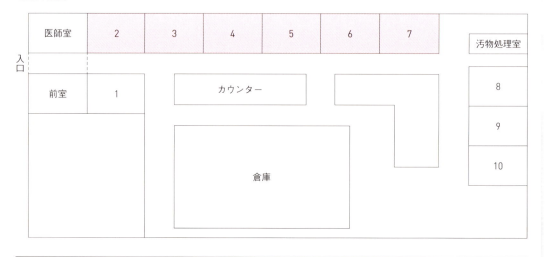

手術室
イムス東京葛飾総合病院

手術室
イムス東京葛飾総合病院

　イムス東京葛飾総合病院は，2017（平成29）年にオープンした高度医療227床（2019年6月より），24時間365日フル稼働の診療体制をとる急性期病院である。手術室の海老原絹子師長は開院時，新メンバーの看護職21名（うち，3年目以上6名，1年目12名）を有し，慎重な計画と強力なリーダーシップで固定チームナーシングを導入した。

　海老原さんは当時，この看護スタッフ（看護師17名・准看護師1名・看護補助者3名）を4チーム（看護師チーム3と補助者チーム1）に編成した。新人ナース3名はプリセプターと同じチームに所属し，2か月ごとのスーパーローテーションを取り入れて育成していたが，現在もそのスタイルを継続している（後述の職員データは2019年1月のもの）。

　日々の業務は，手術室に関連する他職種との共同業務に重点を置き，麻酔科医や臨床工学技士と話し合い共同業務を整備している。また，チームワークボードを作成して，日々変化する手術室業務を可視化している。

　チーム目標がスタッフの目標中心になっていたが，病院の新築移転に伴う診療体制の大きな変化があった年の手術室看護チームの目標としては当然であろう。患者と家族が安心できる手術室のチーム目標を設定し，成果を出していくことを期待している。

↘施設概要

イムス東京葛飾総合病院
- 病床数　227床（2019年6月より）
- 診療科　15科
- 平均病床稼働率　103.5％
- 平均在院日数　12.4日
- 入院基本料　7：1（急性期一般入院料1）

引用・参考文献：平成30年固定チームナーシング全国研究集会資料　No.106

イムス東京葛飾総合病院手術室データベースシート（2018年）

• 患者に関するデータ

手術室	5部屋（ハイブリッドI室）・脳血管造影室1室
年間手術件数	2712件
手術内訳	定時：2189件（81％），緊急手術：530件（19％）
麻酔種別	全身麻酔：1624件（60％）・局所麻酔1081件（40％） 脊椎麻酔：7件・その他：7件
月平均	225件
手術室稼働率	72.3％（月曜日から金曜日）
1日平均	11.2件（時間内緊急手術平均2〜3件）
年齢区分	14歳から　最高年齢101歳
平均年齢	72.3歳
男女比（男・女）	男：52％　女：48％
手術診療科	8診療科（外科・整形外科・脳外科・泌尿器科・心臓血管外科 眼科・形成外科・皮膚科）
診療科別疾患の特徴	外科：胆石・鼠経ヘルニア・虫垂炎・消化器悪性疾患 整形外科：大腿骨骨折・腰椎ヘルニア 脳外科：脳梗塞・クモ膜下出血・慢性硬膜下出血 泌尿器科：尿管結石・前立腺・膀胱悪性腫瘍 心臓血管外科：大動脈弁狭窄症・連合弁膜症・解離性大動脈瘤破裂・大動脈瘤・閉塞性動脈硬化症・シャント閉塞・難治下肢静脈瘤 眼科：白内障 形成外科：顔面骨骨折・皮膚悪性腫瘍など 皮膚科：良性皮膚腫瘍など
診療科別手術件数	外科：377件，整形外科：469件，脳外科：152件，脳カテ：102件 泌尿器科：303件，心臓血管外科：1058件，眼科：75件，形成外科：140件，皮膚科：102件

• 職員に関するデータ（2019年1月）

看護職員数	看護師：18名（師長1名，主任1名，副主任1名　看護師12名，非常勤（週3日）1名，准看護師2名） 看護補助者：4名（中央材料室1名，清掃1名，物品2名）
勤務体制（時差勤務を含む）	夜間・休日待機制（2〜3人体制・平均7回） 日勤（8：30〜17：30），早番（8：00〜17：00），遅番（10：00〜19：00），土曜日（8：30〜12：30） 手術延長時残業者：待機者
日勤数（人）	平日：17人，土曜日：8人
看護師平均年齢	29.4歳（師長を除く）
看護師平均経験年数	8.76年（師長を除く）
手術室平均経験年数	4.8年（師長を除く）　　手術室経験10年以上：5名
資格保持者	手術看護認定看護師：1名，周術期管理チーム看護師：2名，II種滅菌技師：2名
配属経験年数	0.9年（師長を除く）　2017年5月1日開院
キャリアラダー	V：1名　IV：2名　III：8名　II：5名　I：2名

イムス東京葛飾総合病院手術室ホームワークシート

	Aチーム	Bチーム	Cチーム	Dチーム
チームと特性 診療科 看護部委員会 部署内活動	・外科・整形外科・眼科・皮膚科 ・記録・感染	・脳外科・泌尿器科 ・教育・業務委員・褥瘡 ・勉強会企画・運営	・心臓血管外科・形成外科・麻酔科 ・医療安全	・補助者チーム ・教育担当者

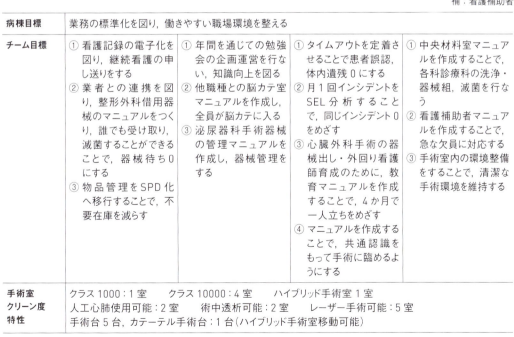

年間組織図

♥：手術看護認定看護師
♡：周術期管理チーム看護師
＊：2種滅菌技師
★：プリセプター
☆：プリセプティー
看護師経験（手術室経験）

補：看護補助者

病棟目標	業務の標準化を図り，働きやすい職場環境を整える				
チーム目標	① 看護記録の電子化を図り，継続看護の申し送りをする ② 業者との連携を図り，整形外科借用器械のマニュアルをつくり，誰でも受け取り，滅菌することができることで，器械待ち0にする ③ 物品管理をSPD化へ移行することで，不要在庫を減らす	① 年間を通じての勉強会の企画運営を行ない，知識向上を図る ② 他職種との脳カテ室マニュアルを作成し，全員が脳カテに入る ③ 泌尿器科手術器械の管理マニュアルを作成し，器械管理をする	① タイムアウトを定着させることで患者誤認，体内遺残0にする ② 月1回インシデントをSEL分析することで，同じインシデント0をめざす ③ 心臓外科手術の器械出し・外回り看護師育成のために，教育マニュアルを作成することで，4か月で一人立ちをめざす ④ マニュアルを作成することで，共通認識をもって手術に臨めるようにする	① 中央材料室マニュアルを作成することで，各科診療科の洗浄・器械組，滅菌を行なう ② 看護補助者マニュアルを作成することで，急な欠員に対応する ③ 手術室内の環境整備をすることで，清潔な手術環境を維持する
手術室 クリーン度 特性	クラス1000：1室　　クラス10000：4室　　ハイブリッド手術室1室 人工心肺使用可能：2室　　術中透析可能：2室　　レーザー手術可能：5室 手術台5台，カテーテル手術台：1台（ハイブリッド手術室移動可能）			

（つづく）

(つづき)

部署平面図

	5室（クラス10000） 脳外・泌尿器 外科・整形など	4室（クラス10000） 心臓血管外科 脳外科・形成外科	3室（クラス10000） 皮膚科・眼科 血管外科 外科・形成外科	器材庫	2室（クラス10000） ハイブリッド 血管外科 泌尿器	1室（クラス1000） 整形外科 形成外科 血管外科 脳外科
	手術室・ICU出入り口		手術室内廊下			
ICU	麻酔室	病理室	汚物室	外来患者出入り口と更衣室	看護師休憩室	職員更衣室（男子・女子）	手術前室	事務室	既滅菌室
			エレベーター2機		IC室		ホール	エレベーター2機	組みたて室（オート・ステラッドEOG）
	ICU前室廊下				外廊下				
		家族控え室			脳カテ室			洗浄室	
		IC室							

6 周産期母性科病棟

名古屋市立大学病院
獨協医科大学病院

総合周産期母子医療センター
名古屋市立大学病院

　名古屋市立大学病院は，ベッド数800床，外来患者1日平均1770人，固定チームナーシング導入歴9年の大学病院である。総合周産期母子医療センターは，ここ数年の分娩件数約500件，新生児医療，生殖医療に定評のあるセンターである。また，産科部門は助産外来や母乳外来，妊産婦保健指導にも力を入れており，外来と病棟をつなぐ継続的な看護や母子に寄り添った看護を提供している。

　ここのホームワークシートは，チームによる分担が明確でわかりやすい。

　産科領域の患者グループ分けには，助産師の専門性の修得状況や母性看護の理念の理解，助産師の育成状況などがかかわってくる。そのため，分娩介助経験の要望が強い若い助産師が多い大規模病院の母性領域のリーダーはたいへん苦慮している。

　ここの師長は母性看護理念をスタッフに示していて，産科病棟の目標に明示しているのが参考になる。さらに，病棟目標につながるチーム目標もよい。全国研究集会ではAチームの退院後の育児支援をめざして，産後2週間健診・ピアカウンセリング産後教室(マミーコアラ)の実践成果[1]を発表した。

施設概要

名古屋市立大学病院
- 病床数　800床
- 診療科　31科
- 平均病床稼働率　86.3%(2017年度)
- 平均在院日数　12.0日(2017年度)
- 入院基本料　7:1

名古屋市立大学病院総合周産期母子医療センターデータベースシート(2017年4月)
- 患者に関するデータ

定床数	産科10床，MFICU6床
診療科	産科

※2018年4月より病棟再編(MFICUが独立)

---

1) 平成30年固定チームナーシング全国研究集会資料集 No.120

平均病床稼働率	93.5%
平均在院日数	10.3日
平均入院患者数	14.9人
看護の特徴	妊婦・助産ケア, 退院後の育児支援ケア, 生殖医療ケア

- 職員に関するデータ（2017年4月）

看護職員数	看護師34名
勤務体制	3交代
日勤数	8名
看護職平均年齢	助産師30歳, 看護師35歳
看護職平均経験年数	助産師7.8年, 看護師3.5年
平均配属年数	助産師7.8年, 看護師3.5年
キャリアラダー	Ⅰ：13名, Ⅱ：5名, Ⅲ：9名, Ⅳ：1名

名古屋市立大学病院総合周産期母子医療センターホームワークシート

	Aチーム	Bチーム	Cチーム
チームの特徴	・退院後の育児支援ケア	・妊婦・助産ケア	・生殖医療ケア

チーム組織図

師長　27(4)

主任　17(17)　　　　　　主任　15(15)
主任　23(16)

★チームリーダー
☆チームサブリーダー
経験年数(部署経験年数)
看：看護師
助：助産師

Aチーム
助★　18(14)
助☆　4(3)
助　5(5)
助　3(3)
助　2(2)
助　1(1)
助　1(1)
助　1(1)

Bチーム
助★　14(14)　　助　2(2)
助☆　5(4)　　　助　1(1)
助　5(5)　　　　助　1(1)
助　3(3)　　　　看　3(3)
助　2(2)
助　2(2)

Cチーム
看　5(2)　　　　助★　15(15)
助　2(2)　　　　助☆　28(28)
助　2(2)　　　　助　16(1)
助　1(1)　　　　助　6(6)
看　1(1)　　　　助　4(4)
　　　　　　　　助　3(3)
　　　　　　　　助　3(3)

病棟目標	1. すべての妊婦の妊娠期から育児期までの切れ目ない支援のしくみを構築し，退院後の生活につなげる継続支援を強化する 2. 産婦や家族にとって満足度の高い分娩体験となるよう，安全で，産婦の主体的な力を発揮できる助産ケアを提供する 3. 生殖医療において，治療を受けるカップルに十分な情報提供がされ意思決定できる生殖看護支援を検討する		
チーム目標	・産後ケア体制を整え，退院後の安心した育児につながる育児支援を提供する ・ハイリスク妊婦(特定妊婦)の退院後につながる支援体制を構築する	・母親教室を見直し，産婦の主体性を引き出す助産ケアを提供する	・生殖医療において治療を受けるカップルへの情報提供および意思決定支援を検討する

病棟平面図

| 分娩部 | 1床 | 1床 | 1床 | 1床 | 1床 | 新生児室 |

| 車イス用トイレ 汚物処理室 | シャワー室 | ナースステーション |

1床　1床　1床　1床　1床　1床　1床　1床　1床　1床

総合周産期母子医療センター産科部門
獨協医科大学病院

　獨協医科大学病院は，栃木県全域の三次救急医療の一端を担う，病床数1195床の大学医学部の附属病院である。総合周産期母子医療センターは，県内外の産科救急の搬送を受け入れ，ハイリスク妊婦・褥婦の急性期の看護を行なっている。

　MFICUと産科病棟の職員は，ナースステーションを共有し，MFICUと産科病棟を時にはリリーフ体制で勤務している。MFICUと産科病棟のそれぞれの特殊性を遂行しながら，緊急時には人的協力体制がとりやすい環境である。

　獨協医科大学病院看護部は長年，モジュール型プライマリーナーシングをめざしてきた。しかし，母性領域では妊婦・産婦・褥婦・新生児が混在したケアの煩雑さと日々の業務の動線が複雑で，やりたい看護がなかなか実践できなかった。後輩育成にも苦慮しており，固定チームナーシングに看護方式を変える方針にいち早く賛同したのが，母性看護領域の看護職である。

施設概要

獨協医科大学病院
- 病床数　1195床（一般1153床，精神43床）
- 平均病床稼働率　87.6%
- 平均在院日数　13.9日
- 入院基本料　7：1看護体制　夜勤3〜6人，3交代制（変則2交代・準深夜連続勤務可能）

獨協医科大学病院総合周産期母子医療センター産科部門データベースシート

- 患者に関するデータ

病床数	40床：MFICU10床，後方病床30床（バースセンター4床含む）
診療科	産科
平均病床稼働率	MFICU：66.0%，産科病棟：95.4%
平均在院日数	MFICU：8.2日，産科病棟：10.5日

- 職員に関するデータ

看護職員数	MFICU：助産師14名，看護師5名　産科病棟：助産師27名，看護師5名，看護補助者2名
勤務体制（時差出勤を含む）	3交代制（変則2交代・準深夜連続勤務）
日勤数	MFICU：3名，産科病棟：平日13〜15名，祝休日9〜11名
看護職平均年齢（歳）（師長を除く）	MFICU：30.9歳，産科病棟：35.2歳
看護職平均経験年数（年）（〃）	MFICU：7.2年，産科病棟：11.9年
平均配属年数（年）（〃）	MFICU：5.7年，産科病棟：9.9年
キャリアラダー	Ⅰ：MFICU 2名，Ⅱ：MFICU 4名，産科病棟8名，Ⅲ：MFICU 7名，産科病棟14名，TRY中　MFICU 5名，産科病棟7名，アドバンス助産師：MFICU 2名，産科病棟11名

獨協医科大学病院総合周産期母子医療センター産科部門ホームワークシート

チームの特徴	MFICU：常に母体搬送を受け入れる体制を整え，急性期の全身管理を担当 妊娠期チーム：妊娠期・妊娠期入院から分娩までを担当．陣発時に分娩チームに送る 分娩期チーム：陣発入院と分娩進行中から分娩看護を担当 分娩後は勤務交換まで母子を担当（分娩が重なるときは日々リーダー同士で話し合い，適宜産褥チームに移動）．CSは1日目の10時に産褥チームに移動 産褥・新生児チーム：産褥期と新生児室を担当 院内助産・外来：院内助産業務．外来業務 補助：現行の業務内容と同じ
チーム組織図	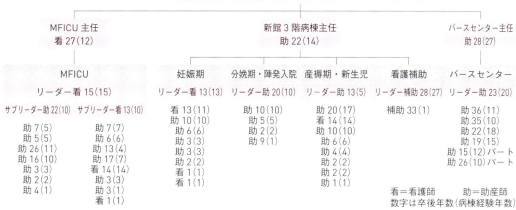 ＊MFICUと，妊娠期・分娩期・産褥期チーム間では，相互にリリーフ体制をとっている．バースセンターからのリリーフはあるが，バースセンターへのリリーフはない．
病棟目標	・安全な分娩 　総合周産期母子医療センター産科部門としての役割が果たせるよう，チーム医療を強化する ・地域との連携 　地域との連携を密にし，継続した医療・看護の充実を図る 　母体搬送を10件/月以上受け入れる ・産科としての倫理 　人の生命・人の尊厳および権利を尊重した医療・看護を提供する
チーム目標	MFICU：搬送を受け妊娠が継続できるよう全身管理をする ハイリスク妊産婦に対し安全な入院生活を提供する 妊娠期チーム：安全に妊娠が継続できるよう環境を整える 分娩期チーム：安全な分娩環境を提供する 産褥チーム：退院後の育児を楽しめるような育児開始の環境を提供する 院内助産：妊娠期からのかかわりを通し，産婦主体の分娩の援助を提供する 補助：看護師と協働し病棟の療養環境の整備を行なう
病棟平面図	

7 小児病棟

自治医科大学とちぎ子ども医療センター
関西医科大学附属病院小児医療センター

小児外科系病棟
自治医科大学とちぎ子ども医療センター

　自治医科大学とちぎ子ども医療センターは，日本では当時画期的な大学病院併設型として設立された子ども病院であり，高度で専門的な小児医療を提供し，全国各地から患者が訪れる。この小児外科病棟は，病床数36床，稼働率87.6％，平均在院日数7.3日の忙しい病棟である。

　患者の60％が乳幼児で，この時期の子どもは可愛いけれど，よく動き目が離せない。母子分離不安の強い発達段階にあり，母子双方の看護が必要である。

　2018(平成30)年度，この病棟にも6名の新人ナースが配属され，2年目は4名。3年目の2名は固定チームナーシングの小集団活動のグループリーダーである。スタッフの組織図に小集団のグループリーダーとサブリーダーが明示され，チーム目標で①②③につながっている。病棟全体の看護目標と小集団活動が担当者を通して一覧でき，よく工夫されたホームワークシートである。

　チーム目標は成果目標を表現して，メンバーに伝える責任がある。活動のプロセスと結果(成果)考察をメンバーと共有して，小児看護の質を上げる努力をしている。

↘施設概要(→147ページ)

↘自治医科大学とちぎ子ども医療センター小児外科病棟データベースシート(2018年度)
• 患者に関するデータ　　　　　　　　　　　　　　　　　　　　　　( )内は　前年度分

定床数	36床
診療科目と病床数	小児外科8・移植外科4・整形外科4・脳神経外科3・心臓血管外科6・泌尿器科4 形成外科2・耳鼻科3・小児科・皮膚科・口腔外科　11科の小児外科系診療科
平均病床稼働率	87.6(87.7)％
平均在院日数	7.3(7.1)日
平均入院数	115.5(99.4)人／月　　1日平均入院患者数　28(28)人
入院内訳	総入院数 1386(1193)人／年　　手術件数 939人(約67.7％が手術目的) 緊急入院 163(354)人／年　うち76人(46.6％)が夜間帯 転入：18.3(19.5)人／月 総退院数：1236人　平均退院数：103人／月　　死亡：0(0)人／年 土日退院数：324人／年　平均土日退院数 27.4(21.4)人／月

年齢区分と割合（%）	0歳：201人（14.5%）　1～2歳：348人（25.1%）　3～5歳：270人（19.8%） 6～12歳：463人（33.3%）　13～15歳：88人（6.4%）　16歳以上：11人（0.7%）
男女比（男：女）	60.4%：39.6%　（59.2%：40.8%）
転倒転落危険度	転倒転落危険度　Ⅱ度：4.8人／日　Ⅲ度：1.1人／日
看護の特徴	各診療科周術期看護 心臓外科：術前術後の循環動態の管理・水分管理・退院指導・在宅支援 脳外科：ドレーン管理・化学療法に関する看護 整形外科：牽引・骨折・側湾症などの看護 小児外科：新生児の術後管理　呼吸器系に関する看護　ストマ管理 移植外科：術前外来から術後在宅までの継続的な看護　退院支援 泌尿器科：尿路再建術後の看護や自己導尿の教育入院
治療・処置・ケアなど	手術件数：939（935）件／年　月平均78.3（77.9）件　クリニカルパス824件／年 小児外科：手術件数257（293）件／年【27.4%】，泌尿器科：手術件数168（168）件／年【17.9%】 耳鼻科：128件／年【13.6%】 移植外科：肝生検目的入院　53（70）件／年　生体肝移植術　9（10）件／年 1日あたりとして　ドレーン管理：5～7人，気管切開管理：2～4人，経管栄養：3～5人 ECGモニター管理：8～10人，授乳：8～10人，末梢輸液管理：15～25人 退院支援患者会議，退院後訪問，退院後電話訪問など

・職員に関するデータ　　　　　　　　　　　　　　　　　　　　　　　　　（2018年5月1日現在）

看護職員数	看護師：35名（師長1名，主任2名，看護師32名〈新人6名，時間短縮勤務者1名，パート1名〉） 保育士：2名（早番：7：30～16：15　土曜日：8：15～12：15　日勤） クラーク：1名 看護補助員：3名（うち2名が交代制，常時2名）（早番7：30～16：15　日勤）
勤務体制（時差出勤を含む）	2交代　4人夜勤　1日早番7：30～16：15　1日遅番12：15～21：00
日勤数（人）	平日：12～14人　　休日：8～10人
看護職平均年齢（師長を除く）	28.8（29.0）歳
看護職平均経験年数（〃）	6.6（7）年
平均配属年数（〃）	3.1（3.15）年
キャリアラダーTRY中	ラダーⅣ TRY：13名　ラダーⅢ TRY：6名　ラダーⅡB TRY：2名　ラダーⅡA TRY：4名　ラダーⅠ TRY：6名

↘自治医科大学とちぎ子ども医療センター小児外科病棟ホームワークシート（2018年度）

	Aチーム（18床）	Bチーム（18床）
チームの特徴	・主に心臓血管外科・脳外科・整形外科の患者を主体とし，清潔区域として運用 ・手術患者・循環動態の観察や水分管理・モニター管理が必要な患者	・主に小児外科・移植外科・泌尿器科の患者を主体とし，一般区域として運用 ・生体肝移植術前・術後の管理・気管切開中など呼吸管理が必要な患者 ・感染のため個室隔離が必要な患者

チーム組織図

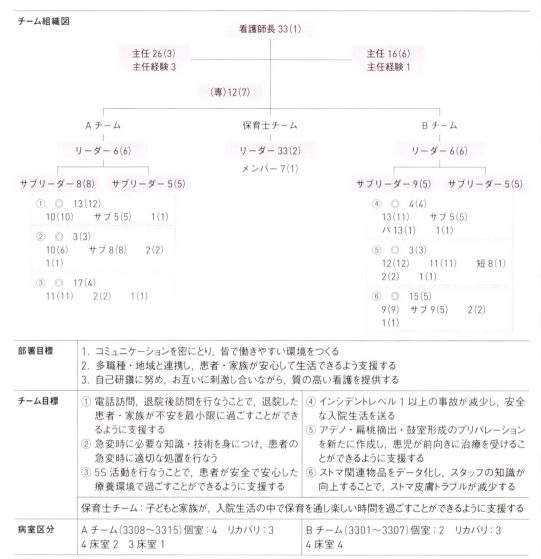

部署目標	1. コミュニケーションを密にとり，皆で働きやすい環境をつくる 2. 多職種・地域と連携し，患者・家族が安心して生活できるよう支援する 3. 自己研鑽に努め，お互いに刺激し合いながら，質の高い看護を提供する	
チーム目標	① 電話訪問，退院後訪問を行なうことで，退院した患者・家族が不安を最小限に過ごすことができるように支援する ② 急変時に必要な知識・技術を身につけ，患者の急変時に適切な処置を行なう ③ 5S活動を行なうことで，患者が安全で安心した療養環境で過ごすことができるように支援する	④ インシデントレベル1以上の事故が減少し，安全な入院生活を送る ⑤ アデノ・扁桃摘出・鼓室形成のプリパレーションを新たに作成し，患児が前向きに治療を受けることができるように支援する ⑥ ストマ関連物品をデータ化し，スタッフの知識が向上することで，ストマ皮膚トラブルが減少する
	保育士チーム：子どもと家族が，入院生活の中で保育を通し楽しい時間を過ごすことができるように支援する	
病室区分	Aチーム（3308～3315）個室：4　リカバリ：3 4床室2　3床室1	Bチーム（3301～3307）個室：2　リカバリ：3 4床室4

病棟平面図

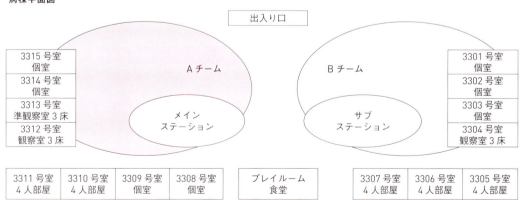

小児医療センター（小児病棟）
関西医科大学附属病院

　関西医科大学附属病院は751床，1日平均外来患者数2010人，平均在院日数11.6日，平均病床稼動率97％の特定機能病院である。小児医療センターはNICUと小児病棟（一般病棟）43床で，15歳未満の全診療科の小児混合病棟である。

　この小児病棟で固定チームナーシングのチームリーダーを2年間固定する取り組みを行ない（→22ページ），チーム目標の達成率を40〜60％から80〜100％までに至った実践報告を近畿地方会で発表し，その継続実践報告を全国研究集会で行なった[1]。

◢ 施設概要

関西医科大学附属病院（2017年度）
- 病床数　751床
- 診療科　34科
- 平均病床稼働率　97.0％
- 平均在院日数　11.8日
- 入院基本料　7：1

◢ 関西医科大学附属病院小児医療センター小児病棟データベースシート（2017年度）

- 患者に関するデータ

病床数	43床（NICU含む）
診療科	15歳未満の全診療科
平均病床稼働率	5E病棟 84.3％
平均在院日数	5E病棟 7.8日
入院患者数	5E病棟 1466人
入院内訳	主な疾患：急性期感染症，食物アレルギー，血液・腫瘍疾患，心疾患，ネフローゼ，脳外科疾患，自己免疫疾患，外科疾患
年齢区分（NICU含む）	0〜2歳（70.7％），3〜5歳（8.5％），6〜8歳（10.1％），9〜11歳（5.8％），12〜14歳（4.9％）
男女比	男57％，女43％
看護の特徴	5E病棟：感染症などの急性期看護や在宅医療ケアが必要な患児の退院支援，血液・腫瘍疾患に対する化学療法看護や終末期看護，家族看護，小児循環器外科・小児脳神経外科の開設に伴い，GICUと連携し，重症度の高い患児の看護，被虐待児や育児不安などの子どもへのかかわり

1) 平成30年固定チームナーシング全国研究集会資料集 No.128

治療・処置・ケアなど	・治療 薬物療法，酸素療法，負荷試験(ホルモン・食物など)，血液・腫瘍疾病に対する化学療法や放射線療法，手術(各種外科疾患)，牽引・ギプス固定 ・処置 採血，輸液路確保，鎮静，創傷処置，熱傷処置，腰椎穿刺，骨髄穿刺，腎生検，骨髄穿刺，髄腔内注射など ・看護 急性期看護，周手術期看護，重症患者管理，終末期看護，在宅療養移行支援と看護，退院支援と退院調整，感染管理，発達段階の応じた看護

● 職員に関するデータ

看護職員数	師長1名，副師長2名，看護師29名，看護助手3名
勤務体制	2交代制　4人夜勤(Aチーム2人，Bチーム1人，Cチーム1人)
日勤数	14人(実習指導者1人含む)
看護職平均年齢(師長を除く)	27歳
看護職平均経験年数	5年
平均配属年数	3年
キャリアラダー	I：6名，II：11名

関西医科大学附属病院小児医療センター小児病棟ホームワークシート

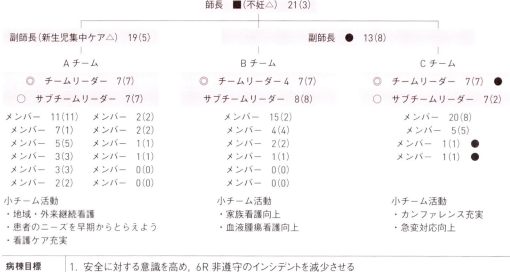

病棟目標	1. 安全に対する意識を高め，6R非遵守のインシデントを減少させる 2. 看護実践能力(ニーズをとらえる力・ケアする力・協働する力・意思決定を支える力)を発揮し，チームで看護の向上心を高める 3. 退院前後の生活の視点で患者・家族をとらえ，適した連携により看護を継続する

(つづく)

チーム目標	Aチーム目標： 患者・家族のニーズをとらえ，ケアする力を高められるよう，看護の提供方法を見直し，充実した看護を提供する	Bチーム目標： 院内外の勉強会に参加し，小児がんの治療・看護に対する知識を高め，安全・安心なケアを提供する	Cチーム目標： ①事例・ケースカンファレンスを定例化し，安全に対する意識を高め，看護技術実践能力を高める ②小児の急変対応知識・技術を向上し，ケアする力を高める

病棟平面図

4床室 568	PICU 4床室 561					4床室 551
4床室 567	スタッフステーション Bコーナー		スタッフステーション Aコーナー			4床室 552
4床室 566	個室 (陰圧室) 565	2室 563	4室 562	PICU 個室 (陰圧室) 560	PICU 個室 (陰圧室) 558	副室 (隔離) 557	副室 (隔離) 556	副室 (隔離) 555	4床室 553

□ Aチーム
□ Bチーム
■ Cチーム
▨ 共有部屋（1床）

地域包括ケア病棟

行徳総合病院
芳珠記念病院

地域包括ケア病棟
行徳総合病院

　IMSグループの行徳総合病院は，病床数307床，平均病床稼働率85.3％，平均在院日数17.4日，1日平均外来患者数394.3人，救急搬送423件／月(2次救急)の病院である。

　2016(平成28)年11月に開設された35床の地域包括ケア病棟は，中山聡子病棟師長のリーダーシップのもと，多職種連携がうまく機能している(→127ページ)。2018(平成30)年の関東地方会のシンポジストとして，その状況を含め，診療報酬改定への対策と看護の使命を明確に伝えた中山さんの発言は，参加者600余名を魅了した。その時のスライドを紹介する(図4-1)。固定チームナーシングのチーム力を発揮する多職種連携チームの組織図は，情報共有の流れがよく表現されている。

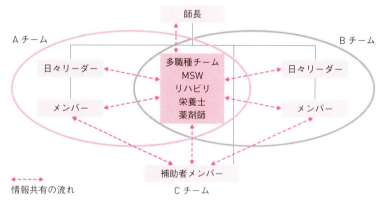

図4-1 行徳総合病院の多職種連携チーム組織図

施設概要

行徳総合病院（2018年6月分データ）
- 病床数　307床
- 診療科　24科
- 平均病床稼働率　85.3%
- 平均在院日数　17.4日
- 看護必要度　38.2%（一般）　99.35%（ユニット）
- 1日平均外来患者数　394.3人
- 救急搬入件数　423件/月（2次救急）
- 手術件数　167件/月
- 全職員数　約729名
- 看護配置基準　急性期一般入院料1（7：1），回復期リハビリテーション病棟入院料2（15：1），地域包括ケア病棟入院料2（13：1）

行徳総合病院地域包括ケア病棟データベースシート

- 患者に関するデータ

病床数	35床
平均在院日数	40日
在宅復帰率	78〜80%
患者特性	70〜80代が70%，全体の80%近くが介護認定取得
診療科別割合	一般内科22%，整形外科19%，腎臓内科17%，神経内科16%，外科10%，泌尿器科6%，循環器内科5%，脳神経外科3%
主な転入先	①自施設の急性期病棟，②他病院急性期病棟，③医療度の高い在宅患者のレスパイト
退院	自宅退院80%，施設退院10%，一般病棟への転出・死亡10%

- 職員に関するデータ

看護職員数	看護師13名（看護師長除く），准看護師1名，助手7名，MC（メディカルクラーク）1名
入院基本料	地域一般入院基本料2　　看護　13：1　　看護補助　25：1 地域包括ケア入院医療管理料2
勤務体制	2交代制
日勤数	平日6人，休日5人
看護職平均年齢	29歳
看護平均経験年数	7.9年
平均部署年数	2.3年
キャリアラダー	Ⅰ：1名，Ⅱ：9名，Ⅲ：2名，Ⅳ：1名

行徳総合病院地域包括ケア病棟ホームワークシート

	Aチーム（16床）	Bチーム（17床）
チームの特徴	・医療処置が多め ・介助量が多く，認知症，離院リスクの高い患者が多い ・急性期治療後，ADLの低下により自宅退院困難となる患者は退院調整が長期化することもある	・1106, 1107は監視〜軽介助レベルの患者が多い ・1105は認知症，転倒転落リスクの高い患者が多い ・個室には看取りの患者が入ることが多い

組織図

総経験年数（部署経験年数）

師長　28(2)

- Aチームリーダー　看 7(2)
  - サブリーダー　看 5(3)
  - A 看 4(4)
  - B 看 4(4)
  - C 看 3(3)
  - D 准看 4(2)
  - E 看P 14(3)
- Cチームリーダー　助手（15）
  - 助手 1
  - 助手 1
  - 助手 3
  - 助手 1
  - 助手 3M
  - 助手 3M
  - MC 1
- Bチームリーダー　看 7(3)
  - サブリーダー　看 12(3)
  - F 看 4(4)
  - G 看 4(4)
  - H 看 2(2)
  - I 看P 13(1)

【その他のスタッフ】
PT 4名　OT 1名　MSW 1名　薬剤師 1名　栄養士 1名

部署目標	患者・家族のニーズに合わせた「退院のゴール設定」を多職種で共有し，退院調整を行なう
チーム目標	個々に合わせた在宅で実践しやすい退院指導プランを作成する	内服自己管理におけるアセスメント方法を統一し，インシデントを前年度より40%減少させる

病棟平面図

| A:1101 4床 | WC | A:1102 4床 | A:1103 4床 | WC | B:1105 4床 | B:1106 4床 | WC | B:1107 4床 | 特別室① |

処置室／職員WC／職員WC／多目的室／休憩室／病棟薬剤／ナースステーション／EV／EV／EV／車椅子WC／汚物室／脱衣所／介助浴室SW／ランドリー／自動扉／職員EV／職員EV／自動扉／職員EV

| 器材庫／多目的室 | ラウンジ | WC | A:1115 4床 | B:1113 個室 | B:1112 個室 | B:1111 個室 | B:1110 個室 | B:1108 個室 | 特別室② |

地域包括ケア病棟
芳珠記念病院

　芳珠記念病院は石川県能美市にあり，一般病床200床（急性期一般86床，地域包括ケア82床，障害者32床），療養病床60床（医療療養60床休床中），介護医療院60床の病院である。

　この病院には地域包括ケア病棟が2つあり，病院のホームページでは，地域包括ケア病棟の受入機能や退院支援機能が，急性期医療から在宅療養までを結ぶ「要」の役割をしていることを紹介している。

　ここに登場するのは，42床の小児科，婦人科を除く診療科対応（ポストアキュート）の病棟である。整形外科・内科・消化器科・リハビリテーション科の順に患者が多い。平均稼働率は94.4％，平均在院日数は31.14日である。患者の平均年齢は80歳で，転倒・転落のハイリスク患者や認知機能障害の患者も多い。スタッフステーションのなかには管理栄養士，薬剤師が在席する机があり，リハビリ室へとつながっている。いつでも多職種で連携しやすい環境となっている。スタッフステーションの前に見守りラウンジがあり，また同じフロアには院内デイルームがあり，そこから見えるハーブ園が素敵な，高齢者に優しい病棟である。

施設概要

芳珠記念病院
- 病床数　一般病床200床（急性期一般：86床，地域包括ケア：82床，障害者：32床），療養病床60床（医療療養：60床休床中），介護医療院60床
- 診療科　33科
- 平均病床稼働率　急性期84.3％，地域包括91.4％，障害者87.5％
- 平均在院日数　急性期14.7日，地域包括27.7日，障害者102日
- 入院基本料　急性期一般入院基本料1，地域包括ケア病棟入院基本料2，障害者等入院基本料

芳珠記念病院地域包括ケア病棟データベースシート

- 患者に関するデータ

定床数	42床（4床室10部屋，個室2床）
診療科目	ポストアキュートとして小児科，婦人科を除く科　多い診療科：整形外科，内科，消化器科，リハビリテーション科
平均病床稼働率	94.4％
平均在院日数	31.14日
平均入院数	39人
入院内訳	月あたり：新入院患者数　34人，転入患者数　18人，退院患者数　47人
年齢	平均80歳
看護必要度該当患者	月平均15.3％　主に心電図モニター，酸素吸入，創傷処置
看護の特徴	主な疾患 脊椎圧迫骨折，大腿骨頸部骨折，その他の骨折 消化器外科術後，肺炎，脱水症
	整形外科疾患患者の看護，高齢者患者の看護 運動機能障害，認知機能障害をもつ患者の看護

• 職員に関するデータ

看護職員数	看護師：21名（副師長1名，副主任1名，看護師18名：うち短時間勤務1名，兼務1名） ライフケアワーカー（介護福祉士，看護補助者）：8名，アシスタント：1名
勤務体制	看護師3交代制（ライフケアワーカー　2もしくは3交代制）
日勤数　夜勤数	平日11～13人，夜勤2～3人
看護師平均年齢	41歳
看護師平均経験年数	20年（0～40年）
配属経験年数	2.1年
ラダー	Ⅳ：1名　Ⅲ：16名　Ⅰ：2名　ノンレベル：1名

芳珠記念病院地域包括ケア病棟ホームワークシート

	Aチーム	Bチーム
病棟機能の特徴	・Aチーム Bチームとも地域包括ケア病棟の機能を満たす患者の受け入れ ・重症度・医療・看護必要度A項目1点を満たす患者が月平均10％以上 ・在棟日数が60日以内 ・在宅復帰率70％以上 ・リハビリ実施平均2単位以上	

病棟組織図

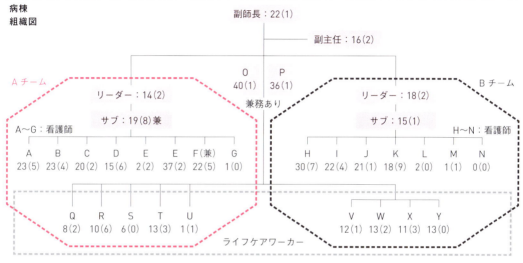

部署目標	住み慣れた地域に安心して療養できるよう在宅復帰支援を行なう	
チーム目標	① 退院後の生活を見据えた看護ケアを提供する ② 転倒・転落予防ラウンドを行ない、ベッド周囲の転倒・転落を予防する	① 1人ひとりが知識・技術の確認をし、安全・安心な看護を提供できるよう、看板の作成を行ない、患者を指導する ② 1年目・2年目の教育を通し、知識・技術の向上を図る
病室区分	4床室5部屋　個室1床	4床室5部屋　個室1床

部署平面図

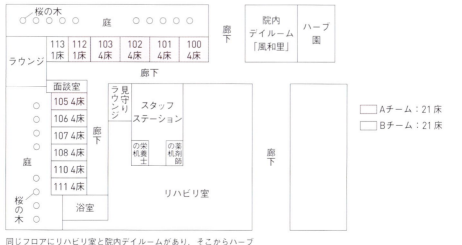

同じフロアにリハビリ室と院内デイルームがあり、そこからハーブ園が見える。各病室からは庭の桜をながめることができる

回復期リハビリテーション病棟

愛全会愛全病院

回復期リハビリテーション病棟
愛全会愛全病院

　愛全病院は，札幌市にある609床の慢性期療養型病院である（→43ページ，143ページ）。回復期リハビリテーション病棟は，定床55床，平均稼動率89％，平均在院日数89日で，2018（平成30）年の診療報酬改定後も，回復期リハビリテーション病棟入院料1のレベルを獲得している。

　この病棟は，職種ごとの縦割りの組織になっており，機能や役割が分断され，リハビリでは歩行している患者が，病棟では車椅子に乗っているといった齟齬が起きていた。そこで，2015（平成27）年，押野郁治看護科長は，病棟のビジョンにある，多職種の連携や協働によるチーム力を活かし，高齢者のできる限り自立した生活の実現と，責任と継続性のある統合されたサービスの提供をめざして，リハビリ職も含めた多職種による固定チームナーシング（モデル病棟として）を導入した。すると，導入後すぐに，患者を中心として多職種が目的と目標，計画を共有した小集団活動を始めた（図4-2）。

　患者を中心とした多職種の小集団では，それぞれ目的・目標を患者とスタッフが共有するが，その目標達成が，そのままチーム目標，病棟目標，ビジョンへとつながっていく。日々のケアやリハビリがすべて大きな目標やビジョン，使命に直結しやすいため，それが個人のやりがいにつながりやすくなる（図4-3）。

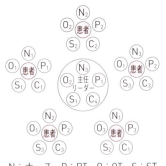

図4-2 チーム内の患者を中心とした多職種の小集団

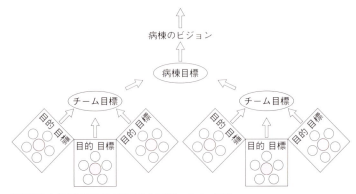

図4-3 小集団の目標が病棟のビジョンに直結

病院の廊下やロビー，病室は，女性理事長の理念が行き届き，おしゃれで清潔で豪華である。専従の多職種スタッフが，常に患者のベッドサイドにいる。

　回復期リハビリテーション病棟入院料1基準のスタッフ配置の病棟では，看護職・介護職よりも多人数のリハビリスタッフが，受持ち患者のトレーニングを継続して実施している。リハビリスタッフは，専従もしくは専任であり，いつも病棟にいるため，多職種での情報交流・問題解決のカンファレンスの実施がいつでも可能である。生活行動リハビリを24時間継続して実践していくために，リハビリスタッフが交代で勤務し，早出・遅出・夜勤を看護職・介護職と協働で行なっている。

施設概要

愛全会愛全病院
- 病床数　609床
- 診療科　6科
- 平均病床稼働率　96％
- 平均在院日数　80日
- 入院基本料　回復期リハビリテーション病棟入院料1

愛全病院回復期リハビリテーション病棟データベースシート（2018年1〜12月）

- 患者に関するデータ

定床数	55床
入院患者数	216人（男性62人，女性154人）
入院内訳	脳血管疾患　42人，運動器疾患　148人，廃用症候群　21人，その他　5人
平均年齢	85.2歳
平均在院日数	89日（脳血管疾患　115.79日，運動器疾患　73.87日，廃用症候群　77.57日，その他　49.0日）
在宅復帰率	80.41％
入院時重症患者割合	38.20％
退院時重症改善率	41.25％
FIM利得	39.9点

- 職員に関するデータ（2018年1〜12月）

スタッフ人数	看護師21名，介護福祉士6名，ケアワーカー4名，PT19名，OT11名，ST2名，クラーク1名，MSW2名，管理栄養士（専任）1名，薬剤師（担当）1名
勤務体制	2交代制　夜勤：看護師2人，介護士1人，リハ1人（月数回） 遅出・早出・モーニングリハ・イブニングリハ
入院基本料	看護13：1　介護30：1
日勤人数	看護師11〜12人，介護職5人（夜勤は看護師2人，介護職1人）
看護職平均年齢	29.25歳
看護職平均経験年数	6.54年
平均配属年数	2.68年
キャリアラダー	Ⅰ：2名，Ⅱ：8名，Ⅲ：5名，Ⅳ：4名

愛全病院・回復期リハビリテーション病棟ホームワークシート（2018年度）

	Aチーム	Bチーム
病棟目標	ビジョン：多様な高齢者の生活を理解し，多職種によるチーム力を活かし，高齢者の尊厳を保ち，できる限りの自立したその個人に適した生活を実現する ：回復期リハビリテーション病棟入院料1の継続 　在宅復帰率70％以上・入院患者重症率30％以上・重症改善率30％以上・アウトカム指標FIM利得37点以上 ：患者満足度の向上 　経管栄養から経口移行率80％以上・定期的な病棟レクの実施などアメニティの充実・患者満足度調査の実施・医療安全小集団によるRCA，業務工程表作成の実施 ：新たな患者の獲得 　病床稼働率80％以上・在宅系からの入院の受け入れ・入退院担当看護師による訪問看護，ケアマネジャーとの直接の連携 ：高齢者に特化した回復期病棟の実現 　認知症患者のケア学習会の開催・早期の家屋調査の実施・入退院担当看護師による訪問看護，ケアマネジャーとの直接の連携 　Baカテーテル抜去率80％以上 ：職員満足度の向上 　職員満足度調査の実施・高齢者ケアに関する勉強会の実施・チームによる教育の実践・長所を伸ばす役割の実践	

組織図

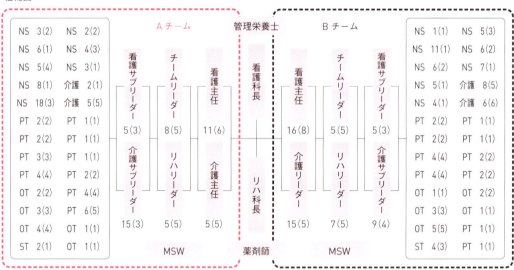

経験年数（配属年数）

| 小集団活動 | 認知症摂食嚥下
・加齢などによる変化に対したケアを行なう
・認知症患者のアセスメントと情報共有
・病棟の認知症患者の実態を把握する
・マーゲンチューブの抜去率の向上
・摂食嚥下に関する外部発表を行なう | 安全管理
・安全管理，質管理の視点から業務改善に取り組む
・RCAの実施
・業務フロー図の作成
・5S活動：病棟標語の作成
・感染管理の能力の向上 |
| | 排尿障害
・自立した排尿習慣の獲得にチームで取り組む
・Ba抜去率の管理
・Baカテーテル抜去に向けた病棟内でのコンサル
・院内排尿自立支援チームとの連携 | 入院，退院支援
・入院生活，入院スケジュールがわかり，退院支援をスムーズに行なう
・訪問・ケアマネとの連携
・患者満足度調査
・退院支援プロセスの標準化 |

（つづく）

| チーム目標 | ケースカンファレンスを充実させ，患者家族が望む退院支援を行なう | よりよい退院支援実現に向けた職種と家族との連携を密にし，患者のセルフケア能力に見合ったケアと社会資源を提供する |

病棟マップ

病床数：55床
Aチーム　28床　1床部屋：2　2床部屋：1
Bチーム　27床　1床部屋：1　2床部屋：1

■Aチーム　■Bチーム

10 医療療養病棟

島根県済生会江津総合病院
JA 長野厚生連北信総合病院

療養病棟
島根県済生会江津総合病院

　島根県済生会江津総合病院は，島根県江津市にある300床の病院で，病棟再編をくり返してきたが，一般急性期病棟，地域包括ケア病棟，療養病棟は，この地域に住む人々にとって優しくて大切な医療施設になっている。

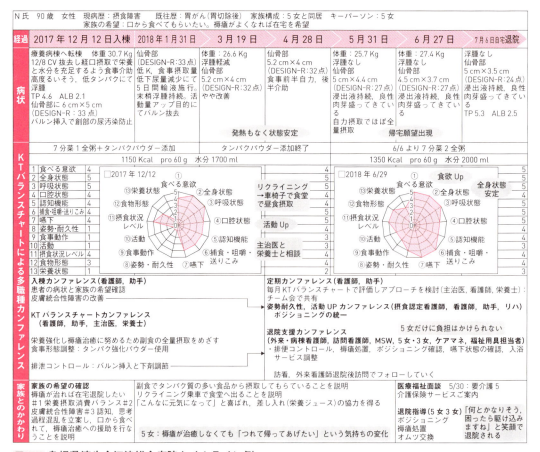

図4-4 島根県済生会江津総合病院タイムライン例

＊KTバランスチャートは，小山珠美編：口から食べる幸せをサポートする包括的スキル——KTバランスチャートの活用と支援 第2版，医学書院，2017．に詳しい

この病棟は，急性期を脱し，状態が安定してきた患者の残された機能を最大限に引き出すために，家族を含めた話し合いを大切にしている。また，3年前からチームで熱心に取り組んでいる口から食べる援助は，KTバランスチャートを活用し，ケアのプロセスをタイムライン（→194ページ，図4-4）で緻密に表現している。その事例の評価・考察を，全国研究集会で継続して発表し好評を得ている。決してあきらめない，継続した看護・介護職のケアがやりがいにつながり，成果を上げている。

今年度は，KTバランスチャートを地域へも発信し，高齢者の重症化予防に貢献したいと考えている。そのリーダーシップをとっている師長の高橋律子さんとチームリーダーの山本さとみさんは固定チームナーシング認定指導者である。

施設概要

島根県済生会江津総合病院
- 病床数　300床（稼働病床数220床（一般120床（うち地域包括ケア病床60床）：療養100床）
- 診療科　17科
- 平均病床稼働率　96.9%
- 平均在院日数　一般病棟10.5日，地域包括ケア病棟28.5日
- 入院基本料　急性期一般入院料4，地域包括ケア病床入院料2，療養病棟入院料1

島根県済生会江津総合病院療養病棟（6東病棟）データベースシート（2018年10月現在）
- 患者に関するデータ

定床数	40床　4床室：10部屋　　療養病棟入院基本料1	
病棟の機能	療養病棟　（急性期治療終了後，病状は比較的安定しているが，引き続き医療的なケアや病院での療養が必要な患者を対象とした病棟）	
平均病床稼働率	94.2%（2017年度87.6%）　目標値95%	
平均在院日数	95.4日（2017年度82.3日）	30日未満15%，31〜90日17%，91〜180日26%，181日〜1年26%，1年以上13%
平均入院数	37.7人（2017年度35人）	
入院内訳	急性期：73人（61%），レスパイト：33人（30%），地域包括：10人（8%），直入：3人（2%）	
年齢区分と割合(%)	65〜74歳（10.8%）　75〜79歳（11.2%）　80〜89歳（31.5%）　90歳〜（46.4%）	
男女比（男・女）	男：38.8%，女：61.2%　　　日常生活自立度ランクⅢ以上　平均30.3人	
医療区分2・3割合	平均82%　　施設基準80%　　ADL区分3患者　62.2%	
患者データ（2018年1〜10月）	患者総数：11456人　総入院数：122人　総退院：126人 入棟時主病名①肺炎　②脳血管疾患　③心不全　感染隔離月平均14人	
	在宅復帰機能強化加算・褥瘡対策加算算定（8月より） 在宅復帰患者数：7人（89%） 月平均2.3人　6か月平均52%	認知症ケア加算2　410件 摂食機能療法　373件 入退院支援加算1　21件 入院単価　21231円
	KTバランスチャートを活用した退院支援 経管→経口1人　入棟時平均47.7点 経管→経管6人　退院時平均57.2点 点滴・経口→経口6人 経口→経口12人 病棟カンファレンス4回	褥瘡カンファレンス55人 身体抑制カンファレンス19人 インシデントレポート総数：15 与薬53%　転倒20%　その他26%

主な診療科(延べ人数)			入棟前内訳			退院先		
循環器	3885人	34%	急性期	73人	61%	自宅	56人	44.0%
消化器	3401人	30%	レスパイト	33人	30%	死亡	46人	36.5%
脳外科	2956人	26%	地域包括	10人	8%	施設	12人	9.5%
			直接入院	3人	2%	病院	6人	4.7%
			入棟目的			施設(在宅)	4人	3.0%
			長期療養	41人	35%	急性期	1人	0.6%
			レスパイト	33人	33%	療養	1人	0.6%
			退院調整	15人	13%			
			在宅復帰	15人	13%			
			看取り	13人	11%			

処置・ケアに関するデータ

医療処置	CV	持続点滴		皮下持続	酸素	気管切開	心電図モニター	麻薬	透析	吸引8回以上	インスリン
		末梢	PICC								
月平均(人)	0.8	18.5	0.8	1.4	14	5.4	8	0.5	2.8	10.9	4

ケア	栄養					排泄			
	胃瘻	経鼻	全介助	一部介助	自力摂取	BT留置	おむつ	ナーセント	トイレ
月平均(人)	11.1	8.4	9.9	2.9	13.1	16	40	8.2	3.7

● 職員に関するデータ(2018年10月現在)

看護職員数(名)	看護師23名(看護師17名,准看護師1名,看護助手5名),再雇用3名 育児短時間勤務1名,臨時看護助手1名,夜勤免除1名,クラーク0.5名	
勤務体制(時差勤務を含む)	2交代3交代ミックス 2人夜勤(準夜のみ看護師と看護助手の勤務あり) 助手のみ早番(6:30〜14:45) 助手遅番(11:30〜20:15) 看護師遅番(12:45〜21:30)…助手が準夜の場合	
平均年齢	看護師 42.1歳 看護助手 52歳	主な研修参加 認知症支援ナース育成研修:1名 本部研修(新人教育担当):1名 島根看護学術集会:1名 ELNEC研修:2名 ICLS:1名 ファーストエイド:2名 固定チーム全国集会:3名 固定チーム島根地方会:3名 固定チーム中四国地方会:3名 痰吸引指導者研修:1名
平均経験年数	看護師 19.3年 看護助手 10.8年	
配属経験平均年数	看護師 2.2年 看護助手 2.2年	
キャリアラダー(人)TRY中	クローバI 3名	
資格取得者:	実習指導者講習終了者3名 ケアマネジャー2名 介護福祉士2名 ヘルパー2級1名 認知症ケア加算対応研修修了者4名 痰吸引指導者研修修了者2名 固定チームナーシング認定指導者1名 院外活動:出前講座(感染)1名 　　　　江津高校ジョブカフェ1名 　　　　スキンケア外来 12回	

島根県済生会江津総合病院療養病棟（6東病棟）ホームワークシート

	Aチーム	Bチーム
看護の特徴	・長期療養や看取りの患者。日々のケアの中から残された機能を引き出し，施設につなげる看護が必要な患者	・在宅や施設に向けて患者の残存機能を引き出し家族の介護力に沿った調整や退院指導が必要な患者。在宅の生活が維持できるよう体調管理が求められるレスパイト入院患者

看護チーム組織図

```
                        師長　37(1)
                       副師長　33(3)
  Aチームリーダー 26(3)                      Bチームリーダー 33(2)
  サブリーダー　11(2)                        サブリーダー　21(1)
  メンバー　34(3)       助手チームリーダー 22(3)   メンバー　37(3)
  メンバー　27(3)夜勤専従  サブリーダー　7(3)      メンバー　22(2)夜勤専従
  メンバー　18(3)       メンバー　5(1)           メンバー　20(3)
  メンバー　8(2)時短     メンバー　6(2)           メンバー　12(1)
  メンバー　5(2)        メンバー　14(2)臨時       メンバー　3(3)
  メンバー　2(2)                                メンバー　1(1)
```

部署目標
1. 多職種と連携を密にし，口から食べる幸せをサポートすることにより，患者家族が納得する退院支援につなげる
2. 看護師と助手の連携を強化し，安全で安心な高齢者ケアを提供する
3. やりがいと働きがいのある職場環境づくりをする

チーム目標

Aチーム	Bチーム	助手チーム
1. KTバランスチャートを活用し，高齢者の食べる力を引き出せるよう支援する 2. 1人1事例KTバランスチャートを活用し摂食援助についてスキルアップを図る	1. 患者・家族の思いを尊重できるよう支援する 2. KTバランスチャートの活用・評価方法を定着させる	1. 患者個々にあった安全で安心な食事介助が行なえるよう支援する ① 看護師と協働し，食事介助を統一する ② 病棟・病室の環境整備を行なう

病棟平面図

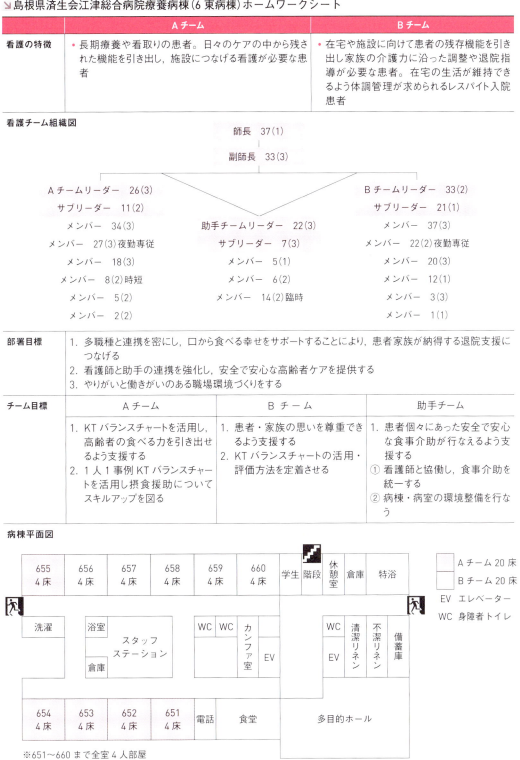

※651〜660まで全室4人部屋

Aチーム 20床
Bチーム 20床
EV エレベーター
WC 身障者トイレ

療養型病棟
JA長野厚生連北信総合病院

　JA長野厚生連北信総合病院は，長野県中野市の419床（一般337床・療養38床・精神40床・感染症4床）の総合病院である。療養型病棟は，医療依存度の高い高齢者のケアを看護職・介護職が継続ペア受持ちをしてかかわり，細やかなケアを提唱する病棟である。

　病棟のデータベースには，前年度のデータを（　）で入れているので，一覧して比較分析ができる。看護・介護職の協働業務の多い日常ケアの現場では，共同業務基準（→97ページ，表3-5）を毎年見直し，改定しながら業務改善につなげている。

↘施設概要

JA長野厚生連北信総合病院
- 病床数　419床：一般病床　337床（うちICU・CCU12床，HCU12床，NICU3床，地域包括ケア病棟44床），療養病床　38床，精神科病床　40床，感染症病床　4床
- 診療科　27科
- 平均病床稼働率　90.8%
- 平均在院日数　15.3日
- 入院基本料　急性期一般入院料1，療養病棟入院基本料2

↘JA長野厚生連北信総合病院療養型病棟データベースシート

- 患者に関するデータ　　　　　　　　　　　　　　　　　　2018年度（　）内は2017年度

病床数	38床
入院診療科	脳神経内科25%（30%），脳神経外科18%（17%），整形外科16%（19%），腎臓内科9%（7%），呼吸器内科7%（12%），循環器内科9%（6%），その他，消化器内科，形成外科，外科，泌尿器科
平均病床稼働率	84.1%（83.1%）
平均在院日数	81.1日（64.4日）
総入院患者数	6490人（6651人）
平均入院数	30.3人/月（31人/月）
患者の特徴	主要疾患　①神経変性疾患，②脳卒中・頭蓋内損傷，③慢性腎不全，④骨折（腰椎・大腿骨頸部など） 救護区分　坦送77.4%（65%），護送22.6%（31%），独歩0%（4%） 医療区分2・3→66.91%（76.25%），ADL区分3→59.7%（83%） 転入：175人/年（122人/年），レスパイト：17人/年（26人/年），死亡退院18人/年（27人/年）（うち夜間死亡退院：12人/年（19人/年）） 褥瘡発生（もち込み含む）：10件（2件），スキンテア発生：14件（34件） 〈2018年10月1～30日データ〉 オムツ使用：26人/29人　バルン留置：14人　注入食実施：13人（PEG10人・経鼻3人）　食事提供環境：13人（食堂7人・自室4人）　点滴挿入：3人　呼吸器装着：4人

• 職員に関するデータ

看護職員数	看護師 14 名(師長 1 名),介護福祉士 10 名,介護補助者 1 名,クラーク 1 名
勤務体制	2 交代制　夜勤体制:3 人(看護師 2 人+介護福祉士 1 人または看護師 1 人+介護福祉士 2 人)
日勤人数	6〜8 人(看護師,介護福祉士,補助者合わせて)
平均年齢	看護師　44.1 歳,介護福祉士　33.9 歳
平均在籍年数	看護師　4.3 年,介護福祉士　3.3 年

JA 長野厚生連北信総合病院療養型病棟(南 5 階病棟)ホームワークシート(2018 年 4〜10 月)

	A チーム(患者数:18 床)	B チーム(患者数:20 床)
チームの特徴	・主に重症患者。医療依存度が高く介護量が多い ・個室にて終末期ケア	・医療依存度の高い患者 ・在宅,または施設への退院支援が必要な患者
	平均在院日数:428 日　最長は 2330 日(6 年 4 か月) 難病を抱えている患者:35.7% 担送:64.2% オムツ交換を必要とする患者:64.2%(うちバルン挿入中は 42.8%) ADL 区分 3:51.6%	担送:82.3% ADL 区分 3:58.8% オムツ交換を必要とする患者:82.3%(うちバルン挿入中は 52.9%) 感染:41.1%(MRSA3 人,カルバペネム 2 人,ESBL1 人,HCV1 人)
	2018 年診療報酬改定により,ADL 区分 3 の患者 50%以上に対し,夜勤看護加算(3 人体制 35 点/日)と,褥瘡予防加算(15 点/日)を取得している。口腔ケア　全介助 58%,一部介助 64.2%,呼吸器使用 8.8%,吸引 41.9%,気切 19.3%,アップダウン浴利用 67.7%	
担当範囲 (部屋 etc)	501〜508 号 看護師・介護福祉士　13 名	510〜515 号 看護師・介護福祉士　12 名

組織図　　　　　　　　　　　　　　　　　　　　　　　　　　　　　　　　　　2016 年 7 月現在

H は介護補助者　A・B は看護師　a・b は介護福祉士　　　　　看護師経験年数(部署経験年数)
①〜③は小集団

師長　38(5)

看護主任　25(5)　　　　　　　　　　看護主任　23(2)
介護主任　23(5)②

(介)A チームリーダー　8(5)①　　　　(介)B チームリーダー　8(5)①　　　　H クラーク
(看)A サブリーダー　19(4)②　　　　(看)B サブリーダー　19(5)②　　　　　19(3)

A1① A2① A3③ A4② a1③ a2③ a3③ a4② a5(H)①　　B1② B2③ B3① B4② B5② b1③ b2③ b3①
23(5) 32(5) 34(5) 2(2) 11(5) 14(3) 2(1) 23(1) 5(5)　　25(5) 5(3) 3(2) 1(1) 14(1) 16(5) 11(5) 11(5)

職場目標	1. 療養病棟入院基本料 2 を取得し,患者の特徴をとらえ,看護師・介護福祉士の専門性を発揮し患者本位のケアを提供する 2. 職場環境を整え,1 人ひとりがいきいきと働くことができること,キャリアアップをめざす 3. 健全経営に向け,コスト意識と療養病棟 1・2 の特徴を知り対応する 4. 退院支援の充実を図る

(つづく)

チーム目標	A：Aチーム患者に多い長期療養・終末期患者のケア方法を学び，寝たきり患者の苦痛が軽減された生活ができるようにケアの質の向上をめざす B：患者の状態を把握し，看護・介護が連携しケアの提供をする	
小集団目標	① 患者の苦痛を理解し，統一された継続性のある看護・介護を提供する（事例による評価） ② 寝たきり患者の拘縮を緩和する ③ ベッド周囲の環境を整備し，居心地よく過ごしてもらう	① 患者に合ったオムツを選択し，正しい当て方をすることで尿もれをなくす ② 標準予防策を理解しアイシールドを使った口腔ケアを習得し実践する ③ 夜間の災害時避難誘導が不安なくできるようにマニュアルを作成し，避難訓練を実施する

部署平面図

506 2床	507 2床	508 4床	510 4床	511 4床	512 4床	513 4床	515 4床	リハビリ室	面談室	器材室	倉庫
										リネン	

Aチーム 18床　　　　　　　Bチーム 20床

505 1床	503 1床	502 4床	501 4床	デイルーム・食堂	スタッフステーション	処置室	カンファ室	機械浴室	ELV	ELV
									ELV	ELV

精神科病棟

栗山会飯田病院

精神科病棟
栗山会飯田病院

　長野県飯田市の飯田病院は、長野県南部医療圏における精神科救急輪番群に所属し、電話相談や受診・入院も24時間体制で受けている。飯田・下伊那医療圏だけでなく、上伊那医療圏、岐阜県・愛知県の隣接地域における精神科疾患に対して基幹病院として対応している。この看護部は、2006(平成18)年2月に固定チームナーシングを導入した。

　十数年前、一般病院で退院支援の必要性が高まり始めた時期に、この精神科病棟は、患者の社会復帰をめざして、病院の近くにアパートを借りて泊まり込みながら、職員全員で退院支援に取り組み、一挙に88名の退院ができたと、雑誌『精神看護』[1]で報じられた病棟である。

　精神科医療はその後、「入院医療中心から地域生活中心へ」と方向づけられ、飯田病院急性期治療病棟でも入院患者の4割を新規入院患者が占めている。また、統合失調症患者が減少する一方、認知症患者が増加している現状がある。

　この病棟は60床(男女混合病棟・隔離室4床)の精神科閉鎖病棟である。3交代2人夜勤(看護師)で、チームは看護師チームA・Bの2チームを患者の特性で分けているのは、患者中心の継続看護につながっていると思われるが、夜勤が2人体制ではAチームの患者の急変や救急入院・隔離室入室患者の対応などは情報がしっかり伝わらないと、安全な病棟運営が確保できない。

　しかし、スタッフのキャリア(経験年数)を見ると在棟経験が長く、新卒1名はBチーム、2年目にAチームに所属するなど、専門領域らしい配慮がされている。男性看護師＋男性准看護師が24名中10名であるのも頼もしい。

↘施設概要

栗山会飯田病院
- 病床数　447床(急性期一般入院基本料7：1　3病棟160床／地域包括ケア13：1　1病棟52床／精神科一般病棟15：1　2病棟120床／精神科急性期治療病棟13：1　1病棟60床／特殊疾患病棟20：1　1病棟55床)
- 診療科　20科
- 平均病床稼働率　82.9%(一般科87.5%、精神科78.7%)
- 平均在院日数　一般科15.8日、地域包括ケア病棟20.9日、精神科180.0日、急性期治療病棟80.1日、特殊疾患病棟383.4日

---

[1] 南風原泰他：特集1　一気に大量88人退院物語、精神看護9(1)：16-45、2006.

栗山会飯田病院精神科病棟データベースシート

• 患者に関するデータ

病床数	60床(男女混合病棟, 隔離室4床)
平均病床稼働率	79.6%
平均入院経過数	55.8日(精神科全体 151.8日), 1年未満251人, 5年以上2人
入院患者数	234人(精神科全体 466人)
退院患者数	213人(精神科全体 507人)
入院形態	措置入院8件, 応急入院1件, 医療保護入院68件, 任意入院157件 急性期治療病棟からの訪問件数18件(精神保健福祉士同伴)
疾患構成	統合失調症29%, 認知症22%, 双極性障害15%, うつ病12%, 神経症10%, アルコール依存症6%, てんかん5%, その他1%(発達障害など) m-ECT(修正型電気けいれん療法)18人(1クール10回)

• 職員に関するデータ

看護職員数	看護師25名(看護師長1名, 男性看護師6名), 准看護師3名(男性准看護師3名), 看護補助者4名, PSW1名, OT1名, 薬剤師1名, 栄養士1名
勤務体制	3交代2人夜勤(看護師)
日勤人数	看護職員14.7人, 看護補助者2.6人
看護職平均年齢	44.8歳
看護職平均経験年数	21.1年
平均配属年数	7.5年

栗山会飯田病院精神科病棟ホームワークシート

	Aチーム	Bチーム	Cチーム
チームの特徴	・精神科急性期チーム ・隔離室4床をもち,m-ECTを行なう	・認知症,身体疾患チーム ・高齢者が中心。せん妄を伴う身体疾患,合併症の管理が必要	・看護補助者チーム
看護の特徴	・精神科の急性期から回復期を経て,社会復帰へとつなげる ・統合失調症,感情障害,発達障害など精神科の専門性が求められる ・隔離室をもつため,行動制限など倫理的な配慮が必要	・認知症の周辺症状により在宅,施設からの入院を受ける ・症状の改善と退院に向け支援調整を行なう ・転倒や転落なども多いため,コールマットの使用率も高く,常に10台以上稼働している。時には拘束も必要になる	・入院患者の日常の世話や環境の整備,看護師への支援を行なう
ADL	精神症状に左右されやすく,病状においては全介助となる場合も少なくない	認知症のためADL全般に介助が必要。対象患者の9割が失禁やポータブルを使用するため,日常生活に介入が必要	

チーム組織図　　　　　　　　　　　　師長　36(7)　　　師長代行■32(1)　　　　　　　　　　　■男性看護師▲男性准看護師
　　　　　　　　　　　　　　　　　　　　主任　17(8)
　　　　　　　　　　　　　　　　　　　　　　　　　　　　　　　　　　　　　担当PSW・OT・薬剤師・栄養士(各1名)

Aチームリーダー■5(4)　　　　　　　　Bチームリーダー▲12(12)　　　　　　看護補助者チーム
サブリーダー　32(7)　　　　　　　　　サブリーダー　4(4)　　　　　　　　　Cチームリーダー　9(9)

A■　B■　E■　F▲　G　　　　L■　M▲　N▲　O　　　T　U　V
19(18) 3(1) 38(17) 35(21) 21(1)　22(20) 33(14) 41(1) 31(8)　18(3) 18(1) 1(1)

H　　I　　J　　K　　　　　　P　　Q　　R　　S
33(7) 6(5) 2(2) 16(1)　　　　19(7) 33(7) 17(1) 1(1)　　　　経験年数(在棟年数)

部署目標	・感情障害パス,アルコール依存症パス,認知症パスに取り組む ・標準化できるケアと個別的に取り組む支援を整理し,受持ちナースの役割や患者,他職種との関係を強化する

平面図

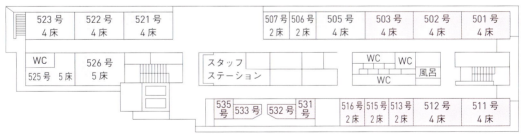

505,506,507,513,516,521号室(吸引,酸素あり)
531,532,533,535号室(1床)隔離室
525号室(身障トイレあり)

□ Aチーム 30床
□ Bチーム 30床

人工透析室

聖フランシスコ病院

人工透析室
聖フランシスコ病院

聖フランシスコ病院は，1949(昭和24)年，「聖フランシスコ病院修道女会」により開設され，今日まで60年以上地域の医療に貢献している。

この看護部が固定チームナーシングを導入して27年経つ。その間，看護・介護の理念には揺るぎないものがある。ホスピス病棟の固定チームナーシングでは，全国研究集会でリーダーシップを発揮してきた。また，新人のペア受持ち方式(→235ページ)なども提案している。

人工透析室は，フットケア外来や腎臓病教室なども積極的に行なっており，月に1度，透析カンファレンスを開催し，全スタッフで患者情報を共有し，よりよい「透析治療・看護」をめざしている。

ここでは，人工透析室を的確に表現しているデータベースとホームワークシートを紹介する。透析患者の状況や看護課題が簡潔で明確に表現できているので，好モデルとして参考にしてほしい。

▶施設概要

聖フランシスコ病院
- 病床数　190床〔一般病床159床(緩和ケア34床)，地域包括ケア31床〕
- 診療科　14科
- 平均病床稼働率　76％
- 平均在院日数　10.1日
- 入院基本料　急性期一般入院料1

▶聖フランシスコ病院人工透析室データベースシート

- 患者に関するデータ(2017年8月～2018年7月のデータをもとに作成〔前年度比〕)

病床数	22床(1F：12床，3F：10床)
診療科目	人工透析内科
血液透析患者数	48人〔57人〕　腹膜透析患者数：2人〔3人〕
患者平均年齢	72.3歳〔72.6歳〕　最高齢患者：92歳〔94歳〕
年齢区分と割合(％)	64歳以下：11人(23％)，65～74歳：13人(27％)，75歳以上：24人(50％)
維持透析患者男女比	男：31人(65％)，女：17人(35％)

平均血液透析歴	7.69年〔7.35年〕　最長透析歴：31年〔30年〕
腹膜透析患者平均年齢	71.5歳〔78.6歳〕　平均腹膜透析歴：4.7年〔3.3年〕
透析導入者数	9人〔5人〕　死亡患者数：9人〔1人〕
維持透析患者転出数	6人〔1人〕　旅行透析者数：3人〔3人〕
転入数	維持透析：2人，外科：1人〔1人〕，内科：15人〔8人〕，整形外科：14人〔11人〕，泌尿器科：0人
特殊血液浄化法	CHDF(33)〔23〕，ET吸着(9)〔13〕，腹水濃縮(2)
主な疾患	糖尿病性腎症：41.7%〔39.3%〕，腎硬化症：31.3%〔27.9%〕，慢性糸球体腎炎等：13%〔14.8%〕
看護の特徴	透析治療を受ける患者の食事やセルフケアなどの生活指導，糖尿病・透析にかかわる足病変の観察とフットケア，介護保険サービスに伴う地域連携部門の調整。
処置・ケア等 （1日平均）	創傷処置(5)，足浴(5)，フットケア(4)，吸引(1)，ネブライザー吸入(1)，酸素吸入(5)，体外循環(3)，排泄ケア(2)，心電図モニター装着(4)，血糖測定(20)，1日平均透析回数(27)
主な入院理由	レスパイト(11)12%，シャント関連(8)9%，誤嚥性肺炎(2)2%，その他
患者介護度	要介護：22名(43.8%)〔38.6%〕，要支援：3名(6.2%)〔10.5%〕，申請中：3名
通院手段	介護タクシー17人〔13人〕，ボランティア送迎1人〔2人〕，申請中1人，自家用車9人〔11人〕 バス・タクシー12人〔10人〕，家族送迎6人〔8人〕，バイク2人〔2人〕，通院時間全員30分以内
患者家族背景	一人暮らし：10人(4.8%)〔21.1%〕，夫婦二人暮し：23人(47.9%)〔47.7%〕 就労者：2人(0.4%)〔0.3%〕

• 職員に関するデータ（2018年7月1日現在）

看護職員数	看護師：14名，准看護師：1名，看護助手：1名，クラーク：1名 内訳　師長：1名，主任：1名，看護師：12名(時短：2名，パート：1名)，准看護師：1名 (パート就業 8：20〜17：20　1名)
勤務形態	早出　7：00〜16：00，日勤リーダー　8：00〜17：00，日勤　8：20〜17：20 休暇取得率：97.6% 超過勤務部署平均：17時間 他部署応援月平均：8時間45分(フットケア，PD業務)
看護師平均年齢	40.8歳(師長除く)
看護師平均経験年数	15年(師長除く)
平均配属年数	7.9年(師長除く)
透析ラダー取得者	Ⅰ：3名，Ⅱ：6名，Ⅲ：3名　　PDラダー取得者　　Ⅰ：11名，Ⅱ：2名，Ⅲ：1名
認定看護師・資格等	透析看護認定看護師：1名，透析技術認定士：1名，日本糖尿病療養指導士：1名，BLSプロバイダー：3名，糖尿病重症化予防(フットケア)：4名，摂食・嚥下コーディネーター1名

• 医療安全に関するデータ（2017年8月〜2018年7月のデータを元に作成〔前年度比〕）

インシデント件数	84件〔53件〕 医療機器：20件(23%)〔15件〕，処置：12件(14.3%)〔10件〕，点滴・注射：6件(7%)〔9件〕 ダブルチェック：8件(8.3%)，新人インシデント件数：12件(14.3%)，その他：26件(31%)

聖フランシスコ病院人工透析室ホームワークシート

	A チーム	B チーム
患者の特徴	・外来維持透析患者を対象，対象患者 47 人	・重症・手術予定患者，血液透析導入・PD 導入患者，各種血液浄化法を必要とする入院患者，外来維持透析患者 9 人

透析室組織図（2018 年 7 月 1 日現在）

経験年数（当病棟経験年数）　M＝男性
P＝パートタイマー　時＝時短勤務　准＝准看
学＝学生　助＝助手　ク＝病棟クラーク

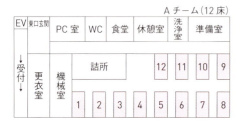

病棟目標	・透析看護認定看護師の活用を含め，患者が専門的看護を受けられる体制づくりパートⅢ ・透析室災害対策の見直しと評価
チーム目標	高齢透析患者の誤嚥性肺炎予防に向けた取り組み―嚥下リハビリ効果を明らかにする ／ 認知症・高齢透析患者が安心して透析 LIFE を送れるように支援する

透析室見取り図

A チーム（12 床）／B チーム（10 床）

13

緩和ケア病棟

JA 愛知厚生連江南厚生病院

緩和ケア病棟
JA 愛知厚生連江南厚生病院

　JA 愛知厚生連江南厚生病院の緩和ケア病棟は，がんなどの病気からくる身体やこころの苦痛を和らげ，患者がその人らしく過ごせるよう支援し，積極的に緩和ケアを行なう専門病棟である．現在は，日常生活の妨げになっている症状を少しでも和らげ，生活環境を整えて，自宅でその人らしく過ごすことができるような支援も行なっている．

　この病棟は 20 床すべてが個室なので，病室単位のチーム分けは必要ない．夜勤は均等割 2 交代で 2 人(看護師)夜勤であり，夜勤専従ナースは変則 2 交代(短期夜勤専従で希望者は 5 名いる)で遅出・早出が各 1 名いる．

　看護チームの組織図を見ると，臨床経験の豊富なベテランナースが多いのがわかる．ホームワークシートの病棟目標には，この病棟の看護理念がある．やりたい看護(看取り看護・緩和ケア)がチーム目標につながっているのがよい．

↘施設概要

JA 愛知厚生連江南厚生病院
- 病床数　684 床(一般 630 床　療養(地域包括ケア)54 床)
- 診療科　33 科
- 平均病床稼働率　91.4%
- 平均在院日数　13.4 日
- 入院基本料　7:1

↘江南厚生病院緩和ケア病棟(8 階西病棟)データベースシート

- 患者に関するデータ

定床数	20 床
平均在棟日数	23.2(1〜198，SD23.0)日
病床利用率	71.1(54.8〜84.2)%
看護必要度割合	平均 52.5%(A 得点 2.2 点，B 得点 4.4 点)
入院患者	244 人

入院目的	看取り目的：166人(68.0%)，症状緩和目的：72人(29.5%)，レスパイト目的：5人(2.0%)，在宅調整目的：1人(0.4%)
転帰	悪化死亡：194人(79.5%)，軽快退院：36人(14.8%)，軽快転院・転棟：7人(2.9%)，不変退院：5人(2.0%)，不変転院：2人(0.8%)
主な疾患	肝・胆・膵がん：57人(23.4%)，下部消化管がん：49人(20.1%)，呼吸器系がん：48人(19.7%)
入院時のPerformance Scale（以下，PS）	3(日中の50%以上が臥床)：116人
入院時にみとめた症状	全身倦怠感，疼痛，呼吸困難感
推定余命	6週以上：109人(44.7%)，3〜5週：56人(23.0%)，3週未満：79人(32.4%)
インシデント	転倒・転落：53件，麻薬関連：23件

●職員に関するデータ

看護職員数	看護師20名(看護課長を除く)
勤務体制	均等割2交代　2人夜勤　夜勤専従ナース：変則2交代(短期夜勤専従希望者5名)
日勤人数	リーダー1人，メンバー5人，早出1人，遅出1人，課長・係長1人，緩和ケアチーム専従ナース1人，クラーク1人
看護職平均年齢	41.9歳
看護職平均経験年数	18.4年
平均配属年数	4.6年
キャリアラダーTRY中	Ⅳ：3名受審中(レベルⅢ取得者以上)

JA愛知厚生連江南厚生病院緩和ケア病棟（8階西病棟）ホームワークシート（2017年度）　2017.2.8

	Aチーム	Bチーム
チームの特性	・予後3週未満の患者は79人（32.4％），平均55%/日入院している。この時期の患者全員が入院時のPSは4で，日常生活支援を必要とする患者が100％を占めている。予後3週未満の患者はベッド上の生活，嚥下困難，傾眠，せん妄，下肢浮腫などがあり，全身倦怠感がほぼ全例にみられる。最期までトイレに行きたい，食事（水分）を食べたい，歩きたい，自分でできることは自分でしたいという意向があっても身体的苦痛によって食事，排泄，活動，睡眠などの基本的欲求も脅かされ，スピリチュアルペインもみとめる ・患者の価値観を大切にしながら，患者の基本的欲求を満たすような支援が求められるが，それに伴い転倒や誤嚥，尿路感染，褥瘡発生などのリスクもある。その人らしい最期を迎えるためには，患者のその時々の価値観を大切にした自律性の尊重と安全の確保との倫理的ジレンマを整理し，患者に合った方法で基本的欲求を満たすことができるよう日常生活行動への支援が求められる	・予後3週以上の患者は，165人（67.6％），平均45%/日入院している。症状緩和の目的で入院した患者は72人（29.5％）で，そのうち，30日以内に退院できた例は26人（36.1％），入院当初は退院を希望していても退院支援開始時期や患者・家族の意向のずれなどで，30日以上の期間を要した事例は5人で35～162日である。退院支援開始のタイミングのずれにより自宅退院を希望していたが，経過の中で全身状態が悪化して，そのまま看取り入院に移行した例が23名（31.9％）で，2～89（平均32.1）日である ・終末期患者の場合，新たな症状が出現するため，退院可能なタイミングは限られている。在宅療養を望む場合は，迅速に症状緩和を図り，在宅療養のための調整が必要となる。予後6週未満の患者の意向が在宅ではなく，入院継続へと変化した場合には，入院生活をいかに患者らしく過ごせるかを考えた環境調整が必要となる
病棟組織図	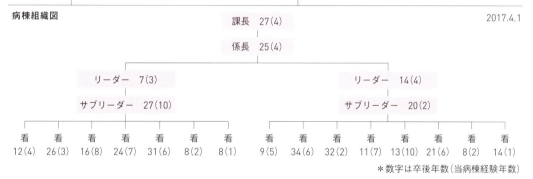　2017.4.1　　　＊数字は卒後年数（当病棟経験年数）	
病棟目標	がん終末期患者の全人的苦痛を緩和し，その人らしい生活が送れるように支援する 1. 患者の基本的欲求に関する自律性の尊重と安全の確保との対立点を倫理的視点で検討し，看護実践に活かす 2. 専門的な知識・技術を駆使することで，がん終末期患者が安心して生活できるような療養環境を調整する	
チーム目標	がん終末期患者がその人らしく過ごせるように，患者や家族の意思や価値観を尊重した支援を行なう 1）緩和ケア病棟入院後の状況の活用方法を検討し，その方法を5例以上に実施する 2）昨年，作成した転倒転落スクリーニングシートとチェックシートの運用基準を見直し，カンファレンスで使用して個別性のある看護計画に反映する。4月9月12月でワンデイ調査し，個別性のある計画が増え，最終目標80％以上となる 3）摂食行動が困難になったときに生じる倫理的ジレンマに対して，現状を把握し問題点を3つ以上挙げる	症状のコントロールと適切な療養環境の調整を行ない，患者のQOLを維持・向上できるように援助する 1）療養環境調整フローチャートを計画評価時，受持ち患者の50％に使用する 2）外出・外泊や退院支援を行なうときに，病棟スタッフ全員が対応できるよう，医療機器の取り扱いについてのパンフレットを作成し試用する 3）病棟行事を通して患者・家族が充実した時間を過ごすための支援ができ，満足度調査で70％以上の満足が得られる

（つづく）

病棟平面図

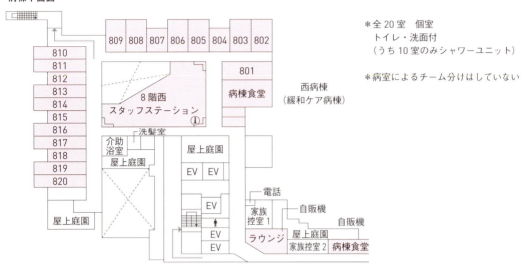

*全20室　個室
　トイレ・洗面付
　（うち10室のみシャワーユニット）

*病室によるチーム分けはしていない

西病棟
（緩和ケア病棟）

| その他活動・決め事 | ・病棟カンファレンス　第2金曜日　13：00～　第4金曜日　13：00～
・リーダー会　第1木曜日　9：40～10：10
・チーム会　Aチーム会　第4木曜日　13：30～　Bチーム会　第2木曜日　13：30～
・デスカンファレンス　第1・3・5金曜日　13：45～14：15
・倫理カンファレンス　不定期　金曜日　13：45～14：15
・リハビリカンファレンス　不定期
・入院検討会議　毎週金曜日　10：30～11：30
・緩和ケア病棟運営会議　第2金曜日　10：00～10：30
・日々カンファレンス　13：30～14：00
・ティーサービス　月2回　第1・3木曜日（ボランティア参加）14：00～14：30
・病棟イベント　月1回　第1木曜日（ボランティア参加）14：00～14：30
・病棟勉強会　偶数月開催（4.6.8.10.12.2月）
・緩和ケア病棟家族会　年3回　7月11月3月（家族会世話人参加）
・共同業務　日替わりリーダーは1名のみで病棟全体の把握を行なう
・勤務体制　均等割り2交代制　夜勤専従　毎月2名（変則2交代）（計5名）
・チーム活動の周知方法　カンファレンス室にガントチャート掲示 |

14

重症心身障害者病棟

国立病院機構松江医療センター

重症心身障害者病棟
国立病院機構松江医療センター

　国立病院機構松江医療センターは，一般診療のほか，特に肺がん，肺気腫，呼吸不全，肺感染症，結核などの呼吸器疾患，神経難病・筋ジストロフィーなどの医療とリハビリテーション，重症心身障害医療，さらに発達障害などの小児神経疾患に特化した病院である。この看護部は，固定チームナーシングを長年継続している。

　重症心身障害者病棟は，60床の主に脳性まひや精神発達遅滞の患者が多い病棟で，稼働率が93.9％，入院期間は平均38.4年，患者年齢は17〜74歳である。個別性のある患者に，息の長い細やかなケアを継続していける，強力なチーム力が要求される。

　病棟看護目標からは，A・B（看護チーム）・介護チーム・看護助手チームの各チーム活動が，看護・介護への思いの伝わる小集団活動であることがわかる。24時間の共同業務が必要な病棟のため，A，Bチームが工夫をして，患者中心の業務改善をしながら，多職種協働でルーチン業務を実践している。

施設概要

国立病院機構松江医療センター（2018年4〜12月）
- 病床数　340床（一般328床，結核12床）
- 診療科　14科
- 平均病床稼働率　88.4％
- 平均在院日数　63.1日
- 看護単位　8単位
- 入院基本料　障害者入院基本料7：1
- 看護職員数　看護師243名，療養介助職30名，看護助手2名，業務技術員22名
- 夜勤体制　3交代3〜5人夜勤（看護師と療養介助職混合）

国立病院機構松江医療センター重症心身障害者病棟データベースシート（2018年4〜12月）
- 患者に関するデータ

病床数	60床
病床利用率	93.3％（ショートスティ2〜4人/月）
病床稼働率	93.9％

入院期間	平均入院期間 38.4 年（2 か月〜51.7 年）
患者年齢	17〜74 歳（平均年齢 54.7 歳）
主な疾患	脳性麻痺　精神発達遅滞

- 職員に関するデータ（2018 年 4〜12 月）

看護職員数	看護師 31 名（師長を除く）　療養介助職 8 名　看護助手（業務技術員含む）3 名
夜勤体制	3 交代 3 人夜勤（看護師 2 名と療養介助職 1 名）
日勤人数	15〜20 人
看護職平均年齢	34.7 歳
看護職平均経験年数	10.8 年
平均配属年数	5.2 年
キャリアラダー	Ⅰ：22 名，Ⅱ：16 名，Ⅲ：61 名，Ⅳ：25 名，Ⅴ：7 名

国立病院機構松江医療センター重症心身障害者病棟ホームワークシート

	Aチーム 患者数 23 人，看護師 14 名	Bチーム 患者数 33 人，看護師 15 名
チームの特性	1. 肺炎などの呼吸器障害の合併症の予防と胃瘻による栄養管理が必要な患者 2. 在宅重症心身障害児（者）のショートステイの支援の必要な患者 看護度 A1：2 人，B1：16 人，B2：5 人 吸引必要患者 15 人，胃瘻栄養 22 人，食事経口摂取 2 人，オムツ使用者 22 人，体位変換 23 人，移動介助 23 人，夜間 SPO$_2$ モニタリング 3 人，24 時間 SPO$_2$ モニタリング 12 人，気管切開患者 2 人，ストマ管理 1 人	1. 摂食機能療法による食事介助，胃瘻栄養管理の患者 2. 合併症が少なく ADL 援助や療育が中心の患者 看護度 B1：13 人，B2：19 人，B33：1 人 吸引必要患者 6 人，胃瘻栄養 20 人，食事全介助 15 人，食事一部介助 6 人，オムツ使用 31 人，トイレ介助 6 人，体位変換 12 人，移動介助 33 人，コミュニケーション可 7 人，自力移動可能 7 人，他傷行為あり 3 人，モニタリング 5 人，ストマ管理 1 人

- 介護チーム　療養介助専門員 6 名，療養介助員 2 名
1. 生活支援を中心に療育活動の実施
2. 療養環境の整備
- 看護助手チーム　看護助手 1 名，業務技術員 2 名
環境整備

チーム組織図

```
                            看護師長 27(8)
                            （手順委員会）

各職種経験年数（重症心身障害者病棟経験年数）
看護師 32 名　夜勤可能者 20 名
介助職 8 名　全員夜勤可能

    副看護師長 22(3)                         副看護師長 14(1)
    （医療安全・記録委員）                    （教育委員・実習指導）

    Aチームリーダー 25(10)                   Bチームリーダー 13(3)
        (NST)                                (ICT リンクナース)

    サブリーダー 3(3)                         サブリーダー 7(6)

A    B    C    D    E    F    G    H    I    J    K    L         M    N    O    P    Q    R    S    T    U    V    W    X    Y
17(3) 9(5) 9(8) 13(2) 9(4) 9(1) 3(1) 2(1) 2(2) 1(1) 38(25) 15(8)  30(25) 11(9) 14(4) 8(1) 5(5) 4(1) 4(1) 3(1) 3(3) 3(2) 1(1) 3(1) 20(16)

                            介護職リーダー 11(11)        看護助手リーダー 32(5)
                            サブリーダー 11(2)

                        a     b     c     d     e     f            ア    イ
                       12(12) 12(3) 12(6) 10(7) 6(6) 12(9)          5(5)  5(5)
```

（つづく）

病棟目標	1. 尊厳とその人らしさを大切にし，安心・安全な看護を提供する 　1）患者・家族の思いを大切にし，看護計画にもとづいた看護・介護を提供する 　2）清潔で安全な療養環境を提供する 　3）外傷・骨折を起こさないやさしくてていねいなケアを行なう 　4）倫理的視点をもって行動する 2. 円滑で柔軟な病床管理を行ない，入退院支援や在宅支援体制を強化する。 　1）固定チームナーシングを活用し，チーム間の協力・連携・応援を強化し，円滑で柔軟な病床管理を行なう 3. 地域と連携を深め，当院の専門性を活かした質の高い看護を実践し，地域の期待に応える 　1）ショートステイの手順の作成と見直しを行ない，安心して利用できるようにする 　2）ショートステイを積極的に受ける 4. 1人ひとりを大切にし，何でも話し合える職場にする 　1）話し合いの場をもち，各職種が連携する 　2）患者，家族，スタッフに関心をもちかかわる 5. 常に学習し，自己成長と後輩育成に努める 　1）重症心身障害看護領域の学習を行ない，日々の看護につなげる 　2）病棟全体で新人を育成する
チーム目標	1. ショートステイ受入れ時には手続きを円滑に進め，家族が安心して患者を委ねることのできる環境を整える 2. 患者1人ひとりのその人らしさを支え，家族とのパートナーシップの確立・QOL維持と向上をめざした看護を実践する　　　　　　　　　　　　　　　　　1. 患者・家族の思いを尊重し，個別性のある継続した看護を提供する 2. 患者に身体損傷の危険なく，安心して療養生活を送ることができるよう援助する 3. 患者が食事を安全に摂取することができるように援助する ・介護チーム 1. 安全で安楽な方法で移動介助を行なう 2. 患者に3回/週の入浴を楽しんでもらう ・看護助手チーム 清潔な環境を提供する

3階病棟　配置図

4床	4床	4床	4床	4床	4床	4床	4床	4床	洗浄室	休憩室	倉庫
衣類	倉庫	浴室		洗面	男WC	女WC	汚物	スタッフWC	スタッフステーション	洗浄室 注入準備室	CF
4床	4床	4床	4床	面会室	デイルーム・食堂		1☆ 1☆ 1☆ 1☆			4床	4床

☐ Aチーム　　☐ Bチーム　　☆ 共有

15 訪問看護ステーション

飯田市訪問看護ステーション

病院併設型訪問看護ステーション
飯田市訪問看護ステーション

　飯田市立病院看護部は，1986（昭和61）年に固定チームナーシングを導入している。1998（平成10）年には固定チームナーシング長野地方会を立ち上げ，長野県の自治体病院をはじめ，JA長野厚生連の病院とも協力して，地方会のモデルになった看護部である。師長会でも小集団活動を実践し，師長チームが年間目標を達成して新米師長を育成してきた。

　病床数423床（地域包括ケア病棟41床実稼働含む）で，年間手術件数（6004件），年間分娩件数（22週以降1232件），平均病床稼働率89.5％，平均在院日数11.0日の急性期総合病院である。

　この急性期総合病院に併設するかたちで，地域医療部に訪問看護ステーション・居宅介護支援センターおよび飯田市立病院介護老人保健施設（2Fに52床，3Fに100床）がある。病院併設型の訪問看護ステーションについて，2017（平成29）年，看護部の平沢まゆみさんが関東地方会に招かれて，シンポジストとして講演した内容を参考に紹介する。

　この訪問看護ステーションは終末期・小児・難病など医療依存度の高い利用者が多く，年間利用者数は150名前後，年齢は70歳以上が74％，1日平均23.5人の訪問看護を担当している。また，少ないスタッフで24時間対応も行なっている。

　医療依存度の高い在宅患者を，病院併設型ではない訪問看護ステーションがみていくことは，経営の面でも困難な現状がある。併設型のステーションと居宅介護支援センター，介護施設があることで地域住民は安心して退院することができる。病院はまた，地域の各病院と開業医・在宅スタッフを結ぶ医療情報ネットワーク，飯田下伊那診療情報連携システム（ism-link イズムリンク：iida 飯田 shimoina 下伊那 medical 医療の link 連携システム）を活用して患者情報を共有し，密に連携している。

施設概要

飯田市立病院（2018年度）
- 病床数　423床
- 診療科目　32科
- 1日平均外来患者数　972.8人
- 1日平均入院患者数　316.4人
- 平均病床稼働率　89.5％
- 平均在院日数　11.0日
- 看護職員　513名（うち正規看護職員数380名）

飯田市訪問看護ステーションデータベースシート（2018年度）

● 患者に関するデータ

利用者	146人
月平均	78.8人
延べ訪問件数	4675件
1日平均訪問件数	23.5回
平均年齢	76.1歳
利用者の介護度	医療保険6人，介護保険85人（要介護3：11.7%，要介護4：18.8%，要介護5：25.8%）

● 職員に関するデータ

看護職員	6名（管理者含む）
看護職平均年齢	50.6歳
平均在籍年数	7.0年
正職員	5名（うち1名は16：15までの部分休業）
臨時職員	1名（フルタイム）
常勤換算	5.8人
24時間対応体制加算	4.2名のスタッフで24時間対応
緊急訪問	144回/年（月平均11.8回）
電話対応	470回/年（月平均39.2回）

飯田市訪問看護ステーションホームワークシート

	Aチーム（訪問看護）	Bチーム（居宅介護支援センター）
チームの特徴	・医療依存度の高い利用者を中心に，地域と連携して訪問看護を提供している	・病院併設型の居宅介護支援事業所として，医療依存度の高い利用者を中心に担当している
チーム組織図	師長 32(2) Aチーム 訪問看護 主任技査 32(12) Aチームリーダー 28(5) サブリーダー 24(1) A（正職） B（正職） C（臨職）	看護師 7名（師長を除く） 介護福祉士 2名 Bチーム 在宅介護支援センター 主任技査 36(15) 介護支援専門員a 19(4)（介護福祉士）　介護支援専門員b 4(4)（介護福祉士）
部署目標	利用者・家族の思いにそった在宅生活ができるよう，多職種や地域と連携し，継続看護を実践する	
チーム目標	訪問看護師が入院中から利用者にかかわることで，退院後の生活をイメージした支援を行なう	

第5章

固定チームナーシング 定着と人材育成のために

看護部のフォローやバックアップ

情報共有，情報供給

　固定チームナーシングの導入を看護部で一斉に取り組む場合も，名乗りを上げた部署がモデルになって進める場合も，前進するためにはいろいろな情報が必要である。各部署からの情報が看護部に集まり，それが全体で共有され，経験の分かち合いになったり，刺激を生む。部署間の競争もないとはいえないだろうが，他と比較して悩むのではなく，それぞれの部署のやり方を尊重し合い，よいところや新しい知見があれば学び合うというのがよい。そのために資料をつくって看護部が集約したり，保存したりという情報センターの機能を果たすと，他病院からの問い合わせなどにもすぐに応じられる。

　いずれにしても，進み具合のわるい部署があっても責めないことが大切である。それぞれペースもあるし，「すんなりいかないこともあるだろう」と静観するくらいでよい。師長会や副師長会など，定期的なコミュニケーションの場の議題としておくこと（たとえば15分だけ各部署の進み具合の報告に使うなど）も，固定チームナーシングをフォローしていくのに効果的だろう。

院内・外へのはたらきかけ

　看護部の機能として，院内へのPRや他病院との交流，院内研修会や全体リーダー会開催などにバックアップがあると，各部署は動きやすくなる。看護部の動きを院内他部門に知らせ，関心をもってもらったり，関係する人々（特に医師）の理解を得ていくことは，変革を定着させるためのポイントの1つである。このような活動は固定チームナーシング導入にあたって，導入時のリーダーをだれにするかとか，やる気のある師長へはたらきかけていこうなど，職制におけるキーパーソンの発見や，展開にあたって必要な条件整備をする場合の鍵となる。看護部が主導し，トップダウンで導入して成功する病院は多い。

しかしトップがいくら旗をふっても，メンバーが拒否感をもつと変革は起こらない。形だけは整ったが内容がそれに伴わず，従前と同じ活動レベルであるというときは，トップダウンの導入や推進を下の人たちがどのように感じているか，具体的に話し合ったり，このシステムをナースたちが，自分たちのこととして理解しようとしているかを振り返ってみよう。トップやボトムの特性や組織風土にも目くばりが必要である。

全体研修会の企画

全体研修会は，固定チームナーシングのスタート時にスタッフ全員が足並みをそろえておくのに効果的な方法である。IMS グループでは，グループの一斉導入時に全体研修として実施した，本部看護部主催の「固定チームナーシング導入研修」，1年かけて行なう「リーダー・日々リーダー育成研修」(→138ページ)を継続している。各施設の師長や介護長などが受講し，人材育成の計画・実践・評価(結果)を学んでいる。

そのほか，固定チームナーシング研究会は全国研究集会・地方会の活動も活発なので，機会をみつけて参加すると，ベンチマーキングの機会になる。

チームリーダー研修

各施設におけるチームリーダー研修と日々リーダー研修は，それぞれ対象と課題が違うので別々に行なうのが望ましい。チームリーダー研修では，この看護方式の基本を理解しつつ，役割，現状分析の進め方，目標設定の仕方，コミュニケーション・スキルやスタッフ育成，チーム会の運営などを学ぶ。日々リーダー研修は，卒後2年以上のほとんどのスタッフが対象となる一般的なリーダーシップ研修の場合も多く，日々の業務遂行や後輩育成，カンファレンスなどがテーマになる。

島根県済生会江津総合病院(施設概要→195ページ)は，看護育成委員会がチームリーダー研修会を企画運営している。チーム会で決めた目標を，小集団リーダーを中心に年間活動として実践するが，進行状況はチーム会で分かち合い，確認や声かけなどのフィードバックを大切にしている。この経過はリーダー会に報告される。

このくり返しのなかで小集団リーダーもチームリーダーも育っていくのだが，目標は，①チームリーダーの役割・業務の理解，②チーム目標の立案と目標達成への小集団活動の推進，調整ができるリーダーの育成とはっきり謳っている。

小集団リーダーを集合教育と分散教育で1年間育成し，同時に日々リーダーとして育てているのは，飯田市立病院(施設概要→215ページ)である。患

者の安全を守り，ケアプランが適切かアセスメントし，メンバーの業務を調整するなどのマネジメントができる日々リーダーの育成は重要課題だ。チームワークシートや共同業務の整備を応援し合うための前提として，育成計画を立てる。

　リーダーシップを発揮するための能力開発をめざすので，日々リーダーを担うクラス（おおむね卒後3年目）を年間チームの小集団リーダーに選ぶ。年間6回の集合研修と，成果をレポートする自主運営の報告会開催まで何度もリーダーシップを鍛えるチャンスがある。知識として学習することと，グループワークで動機づけや態度変容も起こるプログラム構成で学び，現場に帰って実践しながらコミュニケーションスキルやリーダーシップスキルを身につける。

　このリーダーシップ研修担当者の篠原夏子師長は，小集団活動で展開する固定チームナーシングをしっかり理解しており，この研修に素晴らしいリーダーシップを発揮している。若いリーダーが悩むポイントごとに適切な指導・助言のしかたは大いに参考になる（→221ページ）。

　なお，研修Ⅰ，Ⅱ終了後は，サブリーダー・チームリーダーへとラダー研修が続く。各研修はクリニカルラダーと業務チェックシート（チームリーダーの役割と業務→50ページ，表2-10）で評価し，個々の到達度に合わせて段階的にステップアップしていく。

師長会でのフォロー

　師長会では，情報交換を通しての相互啓発，看護の動向，看護記録や看護技術，リーダーシップやアサーティブトレーニングなど，テーマは何であれ，看護集団の目的達成に役立つ能力開発プログラムをどんどん企画する。1人ひとりの能力が伸びる仕掛け（教育計画）は現状分析からはじまる。

COLUMN
リーダーシップ研修

　飯田市立病院看護部では，篠原夏子師長を中心に，毎年すぐれたリーダーシップ研修を行なっている。対象は，キャリア3〜4年目の基礎研修を修了したナースで，この研修のなかで，自己の課題（個人目標で小集団活動の目標でもある）を達成しながら，リーダーシップを学ぶ。

　目標を達成するためには，他の小集団メンバーの協力を取り付けたり，周囲の人を巻き込んだりと，いやでもリーダーシップを発揮せざるを得ない状況になる。また，目標が明確でなければならないし，コミュニケーションスキルも必要になる。さまざまな場面で葛藤や思うように進まない無力感などを感じながら学習し，リーダーとしての力をつけるプログラムである。ぜひ，参考にしてほしい。

　このリーダーシップ研修はⅠとⅡに分けて企画されている。そのうち，リーダーシップⅠ研修を紹介する（表1・表2）。

表1　飯田市立病院リーダーシップⅠ研修の目的と目標

❶ 目的
1）自分の立場・役割を理解し，リーダーシップを発揮する
2）チーム・グループ内の課題を達成する
❷ 目標
1）部署内での自己の役割を理解し，リーダーシップ・メンバーシップを発揮できる
　①日々リーダー（日勤）の役割を理解し実践する
　②患者の看護ケアを実践し，カンファレンスを利用して評価できる
2）小集団活動の推進役となる

表2　飯田市立病院リーダーシップⅠ研修年間スケジュール（2018年度）

回	開催月	研修時間	研修内容
1	3月	3時間	リーダーシップ導入研修 1）固定チームナーシングの目的・用語の定義・小集団活動 　●固定チームナーシングの再学習・小集団リーダーの役割 2）属性の説明 　●チーム看護に関係する属性とは何か（症例・文献） 　●自部署のデータと分析方法 3）チームの看護問題を検討する（グループワーク） 　●自チーム紹介 　●事前課題（自チームの問題，改善が必要なこと10項目）検討 　　宿題：残った課題はチームで検討 4）文献検索の方法 　●医中誌・メディカルオンラインなど
2	4月	4時間	1）課題達成計画書・ガントチャートの書き方 　●課題達成計画書：各項目に記載する内容 　●ガントチャート：ガントチャートとは何か（記載例・活用方法） 2）チームの看護問題の検討（グループワーク・3時間） 　●宿題のチーム課題を検討（師長も参加）
3	5月	8時間	1）日々リーダーの役割と業務について（グループワーク） 　●「日々リーダーに求められる力や必要な要素は何か」 　●師長が考える「日々リーダーに期待すること」 2）小集団課題の検討（グループワーク） 　●事前課題：「現状の問題点」「問題の背景と分析」「課題の決定」「課題を進めていく上での疑問点・不安に思うこと」を挙げる

3	5月	8時間	・ある研修生の課題を検討 ・グループごとに1人ずつの課題を検討
4	9月	3時間	1) 小集団活動の進捗状況の確認 2) 文章のまとめ方と書式 3) パワーポイントの作成とプレゼンテーションの基本 4) 報告会までの役割分担(自主運営について)
5	12月		報告会(自主運営) ・部署の先輩が聴講,研修生同士の意見交換
6	1月	7時間	まとめ研修 1) 日々リーダーの役割と業務について(グループワーク) 2) 小集団リーダーの振り返り(グループワーク) ・リーダーシップを考える動画を教材に講義 3) 倫理事例の検討(グループワーク)

　研修生はこれまでの基礎研修とは違い，自らで考え，行動し，人を動かしていくなど，リーダーシップを発揮せざるを得ないこの研修に苦手意識をもっている。そこで篠原さんは，苦手意識を払拭できるように，導入研修でリーダーとしての役割・行動を基本的なことからくり返し伝え，1人で抱え込むのではなく皆で取り組む小集団活動であることを説明している。

　自チームの問題の抽出では，問題はどこにあるのかを考えるときに重要になるのは，チームの特徴をデータでとらえ，分析すること。ここをきちんと理解しないと，問題の本質からずれてしまう。そこで，2018年からは属性説明の講義を取り入れ，属性の理解から，課題を明らかにするためには，他にどんな情報・データが必要かを考えるように支援している。このデータ収集とその分析にしっかりと時間をとったため，課題達成計画書の完成を6月初めまでに延ばしたという経緯もあるが，3月の導入研修から約2か月半という十分な期間を設けたため，課題達成計画書の「問題の背景と分析」にはデータを入れた分析ができるようになってきた。

　篠原さんは，このリーダーシップⅠ研修には各部署の先輩ナースのサポートも重要と考えている。部署でしっかりサポートが受けられるよう，研修内容をチームリーダー・サブリーダー研修でも周知し，支援を要請している。3回目の課題検討時には，各部署の師長・主任・チームリーダーをはじめとする先輩ナースにも参加を呼びかけ，研修生と一緒にチームの問題を考えてもらった。

　一方，研修生のなかにはやりたい看護が明確にならなかったり，先輩ナースとの意見の折り合いがつかず，研修生が意図しない方向に活動が進んでしまうこともある。そういった場合は，個別に当該部署の師長，主任，主任補佐にも情報を提供し，サポートを強化している。

　この研修には，固定チームナーシング認定指導者も多くかかわり，講義を担当し，課題検討のディスカッションにも参加して，困ったときの相談役としても活動している。

　研修生にとっては大きな階段を昇る研修なので，活動で思ったような成果が出ないことに落ち込む研修生も出てくる。そんな場合は，この研修の目的は，成果を出すこと以上に，リーダーとしてどのように意識して行動したか，リーダーシップを発揮できたかが大事であると助言している。インストラクターの教育委員は，研修生が1人で決めず，皆に相談できたことなどをほめるという姿勢でかかわるようにしている。

　この研修生たちは，日々リーダーや小集団リーダーを担うナースたちである。日々リーダーや小集団リーダーになったら，苦手だからといって先輩ナースを避けていては，仕事は進まない。そんな先輩に上手にSOSを出すのも能力のうちと，師長をはじめ先輩ナースは，折にふれてフィードバックやストロークを欠かさずに支援する必要がある。

2

リーダー会，チーム会運営，院内交流

　チーム活動を進める基盤になるのはチーム会である。小さな子どものいるナースの日勤時にする，定例化するなど，全員が参加できる工夫をしよう。チーム会は病棟全体会より人数が少ないので，運営しやすいだろう。共通に関心のある議題，資料やデータを準備したり，ケース検討のときはメンバー自身が準備して参加するようはたらきかけること。固定チーム活動が軌道に乗るまでや，チーム目標設定（特に新チームのスタート時）などでは，回数を重ねる必要があるだろう。

　<u>よく「固定チームナーシングについてどう思うか」が議題に取り上げられたり，アンケートをとったりするようだが，このシステムそのものを検討するよりも，①どんな看護チームにしたいのか，②現状把握とその分析，③業務の進め方や応援体制，④事例検討，⑤目標達成や問題解決に必要な事柄，などを話し合うほうがよい。</u>その話し合いのなかで，メンバー同士の相互作用が活発になり，話し合い，聞き合うことで相互理解が深まっていくからである。

　ただし，多くのメンバーがチーム全体に同調しようと行動しているときはよいが，新しいことへの拒否感や単に反対をいいつのる逸脱行動をとるメンバーもいて，チーム会に出席しなかったり，協力を得にくいことも起こる。リーダーはそういうことも起こり得ると心づもりをして，そのような人には絶えず声かけをしてほしい。一貫して自分の意見を主張する非同調者であっても，納得すると協力的になる場合が多く，チーム活動が活性化することがある。とにかく，サジを投げないことが大切である。場合によっては，師長・副師長の出番もある。

　リーダー会は師長や副師長がイニシアチブをとるとよい。チーム間の調整や他部門からの情報などをもち，介入ができる立場にあるからである。師長の考えを最もよく理解し，リーダーを援助する副師長は，リーダー会で各チームリーダーのスーパーバイザーとなり，病棟運営の要としての役割を発揮することで，固定チームナーシングの定着を図っていけるだろう。院内の交流も，副師長会などを通して情報を収集し，リーダーたちにフィードバックすることで活発になる。

中間評価

中間評価の目的

　年間目標を立案し，チーム活動が展開されたら，定例化（たとえば月1回）されたチーム会で自分たちの活動の現状や成果を評価していく。さらに，年間全体の活動をとらえた中間評価をすると効果がある。その時期はいつでもよい。

　中間評価の目的は，以下の3点を振り返ることである。

①テーマの焦点化（テーマのしぼり方）は適切であったか
②最初に行なった現状分析の調査方法は適切であったか
③研究・検討方法は適切であったか

　中間評価は，上記項目などを複数の部署が振り返り発表できるならば，看護部全体の発表会とすることで，他チームへの相互作用も期待でき有効だ。

> **COLUMN**
>
> **チーム会の上手な進め方**
>
> ❶ チーム会の目的は何か。チームづくりの場，学習や事例検討の場，看護のセンスアップの場。今回の目的は？
> ❷ 時間を守る。限られた時間内で集中して話し合おう。出席者同士，よい印象をもち合えるよう大人の行動を。開始時間と同様に終了時間を守る。
> ❸ 議題の周知徹底。参加者は十分な準備を。
> ❹ リーダー・司会者は，会場・資料その他必要な準備と進行メモを。
> ❺ 参加者は自分のほしい情報，知りたいことは何かをはっきりさせる。
> ❻ 自分が提供できる情報を準備しておく（わかりやすい資料）。
> ❼ 質問は具体的に。
> ❽ お互いに自己開示できるよう，許容的，非審判的態度で。非言語的メッセージに気をつけよう。
> ❾ 決定は具体的に（4W1H）。チーム会で決めたことは守る。
> ❿ 記録をとる。欠席者は必ず読む。
> 　→そのままコピーしてリーダー会の資料に。
> ⓫ 時間外なら，茶菓子の準備も。
> ⓬ 進め方の基本は，参加と決定を大切にすること。

つまり，各チームやグループがそれまでの成果を発表・評価することで，相互に刺激し合え，後半の活動に向けてチームの立て直しも可能である。チーム内では気づかなかった盲点を，他部署の人から指摘してもらうことはその後の発奮材料になるだろう。

― COLUMN
固定チームナーシング認定指導者登録制度
目的
1. 固定チームナーシングの理念を理解して，自部署・自病院・近隣の病院や施設・地方会などで指導者の役割をとれる人材の育成
2. 固定チームナーシングの3つの目的(→14ページ)を具現化して，医療・看護・介護の現場に導入できる人材の育成

認定指導者育成計画概要
1. 研修参加者の要件
   1) 看護部長・副看護部長・師長・副師長(主任)の立場で固定チームナーシングを運用した経験がある
   2) 固定チームナーシング研究集会(全国集会・地方会)に5回以上参加している
   3) 固定チームナーシング研究集会(全国集会・地方会)で演題発表・シンポジスト・講演の経験がある
2. 研修内容・研修期間
   1) 単位制・資格認定：9単位取得
   2) 研修期間：2年間
   3) 研修方法：固定チームナーシング認定指導者研修(年2回)
      ① 研修1：指導者1泊研修(3単位)
         内容：講義とグループワーク，プレゼンテーション
      ② 研修2：指導者1日5時間研修(2単位)
      ③ レポート提出・全国・地方会で発表：原則2年間でまとめる(4単位)
         テーマは固定チームナーシングの実践と結果・考察(A4・2枚)
      ④ 研修費用：研修1・2の受講料・宿泊費，レポート審査料
      ⑤ 資格認定・資格更新：認定指導者審査委員会で審査，更新は5年ごと(期間内に自己申請更新ポイント制あり。詳細は固定チームナーシング研究会のホームページを参照)

＊認定指導者研修会を交流の機会に
・固定チームナーシング研究会ホームページの活用
・チームメンバーの情報活用…データベースの活用
・研修会参加者との情報交流
・全国研究集会・地方会への参加と情報交流
・月刊誌『看護実践の科学』の地方会報告・杉野元子の研修会リサーチに目を通す
・インターネット・スマートフォンのメールやLINEを活用
・テキストをノートにして使いこなす
・仲間を信頼してお互いに役に立つ関係になろう　　など

固定チームナーシングと人材育成

固定チームナーシングラダー

　筆者(西元)は，現任教育とは現場で求められている人材育成であると考えている。それぞれの病院や施設の理念(ビジョン)が人材育成の目的であり，理念を具現化して成果責任を果たせる人材育成が現任教育である。

　固定チームナーシング研究会では12年前から固定チームナーシングラダー表を作成して，看護関係誌で紹介してきた。看護現場のラダーを論じたパトリシア・ベナーの『看護ケアの臨床知―行動しつつ考えること』[1]を参考に，ラダー枠組みを，現場で求められる役割・業務を5レベルで示した(表5-1)。自己評価・他者評価は，7カテゴリーを5段階評価して60点以上を合格点として作成した。

　固定チームナーシングは小集団活動の理論をベースにしたケア方式なので，個人が完璧に100点満点を望む必要はない。個々人の役割業務が60%できていれば，チーム力を活用して100%に近づけばよいと考えている。その調整役がチームリーダー・日々リーダーで，最後の砦を守るのが部署の看

[1] パトリシア・ベナー，パトリシア・リー・フーパー＝キリアキディス，ダフネ・スタナード著，井上智子監訳：看護ケアの臨床知―行動しつつ考えること，医学書院，2005．

表5-1 達人ナースへの5段階 ── 固定チームナーシングにおける役割・業務を達成するための5段階

ラダー1(NOVICE)　初心者レベル：新卒ナースの前期教育
→就任した部署に慣れ，先輩とペアで受持ち患者の経験録を用いて学ぶ，体験夜勤，日々の看護では4人室も先輩とペアで受持ち指導を受けながら経験していく。

ラダー2(AdvancedBeginner)　新人レベル：新人後期教育
→先輩とペア受持ちを継続して夜勤もする，チームの患者把握とケア実践，共同業務の理解と実践を多職種と協働していく。

ラダー3(Competence)　一人前レベル
→日々リーダーに挑戦して役割が発揮できる，夜勤リーダー，休日リーダーが自立してできることをめざす。

ラダー4(Proficient)　中堅レベル
→受持ちナースの役割モデル，チームリーダーに挑戦して役割モデルになる。看護部の委員会活動・固定チームナーシング成果発表会の企画・運営ができる。

ラダー5(Expert)　達人レベル
→専門職看護師として役割モデルとなり，専門性を発揮できる。特定の領域の看護技術が巧みであり，仲間や患者・家族に成果のある指導ができる。認定看護師・専門看護師の資格獲得に挑戦中，および認定看護師・資格者を含む。

ラダー5-2：師長の役割を自覚して，業務を遂行できる。

護師長・副師長である。

　2007年に作成したラダー評価表を，現状に即するように2018年に一部改定した。そのうち，一人前看護師（日々リーダー）のラダー評価表を**表5-2**に，師長を対象としたラダー評価表を**表5-3**に示すので，参考にしてほしい。

　固定チームナーシングでは，部署の重要な要である師長のラダーを作成した。師長が役割を自覚し，さまざまな現場でスタッフの伸びしろを信頼して，小集団活動でたくましく問題解決していくための指針になればうれしい。ただし，師長ラダーでも100点満点を望む必要はない。自己の得意領域を活用して，チーム力をフル回転させる工夫をしてほしい。親しい師長同士で他者評価をし合い，自己発見して，多職種の有能な人的資源を情報源にしたら，問題解決のヒントができるかもしれない。そのように師長ラダーを活用して，師長業務をスリムにして，余裕のある師長人生を過ごすための小集団活動を開発してほしいと願っている。

　看護チームでスタッフがやりがいをもちいきいきと仕事をするために，さらに看護・介護職になったことを後悔しない生き方ができるように，看護職として一人前をめざし自立した仕事のできる専門職を育成したいと，いつも考えてこの看護方式の検討をしてきた。臨床現場でよく質問されるのが，固定チームナーシングで行なう次の3つの課題，1．新人ナースの育成，2．日々リーダーの育成，3．チームリーダーの育成である。次項でそれぞれの育成のポイントを述べる。

表 5-2 固定チームナーシングラダー評価表　ラダー3

年　　所属　　　　氏名

ラダー3　対象者：一人前看護師

目標：受持ちナースとして看護実践でき，日々のリーダーとしての役割が発揮できる

		達成目標		カテゴリー集計	自己評価	他者評価
達成目標	1	守秘義務を果たしプライバシーへの配慮ができる	1	態度・人間関係	0	0
	2	チーム医療の構成員としての役割を理解し他の職種と協調できる	2	組織・セクション	0	0
	3	日常の看護が根拠にもとづき判断でき，安全・安楽に実践できる	3	看護技術	0	0
	4	疑問に対して自主的に学習し，実践に役立てることができる	4	研修参加・自己啓発	0	0
	5	受持ちナースとして問題を明確にし，個別性をふまえた看護過程が展開できる	5	受持ち患者看護実践	0	0
	6	他のチームや関連セクションに応援に行き役割業務ができる	6	ラダーアップ課題	0	0
	7	日々のリーダーが自立してできる	7	固定チームナーシングの課題	0	0

行動目標：100…理想到達目標　60…合格目標　60未満…不得意領域

評点	5：特によい 90以上	4：よい 89～70	3：ふつう 69～60	2：努力を要する 59～30	1：非常に努力を要する 29以下	自己評価 評価日		他者評価 評価日		備考
カテゴリー			行動目標			評点	計/総	評点	計/総	
1- ①	組織の一員として常識的な行動がとれる						0		0	
②	言葉遣い，挨拶などの接遇マナーを身につけている									
③	医療職員としての自覚をもち，正しい身だしなみができる									
④	職員間のコミュニケーションがとれ，意見交換ができる									
⑤	患者・家族とよい人間関係をつくることができる						25		25	
2- ①	日々のチームリーダーとして他の職種の職員と協調して業務ができる						0		0	
②	他のチームや関連のある看護現場に応援に行くことができる						10		10	
3- ①	日常の看護業務を後輩に指導できる						0		0	
②	トラブルや事故を予測して，安全な業務が工夫できる									
③	基本的な看護技術をベースに個別性に配慮した看護が実践できる						15		15	
4- ①	研修に目標をもって参加し，学んだ知識・技術・態度を実践できる						0		0	
②	研究視点で問題を明確にし，解決策に導くことができる						10		10	
5- ①	受持ち患者のデータベースの管理ができる						0		0	
②	問題の優先度を考え問題に適した看護計画が立てられる									
③	実践した看護について評価できる									
④	実践した看護を記録用紙に沿って記載できる									
⑤	入退院指導を効果的に実践できる									
⑥	看護チームの一員として患者の経過をサマリーし連携がとれる						30		30	
6- ①	緊急時災害時の対応がマニュアルに沿ってできる						0		0	
②	受持ち患者の看護問題に向けて多職種協働の視点でカンファレンスができる						10		10	
7- ①	日々のリーダーが自立してできる						0		0	
②	小集団活動のリーダーとして年間目標が達成できる						10		10	

研修・研究会・学会参加

内容	研修日	参加状況	課題レポート	備考
リーダーシップ				
看護研究				
緊急・災害教育				

（固定チームナーシング研究所　西元勝子試案．2018年改定）

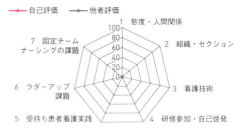

表 5-3 固定チームナーシングラダー評価表　ラダー 5-2

　　　　　　　　　　　　　　　　　　　　　　　年　　　所属　　　　　　氏名

ラダー 5-2　対象者：師長
目標：部署の問題を明確にして，メンバーと協力して解決していく

達成目標
1. プロ意識をもち柔軟で度量の大きい対応ができる
2. 委員会活動に参画して，安全で効率的な組織運営ができる
3. 看護実践の役割モデルとして質の高い看護サービスが提供できる
4. 看護研究の推進や支援ができる
5. 患者家族の看護問題を解決できる
6. 管理認定資格・サードレベル研修終了
7. 固定チームナーシングで看護チームの問題解決が図れる

カテゴリー集計

	カテゴリー集計	自己評価	他者評価
1	態度・人間関係	80	83
2	組織・セクション	60	70
3	看護技術	77	80
4	研修参加・自己啓発	63	63
5	受持ち患者看護実践	73	80
6	ラダーアップ課題	67	70
7	固定チームナーシングの課題	73	80

行動目標：100…理想到達目標　60…合格目標　60未満…不得意領域

評点 (%)
- 5：特によい　90以上
- 4：よい　89～70
- 3：ふつう　69～60
- 2：努力を要する　59～30
- 1：非常に努力を要する　29以下

カテゴリー	行動目標	自己評価 評点	計/総	他者評価 評点	計/総	備考
1-①	看護職としてプロ意識をもち行動している	4	24	4	25	
②	状況に応じて柔軟に行動している	4		4		
③	個性を尊重して他人と対応している	4		4		
④	傾聴を優先して状況判断している	4		4		
⑤	意思決定が早く，明確に他人に伝達している	4		4		
⑥	多職種協働を重点によいコミュニケーションを心がけている	4	30	5	30	
2-①	病院・施設の理念を理解して自部署で具現化したいと努力している	3	18	4	21	
②	部署の方針を明確にしてスタッフに伝えている	3		4		
③	部署の課題を達成するための目標を明確に表現している	3		4		
④	勤務表作成の手順はスタッフに公表している	3		3		
⑤	看護部に提出した勤務表の訂正はしないことを原則にしている	2		3		
⑥	看護スタッフが遂行した結果責任は，常に受けて立っている	4	30	4	30	
3-①	日常ケアの看護手順を整備して，定期的にトレーニングしている	3	23	4	24	消化器外科 術前術後の看護
②	頻度の高い医療処置・介助の指導ができる（特定する）	4		4		
③	頻度の高い看護の指導ができる（特定する）	4		4		
④	頻度の高い医療処置・介助のマニュアルを整備し，教育している	4		4		
⑤	頻度の高い看護・介護マニュアルを整備し，教育している	4		4		
⑥	看護技術に関する自己理念を常に伝えている	4	30	4	30	
4-①	部署の教育企画ができる	4	19	4	19	
②	計画的に現任教育ができる	4		4		
③	定期的に学会・研究会・研修会に参加している	3		3		
④	スタッフに学会・研究会・研修会の参加を推進している	4		4		
⑤	自己の看護研究テーマをもっている	2		2		
⑥	研究テーマに関する表現・発表の場や機会を活用している	2	30	2	30	
5-①	スタッフに受持ち患者看護の助言やサポートをしている	3	22	4	24	
②	受持ち患者・家族とスタッフのトラブル対応は適切にしている	4		4		
③	部署の患者や入所者を全員把握する工夫をしている	4		4		
④	ベッドコントロールや退院計画を患者に合わせて実施している	3		4		
⑤	患者の代弁者として主治医と効果的にコミュニケーションをとる	4		4		
⑥	患者に適切な療養環境を提供するために環境整備を心がけている	4	30	4	30	
6-①	専門・認定看護師の資格獲得（資格特定）	1	20	1	21	セカンドレベル終了
②	ファースト・セカンド・サードレベル・管理に関する研修に挑戦（研修特定）	4		4		
③	部署のスタッフ個々に適切な動機づけをしている	3		4		
④	看護問題に関する新しい解決法の開発と成果の発表	4		4		
⑤	院内・院外で研究会や研修会の開催にリーダー的役割を果たす	4		4		
⑥	部署の看護職が関わる医療事故防止に成果をだしている	4	30	4	30	
7-①	固定チームナーシングの理念・目的を理解し運営している	4	22	4	24	
②	部署の現状分析をしてスタッフに課題を明確に伝えている	4		4		
③	患者グループ編成の理由を成文化して伝えている	4		4		
④	スタッフ組織図作成をして面接を定期的にしている	4		4		
⑤	チームリーダーのサポートと教育は自分の師長の役割であり努力している	3		4		
⑥	副師長と役割分担して必要な権限移譲している	3	30	4	30	

研修・研究会・学会参加

内容	研修日	参加状況	課題レポート	備考
ファーストレベル				
セカンドレベル				
サードレベル				
看護管理学会				
固定チーム研究会				

（固定チームナーシング研究所　西元勝子試案，2018年改定）

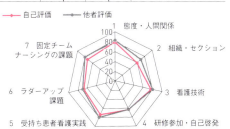

人材育成：新人ナース

多くの現場で課題となる新人ナースの育成について，まずはその教育の目的・目標を示す。その後，新人ナース育成に有効な指導ナースとのペア受け持ち方式を紹介する。

教育の目的・目標と方法

1. **1年未満で中途退職しない，させない**

   エルダーやプリセプターなどの先輩指導ナースを決め1対1の関係をつくり，所属する固定チームがサポートする。新メンバーにはリーダーを中心に固定チームでかかわり，早期発見・早期対話をこころがける。

2. **患者・家族，自分と仲間に対して有害な事故を起こさない**

   ①ちょっと来てカンファレンス（ツールボックスカンファレンス）を活用（→121ページ，表3-16）

   2人でする確認・相談・提案をいつでもどこでも気軽に行なう。確認・相談した相手の名前と内容を記録しておくと役に立つ。ただし，ちょっと来てカンファレンスは新人同士でしてはいけない。

   ②ショートカンファレンスの活用（→121ページ，表3-16）

   各勤務スタート時に15分以内で行なう申し送り・業務調整・ケースカンファレンス，朝礼など，新人ナースのバックアップと応援体制づくり

3. **同じ部署のスタッフとよい仲間になる**

   楽しい企画を入れる。たとえば，得意料理持ち寄り歓迎会，お花見会・ハイキングなどの準備と運営は先輩が行ない，後片づけは新人とエルダーで分担する。同期の新人がいない部署は院内集合教育で同期生の集いを計画する。やさしく熱心なプリセプターがいても，同部署にオープンに話す相手（同期の桜）のいないひとりっ子は弱い。

4. 受持ちナースの役割と業務を通して患者理解と日常業務を修得する

受持ち患者を決める時期は配属と同時，またはオリエンテーションや面接後に行なう。先輩指導ナースとペア受持ちで患者の全体像の把握をしてから看護を学ぶ。最初に受持つ患者は1人から，次の視点で選ぶ。

- 初めての受持ち患者の選定と方法

①部署で頻度の高い疾患・処置・ケアのある患者
　→クリニカルパス・標準看護計画が活用できる患者
②患者・家族の承諾が得られる患者
③主治医への紹介と協力依頼
④受持ち患者のデータベースの管理が受持ちナースの重要役割であることを意識づけ，計画的に患者・家族とコミュニケーションがとれるように指導しサポートする。不足データに気づき，入院時初期データの追加・修正をするなど，患者理解の情報収集とアセスメントにはペア受持ちナースとチームメンバーを活用する。
⑤受持ち患者・家族との関係樹立が新人ナースを支えることは多く，その反対もある。チームメンバーは新人をよく見て，早期発見・早期対話を。

5. 目標の期日までに夜勤に入る

新人ナースが夜勤に入る時期を決めて教育する。バックアップ体制をつくる。

- バックアップできる先輩ナースの選定と教育，新人ナースの夜勤評価基準と面接計画，勤務計画の作成

6. 受け入れ準備

新人ナースが配属される部署の師長は次の項目をチェック・整備して受け入れ準備をする。なお，新人配属を年1回行なう固定チームナーシングのチーム編成と同時に，定期の業務・物品の定置定数を見直しチェックの機会にする。

- 日常業務基準手順・利用頻度の高いクリニカルパス・標準看護計画・記録モデル・物品の定置定数とセット化などのチェックと整備

新人ペア受持ち方式

入職初期の教育は，集合教育から分散教育へと，どこの病院や施設でもよく検討して行なわれている。しかし，新人ナースにとって大事なことは，患者さんと，そしてこれから一緒に仕事をしていく仲間との関係の樹立である。特に，患者・家族とよい関係を築き，言い換えると患者とその家族との

信頼関係の大切さが実感できる経験を，できるだけ入職初期から体験でき，経験したことを仲間と共有できるような新人教育計画が必要だと考えて，次の3つのポイントを紹介する。

①入職して間もない時期から先輩ナース(プリセプター・指導ナース・ラダー3：一人前ナース)とペア受持ちで，事例経験録(表5-4)を用いて事例を通して看護を学ぶ。と同時に，基本的な看護技術の習得状況をチームで共有する。

　→所属するチーム全員で新人を育てる。

②患者の24時間の生活と夜の職場を理解するために，早期に夜勤をシャドウ体験する。ペア受持ちの先輩ナースとコミュニケーションを密にして，ドキドキわくわくの夜勤体験を効果的にするための工夫をする。

　例：休憩時間の過ごし方や夜勤食の作り方，夜勤前・夜勤明けの過ごし方などを「私のやり方は……」で話すなど。

③患者・家族，多職種とのコミュニケーションの機会を設定するプログラムを作成する。

　例：受持ち患者・家族への紹介，入院患者のオリエンテーション，主治医への紹介，患者・家族へのインフォームドコンセント(IC)，これらをペア受持ち指導ナースと一緒に行なう。

表5-4で行なった看護ケア技術の経験を，レーダーチャートを使って見える化したものが図5-1である。指導ナースとともに経験した看護技術の成長を，このような形で見ることができるのは，新人ナースにとって励みになるはずである。

また，表5-4の事例経験録には新人ペア受持ち経験録の使用基準(表5-5)がある。新人ナースが使用する期間，受持ち患者の決め方，スタッフへの協力依頼の仕方が書かれている。この内容は，現場で経験を重ねるごとに自分たちに合うように修正していけばよい。なお，経験録には患者の個人情報が記録されているため，個人情報保護の観点から，倫理的な判断が求められることを十分認識しておくよう指導しなければならない。

表 5-4 新人ペア受持ち経験録の例

【新人ペア受持ち経験録】 No. 2-1
所属(5F 外科)　氏名(A 本 B 子)　指導者(D 川 E 美)　師長サイン(　　)

57 歳(男)診断名 ①上行結腸がん　②糖尿病

生活歴・家族歴(関係・役割・キーパーソン※)	主な治療(方針)DrH
A 県出身。大学卒業後、現在の B 県へ。電機メーカー勤務。現在は課長職。家のことはすべて妻に任せ、仕事中心の生活。妻は専業主婦(高血圧治療中)。長男は会社員。大学から C 県で1人暮らし。年に1回帰ってくる程度。長女は隣市の大学生。両親はすでに他界。親戚はすべて A 県在住のため、ほとんど連絡とらず。	①腹腔鏡下上行結腸切除術 ②検査結果で大腸がん化学療法(XELOX 療法)予定 今回の入院までの経過 便秘・暗黒色便・貧血にて○月○日紹介で内科外来受診 検査後上記診断で、OP 目的で入院

家系図: 57─53 / 29 20 (※印は57)

看護上の問題(看護診断)
♯1. 共同問題:OP 前後の看護は大腸がんクリニカルパス使用
♯2. 化学療法に関する不安(ストーマは不要)
♯3. DM に関連する合併症発症の危惧
♯4. 職場が気になる(早期退院・早期職場復帰希望)

【入院期間】2018 年 4 月 26 日 ～ 2018 年 5 月 8 日　13 日間
【受持ち期間】2018 年 4 月 27 日 ～ 2018 年 5 月 8 日　12 日間　休日は色字　受持ち期間 →

受持ち日 月/日	5/1	5/2	5/3	5/5	5/6	5/8	5/9	5/10	5/11	5/12	5/13	5/16	5/17	/
できごと 患者の状態	入院	OPE バルン挿入 5/5 まで → DIV 挿入 5/8 まで → 38.5℃発熱 離床 清拭更衣		清拭更衣	清拭更衣	清拭更衣	シャワー			食事指導	退院指導			退院

患者・家族の思い: 仕事のことを考えると眠れない。／早く退院して仕事に行きたい。
本人は退院後すぐ出勤したい。外来ケモ希望。家族はケモ終了まで仕事は休んでほしい。

	技術項目	病室 No.	401(個室)						410(4人室)						計
経験技術 No.(リストから選び編集する)	A①環境整備		1	1		1	1		1	1	1		1	1		9
	A②ベッドメーキング		1	2		1	1		1	1	1		1	1		10
	C③バルン挿入と管理		4	4												8
	D②体位変換		1	3												4
	E①清拭			1		1	1									3
	E②洗髪								1		1					2
	E③口腔ケア		3	3			1			1						8
	H①経口薬の与薬					3	3		1	1			1	1		11
	H③点滴静脈内注射		1	1		1	1									4
	J①バイタルサイン		4	6		2	2		1	1	1		1	1		19
	J③静脈血採血		1				1		1	1						4
	K①安楽な体位の保持		1	1		1	1		1	1						6
	K③呼吸法		1	3										1		5
	心電図モニター		5	1												6
	M①誤薬防止					1			1	1			1	1	1	8
	M③転倒転落防止		1	1		1	1		1	1						6
	退院支援										1		1	1		3
	意識レベル		4													4
	温罨法				4											4
	ケモ説明										1		1			2
	食事指導										1					1
																0

ケースに関する振り返り: 中間管理職の仕事の厳しさを痛感した。OP 後順調に経過してうれしい。家族への役割を大切にして病気と向き合ってほしい。1 か月後のケモ入院時受持ちたい。

備考(*): D川　D川　Y田　D川　Y田　D川　D川　D川　S藤　Y田　D川　D川

(*)当日のペア指導看護師の氏名(サイン)を記入する。

西元勝子:いま求められる新人看護師の育成—早期から先輩とペア受け持ちで事例を中心に基礎看護技術も学ぶ. 看護実践の科学 43(4):8, 2018. より

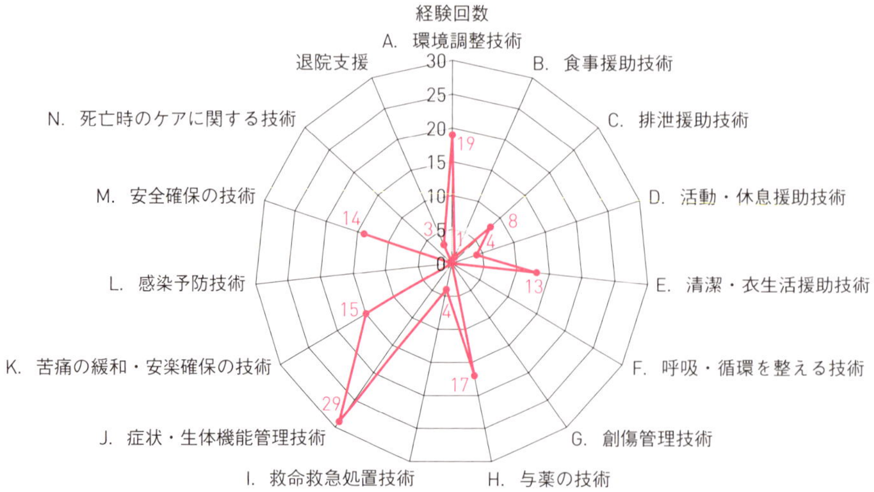

図 5-1 表 5-4 の事例で経験した看護技術のレーダーチャート

経験回数
- A. 環境調整技術: 19
- B. 食事援助技術: 8
- C. 排泄援助技術: 4
- D. 活動・休息援助技術: 1
- E. 清潔・衣生活援助技術: 13
- F. 呼吸・循環を整える技術: 0
- G. 創傷管理技術: 0
- H. 与薬の技術: 17
- I. 救命救急処置技術: 4
- J. 症状・生体機能管理技術: 29
- K. 苦痛の緩和・安楽確保の技術: 0
- L. 感染予防技術: 15
- M. 安全確保の技術: 14
- N. 死亡時のケアに関する技術: 0
- 退院支援: 0

西元勝子：いま求められる新人看護師の育成――早期から先輩とペア受け持ちで事例を中心に基礎看護技術も学ぶ．看護実践の科学 43(4)：9, 2018. より

表 5-5 新人ペア受持ち経験録の使用基準

1. **新人ナースが入職して 6 か月～1 年間使用する**
    ①入職直後～1 か月間…全体オリエンテーションおよび院内における基礎基本手法（電子カルテの使用法など）の訓練研修後，各部署の概要，新人教育体制の説明，固定チームナーシングと受持ちナースの役割と業務の説明，基準技術研修などを指導ナース（ペア先輩ナース）と一緒に順次行なう
    ②入職 1 か月間は職場に慣れることを目標に進める
    ③入職 1 か月間は指導ナースを複数固定して継続して指導できる体制をつくる．看護部署ごとに新人・スタッフ・実習生の教育組織図を作成して活用する
    ④入職初期はその日のうちに 1 対 1 でフィードバックできる 15 分以内の時間を確保する
2. **受持ち患者の決め方**
    ①固定チームナーシングの受持ちナースの役割と業務を確認して受持ち患者を面接で決めて，2～3 日前までに患者・家族と継続受持ちナースに紹介しておく
    ②患者の安全・安楽・安心を最優先し，新人ナースの安全とやる気を目標に先輩ナースとペアで受持つ．継続受持ちナースは新人指導ナース・プリセプターが望ましい．日々受持ち（担当ナース）は日々リーダーがペア先輩ナースを前日に決める
    ③患者は自部署で最も多い疾患・処置・検査・ケアのあるケース→クリニカルパスや標準看護計画が活用できるケースを選択する
    ④患者・家族の受け入れのよいケース，患者家族の承諾を得る
    ⑤主治医への紹介と協力を得る
    ⑥受持ち患者のデータベース（キーパーソンなど）の管理を意識づける
    ⑦病室の移動は病室 No. で記入，患者がチームを変わる場合は受持ちナースも変わる
3. **スタッフへの協力依頼**
    ①初めての処置やケアは必ずペア指導ナースと一緒に行なう
    ②応援体制づくり→チームワークシートにペアナースとの分担基準を示す．業務スタート時のショートカンファレンスで確認・相談・質問・協力を依頼できるムードづくり，ちょっと来てカンファレンスの活用の仕方，報告・連絡・相談の仕方など
    ③共同業務を整備して 3 区分する．助手業務の理解と依頼の仕方，感謝の気持ちを伝える方法など
    ④フィードバック…入職 3 か月間はその日のうちにペア指導ナースと 15 分以内で行なう
    ⑤新人ナースは所属するチームで勤務し，原則として応援には行かない
    ⑥新人ナースのチームローテーションは指導ナースがリーダー会に出席して決める
    ⑦夜勤経験（夜の患者の生活やスタッフの業務見学）は可能なら 5 月中に指導ナースとペア受持ちで経験する
4. **受持ち患者の人数は本人の成長過程を見て指導ナースとリーダー会で決める**

西元勝子：いま求められる新人看護師の育成―早期から先輩とペア受け持ちで事例を中心に基礎看護技術も学ぶ．看護実践の科学 43(4)：11, 2018. より

一般外科病棟のペア受持ち方式・経験録活用

　聖フランシスコ病院外科・泌尿器科病棟師長の佐藤廣行さんは，固定チームナーシング研究所で開発した「新人看護師の育成―早期から先輩とペア受持ちで事例を中心に基礎看護技術も学ぶ」を電子カルテのエクセルチャートを活用して，①経験録，②技術項目，③使用基準，④指導・ペア担当看護師の役割，⑤記入例の5つのシートを作成した。さらに，自部署で活用しながら，院内の他部署の師長たちに呼びかけ，4部署で同じシートを使った新人教育に手応えを感じて，その成果を地方会や全国集会で発表している[1]。

　この方法は，①入力や修正が容易，②使い慣れている→新人は電子カルテに慣れる必要がある，③入院期間・受持ち期間を入力すると自動計算できる，④チームスタッフが読みやすい→チームスタッフ全員で新人を育てる，⑤セキュリティがしっかりしている電子カルテでの運用であるため，患者の個人情報が保護できる。

　ここでは，1例目のときの経験録（表5-6）と，5例目のときの経験録（表5-7）を紹介する。比較してみると，その成長がよくわかる。

1) 固定チームナーシング全国研究集会資料集 2017年資料 No.44

表5-6　1例目のペア受持ち経験録（聖フランシスコ病院）

【新人ペア受持ち経験録】　患者名（○○　○○○　）
所属（西2階病棟　氏名（○○○　○○）　指導者（○山　）師長サイン（○○　○○　）

80歳代	診断名：血管性認知症，高血圧症，脳梗塞後遺症，慢性腎不全，うつ病

生活歴・家族歴（関係・役割・キーパーソン）	本人 ☑	主な治療（方針） 胃瘻造設術
キーパーソンは長男 脳梗塞後遺症により左片麻痺あり，コミュニケーション不可。口腔ケア時，開口できる時とできない時がある。右上肢の運動が活発で，前病院からチューブ抜去の可能性があり，右上肢ミトン装着。日中はベッド上生活主体。ADL全介助	□　○	今回の入院までの経過 2008年頃まで高血圧で○○外科医院通院。2015年8月，脱水による腎不全で○○病院入院し同時に脳梗塞発症。2015年9月からリハビリ目的で○○病院入院したが経管栄養，全介助になり長期療養が必要となった。2016年3月○○病院転院，腎機能の低下あり内服治療，タンパク制限により機能改善し今回胃瘻造設目的で当院紹介

看護上の問題（看護診断）
①摂取消費バランス必要量以下　②感染リスク状態　③皮膚統合性障害リスク状態　④転倒転落リスク状態

【入院期間】2016年5月2日　～　2016年5月12日　11日間
【受持ち期間】2016年5月2日　～　2016年5月12日　11日間　下記の矢印に赤色で示す

	5/2	5/3	5/6	5/7	5/9	/	/	/	/	/	/	/	/
できごと 患者の状態	嚥下機能評価 フィーディングチューブ挿入	吸引 口腔ケア 経鼻からの薬剤注入 オムツ交換	口腔ケア 吸引 経鼻からの薬液注入 CTガイド下で胃瘻造設	口腔ケア 吸引 胃瘻からの薬剤注入 経管栄養開始	口腔ケア 吸引 胃瘻からの薬液注入 経管栄養 オムツ交換								

患者・家族思い	特になし。

病室No.　○○1号室

技術No.	5/2	5/3	5/6	5/7	5/9	合計
生活環境	1	1	1	1	1	5
ベッドメイキング	1		1	1		3
経管栄養		1	1	3	3	8
体位変換	1	1	1	1	2	6
清拭				1		1
口腔ケア		1	1	1	1	4
部分浴・陰部ケア		1			1	2
衣生活支援，整容				1		1
酸素吸入				1		1
吸引		1	1	1	1	4
バイタル	2	1	2	2	2	9
酸素飽和	2	2	2	2	2	10
移乗	1					1
点滴更新		1	1		1	3

ケースに関する振り返り	入院から退院までの看護師の動きを知ることができた。患者にどのようなケア・観察が必要なのか学ぶことができた。胃瘻からの栄養・白湯の注入方法，薬剤の簡易懸濁法など実施し，注入前のカテーテル挿入部位の確認方法，注入後の嘔吐や下痢の有無などの観察項目を理解し実施することができた。胃瘻造設前は，経鼻からの薬剤注入も行なうことができた。胃瘻と経鼻での注入前の確認方法が異なり初めは混乱したが，確認しながら実施できた。患者はベッド上寝たきりであり，コミュニケーションも困難であるため，ケア時はバイタルサイン・全身の観察を行ない早期に異常を発見する必要があると学んだ。
備考（*）	○本	○原	○山	○本	○原

（*）当日のペア指導看護師のサインを記入する。

佐藤廣行：ペア受け持ち方式を用いた新人教育─事例を通して学ぶ分散教育．看護実践の科学43（4）：27，2018．より

表 5-7　5 例目のペア受持ち経験録（聖フランシスコ病院）

【新人ペア受持ち経験録】　患者名（○○　○○○　）
所属（西2階病棟）　氏名（看護師 I　　　）　指導者（○山　）師長サイン（○○　○○　）

80歳代	診断名：脳梗塞後遺症，摂食障害

生活歴・家族歴（関係・役割・キーパーソン） ADL 全介助。言われている言葉は理解できているが，失語症があり言葉を発することができない。嫌なときは声を上げられる。キーパーソンは長男であるが，仕事で忙しいため，長女，夫が毎日面会に来ている。	（家系図）◎□○	主な治療（方針） 胃瘻造設目的 今回の入院までの経過 2016年4月，頸動脈閉塞による心原性脳塞栓症で○○病院治療後5月○日○○病院にリハビリ目的で転院する。経鼻カテーテルの自己抜去や誤嚥の危険性など今後を考え家族希望で胃瘻造設目的で当院紹介入院

看護上の問題（看護診断）
①摂食障害　②転倒転落リスク状態　③皮膚統合性障害リスク状態

【入院期間】2016年6月30日　～　2016年7月8日　　8日間
【受持ち期間】2016年6月30日　～　2016年7月8日　　8日間　下記の矢印に赤色で示す　→

	6/30	7/1	7/2	7/4	7/5	7/7	7/8	/	/	/	/	/	/
できごと 患者の状態	入院オリエンテーション データベース聴取	嚥下機能評価 バイタルサイン	バイタルサイン	PEG造設 バイタルサイン	薬剤注入 胃瘻から栄養注入 バイタルサイン	胃瘻から薬剤・栄養注入 バイタルサイン	退院						

患者・家族思い	前の病院でも点滴やNGチューブを抜いてたので心配です。抑制はしてもらってもいいです。ご迷惑おかけしてすみません。

病室 No. 技術 No.	○○3号室	○○5号室											合計
生活環境	1	1	1	1	1	1	1						7
ベッドメイキング		1		1	1	1							4
経管栄養	1	1	1	1	1	1	1						7
体位変換	2	4	4	4	4	4	1						23
清拭		1	1		1								3
口腔ケア	1	1	1	1	2	2							8
衣生活支援, 整容		1	1	1	2	2							7
酸素吸入				1									1
吸引				1									1
バイタル	2	2	2	2	2	2							12
酸素飽和	2	2	2	2	2	2							12
移乗		1											1
点滴更新				1	1								2

ケースに関する振り返り	PEG造設患者を一度受持ったことがあったため，理解を深められたと思う。胃瘻増設後はドレーンが入っているため，排液用チューブやバッグ，優肌絆，カテーテルチップの準備と酸素吸入しているため，酸素の準備が必要であった。リカバリー注入する前に1～2 cm固まっている部分を出して実施することに注意し，慣れるまで手順を確認し，実施していく必要があった。初めて転院する患者の退院処理を実施し，退院証明書・看護サマリーが必要であること，退院証明書は医事課に依頼し，看護サマリーは師長承認が必要であることを学んだ。自宅・施設は退院，病院は転院となるため，間違えないよう注意して退院処理を実施する必要がある。身体に発赤などの症状が現れた場合は，発赤の部位，赤みの程度，膨隆など観察の仕方や記録方法を学んだ。この患者は以前点滴やNGチューブを自己抜去したことがあるため抑制についてチームで話し合う必要があった。また，胃瘻造設が本当に必要・適切なのかなど，医師・看護師・家族との話し合いをしていく必要性を振り返りで学んだ。
備考（*）	○山　○本　○本　○橋　○橋　○山　○山

（*）当日のペア指導看護師のサインを記入する。

佐藤廣行：ペア受け持ち方式を用いた新人教育──事例を通して学ぶ分散教育．看護実践の科学，43(4), 28, 2018．より

ICU・NICU・整形外科病棟の
ペア受持ち方式・経験録活用

　ICUの新人ナースは，入職当初は知識・技術も未熟で，相当のストレスの溜まる状態に陥ることが多い。JCHO徳山中央病院看護部では，ICUのペア受持ち開始時期を1年目の後半に設定している。最初のペア受持ち患者は予定入室患者・食道がん手術後患者で（表5-8），2年目に入り心臓手術後患者のペア受持ちを基準にしている。職員として仕事をしていくことは，新人も大変だが，教えるほうも何から，何時，どのように教えたらよいかと，悩むことも多い。

　このICUでは，基本的な看護技術を習得する期間と，ICUの環境に慣れる期間を一般部署よりも長く設定している（表5-9）。

　「ICUだからこそできる方法ですが，1対1で指導ができるスタッフ配置と少ない患者数であるからこそ，ていねいに1人ひとりの個性を大切に育てていきたい」と当時ICUの師長だった藤田紀美代さんは話す。

　このようなペア受持ち方式での展開の仕方は，他の病棟でも応用できる。実際に，それぞれの病棟に合わせて経験録も変更されている。

　豊橋市民病院看護部では，NICUでもペア受持ち方式・経験録を活用している[1]。新生児医療センターは，病床数35床（NICU12床，GCU23床）で，年間約400人の新生児（在胎23～32週未満児約13％）が入院している。

　このNICUでは，事例経験録の基礎技術項目を新生児用に変更した。そして，新生児特有の看護技術の習得と，時系列で経過を把握することで，児と家族を全人的にとらえる必要性を理解でき，新生児看護に対しての自信と看護師としての自覚を促すことができた。

　また，米盛病院（鹿児島）看護部では，整形外科病棟（図5-2）でペア受持ち方式・経験録を活用している。病院の定床が306床から506床に増床され，新人ナースが例年より多く採用された年，新人教育を担当した師長3年目の宮内毬さんは，経験録を用いて指導者（プリセプター）とのペア受持ち方式で育成している[2]。

　新人を大切にして，受持ち患者を通して「できていること」を自覚させ，やりがいをもたせるように，またプリセプターだけが教育を担当するのではなく，小集団活動のチームメンバー全員でかかわるようにしている。各チームをチーム目標に合わせて2つの小チームに分け，それぞれに新人を1人ずつ配置して，4～5名の小集団活動で新人を育成している。

1) 菊地直幸：新生児医療センターにおける新人看護師にペア受持ち経験録を用いた分散教育の導入．固定チームナーシング全国研究集会2018年資料集 No.19．

2) 宮内毬：新人教育にプリセプターの受持ち患者を共に受持つペア受持ち制を導入．固定チームナーシング全国研究集会2019年資料集 No.127．

表 5-8 ICU ペア受持ち経験録の例（食道がん手術患者）（JCHO 徳山中央病院）

所属（ICU）　氏名（　○○　）　指導者（　○○○　）　師長サイン（　○○　）

71 歳　（女）　診断名　食道癌

生活歴・家族歴（関係・役割・キーパーソン*）
入院前は，自立した生活を送っていた．夫と 2 人暮らしでよくコンサートに行ったりしており，仲のよい夫婦である．長男・次男は同じ市内に住んでいる．長女は県外に住んでいるが，手術当日から 3 日間帰省し，母親の面会にも来ていた．

*□　◎本人

主な治療（方針）
食道亜全摘術施行

今回の入院までの経過
胸部のつかえ感があり，近医受診した．内視鏡結果，上記を診断され，当院に紹介となった．周囲大動脈・気管と接しているため，手術適応となった．食道ステントを留置し，化学療法を 5 回施行し，今回手術となった．

看護上の問題（看護診断）
N＃1．身体可動性障害…挿管中のため体動制限あり→褥瘡予防・体位変換・ポジショニング
N＃2．組織統合性障害…口腔ケア・背部発赤
N＃3．急性混乱…………家族の面会時は，興奮したりパニックになったりしていた

【入院期間】68 日間
【ICU 受持ち期間（ICU 入室期間）】　20XX 年 1 月 20 日～20XX 年 2 月 1 日　12 日間
青：準夜勤務　赤：深夜勤務　受持ち期間 →

月／日	1/19	1/20	1/22	1/23	1/24	1/25	1/27	1/28	1/30	1/31	
できごと 患者の状態	病棟に前訪問	手術 ICU入室		ウィニングするが HR230 台に上昇するため，延期 左右チャネルドレーン抜去 頸部ペンドレ抜去 熱 38.5℃ 背部発赤あり			自発モードへ		1/30 日勤帯で抜管 右側腹部～大転子部に皮下出血あり 右胸腔ドレーン ハイムリッヒ弁へ		ICU退室
患者・家族の思い		本人：考えると怖くなるから，できるだけ考えないようにしてるわ．			夫：医師の話が聞けて満足です．			夫：いつ退院できるのか？ 退院しても元に生活に戻れるのだろうか？と心配．			
病室 No.	ICU⑦										

技術 No.		1/20	1/22	1/23	1/24	1/25	1/27	1/28	1/30	1/31	計
	A①環境調整		1	1	1		1				4
	A②ベッド	1	1	1	1		1	1	1		6
	C③バルン管理	5	8	8	8	8		8	8	2	55
	D①移動移送								1		1
	D②体位変換		3	5	3	5		4	3		23
	E①清拭		1	1	1	1					4
	E③口腔ケア		2	1	1	1		1	2		8
	E⑤部分浴・オムツ		1	1	1	1				2	6
	E⑥寝衣交換		1	2	1	1				1	6
	F②吸引		3	2	2	5		3	2		17
	F④体温調整	1	2	1					2		6
	F⑥人工呼吸器	6	8	8	8	8		8	8		54
	G①創傷処理			1							1
	H③静脈内注射	2	2	2	2	3		2	2	1	16
	H⑤ポンプ	1	3	4	5	3			2	1	20
	H⑥輸血	2	1	1							4
	H⑦抗菌薬	1									1
	H⑩薬剤管理	1	1	1	1	1		1			6
	I①意識レベル	2	2	4	2	3		1	2	1	17
	J①バイタルサイン	6	8	8	8	8		8	8	2	56
	J④動脈血	2	2	1	2	1		1	1		10
	J⑦心電図モニター	6	8	8	8	8		8	8	2	56
	J⑧SpO$_2$	6	8	8	8	8		8	8	2	56
	K①安楽な体位		3	5	3	4		4	3		22
	K②罨法等		1	1		1					3
	L①標準予防策		4	2	2	5		3	2		18
	L②防護用具		4	2	2	5		3	2	1	19
	M①誤薬防止	2	2	2	2	3		2	2	1	16

ケースに関する振り返り	挿管中のため口パクで訴えがあるがわからず，筆談や文字盤の使用も困難で，訴えを理解できないことが多かったため，申し訳ないと思った．その際，心拍・血圧が一気に上昇するため，かかわり方が難しかった．また，家族も退院後のことなど心配されていたが，話を聞くことだけしかできず，ICU において家族にできることは何だったのだろうかと考えた．
備考（*）	○○　○○　○○　○○　○○　○○　○○　○○

（*）当日のペア指導看護師の氏名（サイン）を記入する．

藤田紀美代：ICU における新人教育 ── ペア受け持ち経験録を活用して．看護実践の科学 43（4）：35, 2018. より

表 5-9 ICU 新人ナース年間スケジュール（一部抜粋）（JCHO 徳山中央病院）

月	目標	スケジュールと評価	知識習得の目安
4月	1. ICU の雰囲気に慣れる 2. ICU 環境の特徴がわかる 3. 1日の流れがわかる	・1日の流れを見学後，説明しながら一緒に実践する ・ICU の手順・チェックリストを使用し，看護技術を行なう ・日々の振り返り，1週間の振り返りを行なう	・輸液ポンプとシリンジポンプの取り扱い ・気管内挿管中の口腔ケア ・パルスオキシメーター ・注射の実施 ・静脈内採血（採血・ルート確保の練習） ・気管吸引 ・動脈血採血 ・ベッドサイドモニター
5月	1. 日勤業務の行動計画を立てることができる 2. 指導のもとで，日勤業務を行なうことができる 3. リカバリの入退室ができ，周術期に関する知識の習得ができる	・経験したことのあるケアや処置は，指導者に伝え，率先して行なう ・記録を確認してもらいながら書く ・入退室の指導を受けながら実践していく ・経験チェックリストを活用し，評価を行なう ・5月半ばから申し送りを指導のもと行なう	・A ライン挿入の介助 ・ビジレオモニター ・フットポンプ ・ルート交換 ・ガーゼ交換の介助 ・12 誘導心電図

藤田紀美代：ICU における新人教育 ── ペア受け持ち経験録を活用して．看護実践の科学 43(4)：33, 2018. より

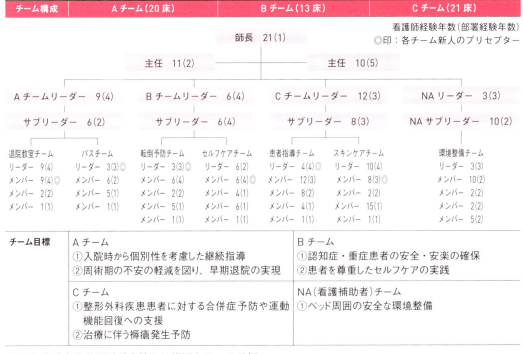

図 5-2 米盛病院整形外科病棟の組織図とチーム目標

6

人材育成：
日々リーダー，チームリーダー

日々リーダーの育成

　日々リーダーの役割・業務を決め(→92ページ，表3-4)，日々リーダーの条件設定を成文化しておく。それに沿って，日々リーダーの教育を進める。

　日々リーダーの教育の多くは2年目の後半から始め，年が明けると指導者にバックアップされながら日勤リーダー業務から体験・訓練していく。3年目に入ったら，夜勤リーダーも自立してできるように目標を設定して教育していきたい。部署により，患者特性が異なり日々の業務も複雑に違うので，基本的には各部署に分散してOJTで行なう。しかし，2年目の後半に，患者の全体像(人間像)の把握と部署の全体を把握する訓練(部署概要と応援体制づくり)，人間関係・役割に関するグループワークを取り入れた集合教育を入れたいものである。

　若いナースほど，協力の依頼や確認・質問が苦手である。断られるのが怖いという理由からだろうか。こうした3年目ナースの集合教育には，動機づけと人の暮らしがわかる社会性を育てる教育企画が必要だと考える。

　日々リーダーには，チームで担当する患者の業務を時間どおり，確実に遂行するマネジメントが要求される。交代勤務の現場では次のシフトに間違いなくつないでいく業務が多い。言い換えると，申し送る項目内容を確実に申し送る役割・業務が日々リーダーには求められる。経験3年目になると，日勤・夜勤で日々リーダーの役割を自覚して，業務が確実にできることを要求されるが，そのためには職場の教育的環境〔①24時間の日常業務(ルーチン業務)を行動レベルで成文化した一覧表がある，②ルーチン業務に必要な物品が定置定数でセットにして整備してある，③シフト交代直後の業務調整ショートカンファレンスと適切な応援体制〕の整備が求められる。経験2年目から，そのための計画的なトレーニングをシャドウで行なうことも必要である。

急性期内科病棟における日々リーダーの育成

　明理会中央総合病院は，東京都北区にある病床数311床のIMSグループの病院である。

　西澤智子さんが師長だった血液内科・一般内科40床（クリーンルーム6床）の病棟では，日々リーダー育成に日々リーダー業務チェックリスト（**表5-10**・**表5-11**）を使い，1日24時間の日々リーダー業務を行動レベルで表現している。さらに，業務タイムスケジュール表（→55ページ，**図2-5**）にはチームメンバーの業務をタイムスケジュールで記入していく工夫があり，初めて日々リーダーに挑戦する経験3年目ぐらいのナースにとっては，その日のチームメンバーの行動がリアルタイムで把握できて有効であろう。

　チームワークシートの活用（→57ページ）は日々リーダーにとっては有効であるが，急性期病棟は患者移動が激しく，処置やケアが複雑なため，チームワークシートに転記入力する作業が煩雑でミスが起こりやすい。タイムスケジュール表を活用した日々リーダー育成は，そのような臨床現場における新たな発想の実践といえる。

チームリーダーの育成

　固定チームナーシングの中核であるチームリーダーは部署の師長から任命された，卒後5年目以上の中堅ナースである。なお，介護型療養病床・介護施設などでは利用者特性により，中堅の准看護師または介護福祉士もチームリーダーになる。

①チームリーダーの役割・業務（→92ページ，**表3-4**）を成文化する。重要な役割・業務は，チーム会の運営とチーム目標を小集団活動で達成することである。そのためにも師長・副師長は，毎月1回のリーダー会で意図的なOJTを取り入れて教育する。

②チームリーダーは部署全体の現状分析ができ，自分のチームの日々の問題状況を明確にして，問題解決のリーダーシップを発揮していく役割がある。部署の概要表現と現状分析トレーニングは，他チームのチームリーダーと協力して，わかりやすいホームワークシートの作成とプレゼンテーションを課題にする。

③部署の中間評価発表会と年度末の成果発表会の準備と開催のリーダーシップ
　→チームリーダーも看護部全体の成果発表会で発表

④中堅ナースの教育には，対象の個性を尊重して得意領域を伸ばす教育を取

表5-10 日勤日々リーダー業務チェックリスト(タイムスケジュール)(明理会中央総合病院)

時間	業務内容
出勤	※情報収集 □チーム全体の情報収集ができ、患者全員の状態が把握できる □チームの最新情報が収集できる □病床数・重症度・救護区分が確認できる □チーム患者の状態把握ができる □患者の状態に合わせ、メンバーの受け持ち人数の調整ができる □今日の予定の確認ができる □入退院(□転出・転入) □検査 □加療(□アイソレーター・無菌室入退室の把握) □IC □委員会 □研修 □メンバーの勤務変更 □転倒などリスクについての把握、クレームなどの有無 □医師への確認事項の把握ができる(点滴・内服・検査・処置・食事内容など) □受持ち患者に挨拶をし、今日の予定(検査・治療・処置・ケア)の確認、説明をする
8:30〜	※朝礼(Aチームナースステーション内) □朝礼に参加し、情報共有ができる □物品(体温計・血圧計・SAT計・BS測定器・BS穿刺器・PHSなど)の確認ができる □管理薬剤(向精神約・麻薬・内服ケモ剤など)の確認ができる □管理薬剤金庫の鍵の受け取りができる(夜勤⇒日勤) □A・Bチームの行動調整:共同業務、応援体制の確認 □タイムスケジュールの確認
9:00〜	※行動調整 □チーム患者の全身状態・観察点・注意点が確認でき、情報共有ができる □検査・処置・治療・清潔ケア・入退院・委員会などをふまえた、担当看護師の日勤業務のタイムスケジュールをもとに行動調整ができる。 □メンバーの休憩時間の振り分けができる ※カンファレンス □ファシリテーターとして他者の意見、考えを引き出すことができる □患者の状態に合わせたタイムリーなケースカンファレンスが実施できる □または、インシデントレポートの内容の共有、問題点、対策のカンファレンス実施 □※日・木は看護問題の確認、看護計画の修正、転倒・転落チェック実施(Aチーム)

.... 以下，略 ....

り入れたい。将来スペシャリストやジェネラリストへの目標をもち，計画的に院内留学や院外留学，学会や研究会などへの参加をすすめる。

⑤中堅ナースの教育は，年齢的にも発達課題(結婚・出産・育児など)が多く，仕事一筋にはなかなかいかない。しかし，このレベルのナースが力を発揮できる看護チームは確実に質の高い大人の看護ができる。輝く中堅ナースを育てる手段として固定チームナーシングを創案してきた筆者(西元)にとっては，現任教育で最も力を入れたい対象である。

表 5-11 夜勤日々リーダー業務チェックリスト（タイムスケジュール）（明理会中央総合病院）

時間	業務内容
出勤	情報収集
17：00〜	□終礼 　日勤からの患者・病棟の申し送りを受ける □17時以降の入院は，基本，夜勤者が対応するが，必要時に日勤リーダーと入院対応について業務調整・業務分担をする
17：30〜	□夜勤メンバーと業務調整時間を決定する □チームに分かれて日勤者から患者の申し送り □夜勤メンバーとの業務調整 □遅番との業務調整
18：00〜	□配膳・下膳・内服確認ができているか確認する □口腔ケアができているか確認する
19：00〜	□検温・患者ラウンドができているか確認する □オムツ交換ができているか確認する
20：00〜	□イブニングケアの最終確認 □時間投薬の実施確認 □就寝薬の確認 □清拭車の清掃確認
21：00〜	□消灯確認 □食事休憩の調整
22：00〜	□遅番業務の確認をし，助手業務ノートにサインをする □遅番業務が終了していないものは引き継ぎをする □休憩時間の相談・調整
24：00〜	□病棟管理日誌の締め 　夜勤責任者に自分の名前を入力 　巡視サインを入力する18時から22時まで 　①看護必要度に抜け，漏れがないか確認する 　②病棟管理日誌の患者数と，救護区分患者総数が同じであることを確認 　③病棟管理日誌の当日入院患者の診断名が入力されているか確認 　④病棟管理日誌の要注意患者の特記事項に未入力項目がないか確認 　⑤病棟管理日誌の勤務者に変更がないことを確認 　　⇒勤務変更があった場合は，病棟管理日誌印刷後，赤字で訂正 　⑥院外研修者がいた場合，病棟管理日誌の出張研修欄に研修参加者氏名が入力されていることを確認 　⑦病棟管理日誌の特記事項が未入力になっていないか確認 　①〜⑦を確認し，印刷後，師長机のクリアファイルに提出する

·· 以下，略 ··

　このように，対象者の個別性と課題を明確にして1対1の指導ができる体制をつくり，期間を設定して成果を発表できる（固定チームナーシングの成果発表会），そんな中堅ナースの育成をぜひ実践してほしい。しかし，問題なのは1対1の指導ができる師長がどこの部署にもいるわけではないということだ。

　2018年の長崎地方会のテーマは「チームリーダーの育成―実践的リー

ダーシップを発揮するために」であった。地方会の会長は佐世保市総合医療センターの副院長兼看護部長の緒方信子さんで，長崎地方会資料集の巻頭にある緒方さんの挨拶には「患者の一番の理解者として生活の視点をもった看護職が，複雑・多様化する医療に対応して，自己肯定感をもって，疲弊せず輝いて，看護の質が向上するリーダーシップを発揮できるリーダー育成」をめざしているとある。長崎県看護協会講堂で開催された地方会の参加者は245名，地方会のテーマであるチームリーダー育成について5名のシンポジスト（西元もシンポジスト）による150分のシンポジウムが行なわれた。その内容から，佐世保市総合医療センターのチームリーダー育成を紹介する。

教育担当者としてのかかわり

佐世保市総合医療センターは，病床数594床で，救急救命センター・災害拠点・地域がん拠点の施設基準を有する地域の基幹病院である。入院基本料は急性期入院基本料1で，7:1（ICU 1:2，HCU 5:1，NICU 3:1）である。

ここの集合教育で関心をもったのは，各研修の終了後に，教育担当者の松井望さんが必ずフィードバックとフォローをしているところである。また，各部署と各チームリーダーが，1年間の最後に，チームリーダーを経験した感想をポスターに作成し，研修室に2日間展示して，院内の多職種のスタッフに公開していることも注目に値する。

表 5-12～表 5-15 から，松井さんが担当する育成研修の状況がよくわかる。

表 5-12 リーダー研修の位置づけ（佐世保市総合医療センター）
看護部教育委員会主催の年間研修

コース名	対象	教育担当者
基礎コースI	新卒者	教育委員6名
基礎コースII	卒後2年目	教育委員5名
基礎コースIII	卒後3年目　既卒者	教育委員5名
プリセプターコース	各部署のプリセプター	教育委員1名
リーダーコース	各部署のチームリーダー	教育委員7名
看護補助者	各部署の看護補助者	教育委員3名

表 5-13 2018 年度リーダーコース研修計画（佐世保市総合医療センター）

目的	チームの中でリーダーシップを発揮し，質の高い看護サービスを提供できるよう，チームづくりの原動力となることができる
到達目標	看護サービスの実践能力	1. 患者を包括的にとらえ，専門領域におけるスペシャリストとしての看護サービスが提供できる 2. 看護実践者としてのロールモデルとなる 3. チーム診断にもとづき，自部署で指導教育ができ，リーダーシップがとれる
	マネージメント能力	1. 固定チームナーシングにおけるチームリーダーの役割を自覚・認識し，チーム目標設定やチーム活動におけるリーダーシップがとれる
	人間関係能力	1. チーム内の人間関係の調整ができる 2. 患者・家族および他部門との調整ができる
	教育・研究能力	1. キャリアを活かし，看護的視点でメンバーおよび次期リーダーの育成ができる 2. 院内外の教育活動に積極的に参画し，チームのモデルとなるような自己啓発ができる

表 5-14 リーダー研修の流れ（佐世保市総合医療センター）

3月	4月		5月	10月	3月
	1週目	4週目	4週目	4週目	1週目
次年度の計画	オリエンテーション（年間研修計画説明）組織分析の学習会	第1回研修（年間計画立案）	第2回研修（年間計画修正）	第3回研修（中間評価）	第4回研修（最終評価）

表 5-15 第1回研修（4月4週目）（佐世保市総合医療センター）

- テーマ：活動開始！ チーム診断目標決定
- 小目標：①チームの特性を理解し，リーダーとしての役割が認識できる
  　　　　②チーム診断ができる
  　　　　③チーム診断にもとづき，チーム目標を設定できる
  　　　　④リーダーとしての自己の目標を明確にすることができる
- 内容および方法：①看護部長の講義
  　　　　　　　　　　「チームリーダーに求められるもの」
  　　　　　　　　②実践計画書をもとにグループワーク
- ＊ポイントを絞って討議できるように，事前にグループメンバーのレポートを配布
- ＊教育担当者が各グループに入りアドバイス

7 人材育成：看護補助者

　急性期看護補助体制加算が設定されて，看護職が患者のケアや処置の準備から後始末までを，すべてしなければならない状況から，看護業務を整理して看護補助者に協力してもらい，看護職が専門性の高い看護実践ができる体制を整えられる時代が，やっとわが国にもやってきた。この制度を成功させるためには看護職がリーダーシップをとり，看護観と看護職としての責任をもち，看護補助者を大切に育成しなければならない。

看護補助者（助手）研修

　患者にとってもナースにとっても頼りになるのが，看護補助者（助手など，呼称は病院によってさまざま）の存在である。まだ，診療報酬の加算がなかった時代に，島根県済生会江津総合病院（施設概要→195ページ）ではナース不足を補うため，派遣の助手を受け入れ，そのときから副師長を中心に助手の固定チームとしてチームづくりや年間活動，日々活動を進めてきた。

　初めは業務のマネジメント中心の活動だったが，毎年成果発表会を開くことで他部署の活動から学んできた。この成果発表会も2019年には，15回目を迎えている。選ばれた10人で助手教育委員会を構成し，成果発表も実行委員を選んで自分たちの力で運営している。もちろん，責任者として副師長がバックアップしている。

　急性期病棟の助手チームは，「急性期病棟助手に必要な役割を考える」ことから活動をスタート。前年度の残り課題を含め，入退院の激しい病棟でナースの手助けができ，自分たちのやりがいにもなる課題を選んでいる。その結果，「鋼線牽引・スピードトラックの組み立て」など，新たに業務を拡げた。

　夜勤の助手には，術後せん妄患者や不穏患者への対応も求められる。そのため，ナースの研修にも何度も参加して学んでいる。たとえば，ナースの救急シミュレーションに参加した後は「急変時の必要物品，場所，対応の確認」をチーム目標にして，助手チームで共有している。

　療養病棟では，「助手の気づきや思いをナースと共有してケアにつなげる」

活動をめざし,「カンファレンスを通して多職種と意見交換,検討内容を共有しケアの統一,患者へよい療養環境の提供」という目標を事例で報告した。

このような助手チームにみられるのは,年間を通じた学習会への参加,ナースからの肯定的なストローク,成果発表会運営から生まれる自信である。ナースの指導や支援が力を生むという事実のもと,新しいメンバーが入職するとその教育も担うチームが育っていく。

COLUMN

固定チームナーシングを維持するための動機づけ

　チーム活動を進めるそのプロセスを記録し,雑誌へ投稿したり,固定チームナーシング研究集会で発表すると,チームの成長を振り返り,いろいろな気づきが得られるだろう。紆余曲折はあったけれど,よくやっていると感じたら,そのよい感じを大切にすること。

　また発表を通して,事務部門や自分の病院のトップに読んでもらうことがストロークになり,励まされることになる。師長はこのような発表の機会をチームのために考えてほしい。

　他病院見学や交流会をもつこと,自分たちのチーム活動を他病院の人たちにみてもらうことは,このシステムを維持し,さらにフィードバックを得て磨きがかかっていく。

　各看護単位で1年間の成果をA4,2枚程度にまとめ,成果の評価をして,看護部全体の資料集をつくり,発表会を開く。第1号から現在の号を並べて読むと,進歩がはっきり見えてくる。助手の成果発表会や冊子を作成する病院も増えてきた。

　西元は各病院での中間発表会や成果発表会の必要性を説く。「患者によい結果が得られたか」をキーワードに参加者に問いかけ,事例で証明するよう求める。これは,「動機づけられるためには,自らの行動と望む結果の間に関連があると知る必要があり,行動と結果の関連に気づくようにする仕組みによって,この両者は結びつけられる」[1]というエドワード・デシの考えと軌を一にする。「人はある結果が自らの行為によって生じると信じていなければ,行動に動機づけられない」[2]のである。

　またデシは,R・ホワイトの有能感の概念を引きつつ,「有能感は,自分自身の考えで活動できるとき,それが最適の挑戦となるときにもたらされる」といい,最適の挑戦というのがキーワードだと強調している[3]。

1) エドワード・L・デシ,R・フラスト著,桜井茂男訳:人を伸ばす力,p.79,新曜社,1999.
2) 同前書,p.80.
3) 同前書,p.89.

8

リーダーシップの育成

キャリアを考え時期を選んでリーダーに

　固定チームナーシングは、最低1年という期間をとらえて人を育てていくシステムである。小集団活動を進めることで、相互啓発が起こる。小集団活動を手段にして個人の成長を促すのは、Tグループ（トレーニンググループ）、エンカウンター、患者会などいくつもの実践と実績がある。人は他者を通して自己理解したり、他のメンバーをモデルに成熟していくし、さかのぼれば個人は家族という小集団で社会化されてきた。このように、私たちは小集団の効果を経験的にも理解しているが、ここでは、リーダーにどんなキャリアの人を指名したか（その人にとってリーダーシップ能力開発の時期ともいえる）によって、リーダーシップの育成について3つの方法を提案したい。

1. **もともと能力があると評価されてチームリーダーになる人で、さらにリーダーシップを伸ばしてほしいという場合**
    ➡ 看護実践力もあり、経験も豊富なベテランが指名される。この人によって次世代のリーダーを育成していく（サブリーダーを意図的に選ぶなど）。また、日々の活動のなかでのリーダーをメンバーが交代でやることでリーダーシップを育てる。

2. **卒後5年目あたりをチームリーダーとして起用し育てる場合は、ベテランナースにはメンバーになってもらう**
    ➡ この場合は、看護のバックグラウンドが確立した頃がよいと思うので、4年目では早すぎるだろう（経験者がいないときは仕方がない）。5年目あたりは妥当だが、わきを固めるサブリーダーやメンバーを意図的に選んでほしい。
    　師長として、どの人にどのようになってほしいという育成の目的が明確であれば、必要時に介入する。任命したまま、放っておくということがないようにバックアップが必要である。

卒後5年になった人にチームリーダーとして育ってもらいたい，という場合，まず師長として「あなたにこういうことを期待しています」と役割の自覚を促すことである。「私でやれるだろうか」と不安を感じている人には，その気持ちを受け止め，十分話を聞く。そのうえで本人がやろうと決めることが大切である。そして，「あなたはだれにサブリーダーになってもらいたいですか」とたずねてほしい。相補的な関係になりそうなら，リーダーの推薦するサブリーダーを任命するとよい。2人がよく話し合ってチーム運営をしていくのだ，と責任と権限を明確に示す。

　チームが機能しているか，師長，副師長はよく観察して，フィードバックすること。困ったら副師長，師長に早めに相談するようはたらきかけておくことが大切である。チームリーダーとの柔軟な開かれた心の通路こそ，人を育てる基盤となる。

3. サブグループのリーダーになることでリーダーシップが鍛えられる
　➡新人ナースのエルダーになることで2〜3年目が育ったり，プリセプターをすることで4〜5年目以上が育つ，という方法もある。あるいは，業務改善チームのリーダーになることで伸びるということもあるだろう。どんな場合も1人ひとりの行動をよくみて，フィードバックやたっぷりのストロークで支えよう。

初めてチームリーダーになった人に

　看護・介護の臨床現場では，4月に新人ナースや異動ナースを迎えて新しいチーム活動が本格始動する。新人を受け入れて混乱しやすい4月よりも3月に新チームをスタートさせ，4月に新メンバーを受け入れるほうがチームリーダーの負担は少ない。

　とはいえ，初めてチームリーダー，サブリーダーになった人は多かれ少なかれ不安があって当たり前。チーム運営のリーダーとして何から始めたらよいのだろう，チーム目標は何にすればよいのか，などを指導されていなければ，戸惑うばかりで日が過ぎてしまう。具体的に学習する機会が必要なのは当然である。

　チームリーダー，サブリーダーというのは位置の呼び方であり，リーダーシップは誰にでもある内的な力だ。新人ナースは看護チームのリーダーにはなれないが，受持ち患者，家族に療養生活上の注意点を指導したり，多職種メンバーにはナースとしてリーダーシップを発揮することはある。ある位置を占めるその人に期待する行動を「役割」という。状況に応じて役割分担が

柔軟にできる人ほど，リーダーシップという能力があるといえる。

　師長が副師長と相談して「この人を」とチームリーダーを任せても，初めから力を発揮できる人は少ない。人が育つには時間が必要である。師長，副師長のほうから気軽に声をかけていこう。最初は自分からは言い出しにくいので，チームリーダーも患者のことやチームのことを師長，副師長と話し合う機会が増えればうれしいはずだ。チームリーダー側からも師長，副師長側からも互いに声かけや相談などのはたらきかけがあると，チームリーダー，サブリーダーの問題解決能力も向上していく。相手に期待していることを折にふれて言葉にするのもよい。期待に応えてくれたときは，感謝の気持ちを伝えよう。短い時間でも本音でかかわり合うと，現場が「いい感じ」で機能していくことがわかるはずだ。

アドバイス

(1) 師長から「リーダーをお願いね」と言われたら，1つのチャンスととらえること。そのときに，気になることがあれば話し合う。先輩が気になるのか，性格が内気でリーダーなんてと思っているのか，いずれにしてもサポートをお願いしてスッキリしておくこと。

(2) 師長，副師長，サブリーダーとお互いにどんな看護がしたいのか，どんなチームをつくりたいか，相手に何を期待しているのかを話し合う。

(3) チーム会の運営や，チーム会が定例化できるのか確かめる

COLUMN

リーダーシップは学習できる

　リーダーシップは学習できると初めて唱えたのは，メアリー・パーカー・フォレットだったと，スチュアート・クレイナーが紹介している[1]。また，「フォレットは時代の数十年先を行く存在だった」[2]，「リーダーは特定のことより全体を見る人で，グループの経験を組織化し，将来のビジョンを提供し，リーダーとなる後進を訓練する人であると主張した」[3]という。このフォレットの説は，リーダーとリーダーシップについて的を射ていると納得する。

　学習の定義はロビンスに従い，「経験の結果として起こる行動上の絶え間ない変化」としよう[4]。私たちは失敗から学び，他者を観察し，模範にすることで学ぶ（観察学習）。

　モーガン・マッコールは，リーダーシップは経験によって開発されるもので，経験から学ぶべきことを学ぶ能力だという[5]。また，「経験によって多くのことを学習できる人は，経験からの学習機会を増やすように行動している」[6]と述べている。

1) スチュアート・クレイナー著，嶋口充輝監訳：マネジメントの世紀　1901→2000, p.95, 東洋経済新報社, 2000.
2) 同前書, p.91.
3) 同前書, p.94.
4) スティーブン・P・ロビンス著，高木晴夫訳：組織行動のマネジメント, p.53, ダイヤモンド社, 2009.
5) モーガン・マッコール著，金井壽宏監訳：ハイフライヤー　次世代リーダーの育成法, p.182, プレジデント社, 2002.
6) 同前書, p.192.

（4）部署の現状をデータで把握する。最初は，患者のデータから。師長の方針も聞いて現状分析をする。「最近，忙しくなった」という言い方は分析ではない。忙しいと感じる問題意識を大切に，事実やデータで「忙しい」をとらえること。
（5）チーム会でメンバーと目標設定する。リーダー，サブリーダーだけで決めないこと。どんな看護をしたいのかを話し合い，チームで受持つ患者の看護問題の解決やよりよい変化をめざす目標につながる課題を発見すること，自チームで3~4の課題を挙げ，メンバー2~4人で1つの課題を担当する。そのときに，この小集団（グループ）のリーダーを決める。チーム目標のほかに小集団があるのではなく，いくつものチーム目標を2~4人で分担する小集団活動を進める。
（6）新人ナース，異動ナースをサポートするとき，他チームのリーダー，サブリーダーの協力も得ること。
（7）受持ちナースを支援するチーム運営をめざす。
（8）日々リーダーの育成も視野に入れてカンファレンスを活用する。
（9）いくつもの小集団活動を1年間進めるとき，ガントチャートを使うと進み具合も可視化される。いま1つ進んでいない小集団（グループ）には声をかけたり助言をしよう（師長，副師長を活用することもOK）
（10）リーダー会に出席してチームで決めたことや得た知見を他チームと分かち合う。助言をもらう場でもある。

ともかくチームとして，どんどん課題を創り出し，対策を検討していくようになれば，時間もとられるけれど，ナース自身の自己啓発や自己成長という果実となるだろう。小集団は人を育てる力を生み出す母体なのである。

スタッフを育成する師長のリーダーシップ

　固定チームナーシングが定着していくために，師長の，この1年だれにリーダーとしての権限を委譲してチームを任せるかなどの「決断を下す能力」，さらに自分が選んだリーダーを信じ，支え，最終的に「責任を負う勇気」がないとチームリーダーのリーダーシップも育てられず，スタッフも師長に幻滅するだろう。
　また，師長には中堅ナースを生かし，さらなる成長を支援するリーダーシップも期待したい。何年目のキャリアを中堅というかは，時代や組織が個人に何を求めるかによる。
　一方で，ナースのキャリアが5~10年にもなると，得意分野もはっきりして，専門看護師や認定看護師をめざす人もいるし，いくつかの部署をロー

テーションして経験を積み、ジェネラリストとして実力を発揮する人もいる。『キャリアダイナミクス』[1]を著したシャイン（シェインともいう）はキャリア・サイクルのなかでキャリア中期を35～45歳ととらえ、自分のキャリア・アンカー（自己の才能、動機および価値）を知るようになる時期としている。キャリア後期を40歳から引退までととらえ、技術的に有能であり続けるか、または直接の技術的技能に代えて経験にもとづく知恵を用いるようになり、経験にもとづく技術と関心を広げ助言者になる、といったことを述べ

1) シャインE. H. 著、二村敏子、三善勝代訳：キャリアダイナミクス──キャリアとは、生涯を通しての人間の生き方・表現である。, pp.45-46, 白桃書房, 1991.

― COLUMN

新チームスタート前のリーダー研修

新チームリーダー、サブリーダーを選んだら、看護部全体でリーダー研修をする病院も多い。筆者（杉野）がJA愛知厚生連江南厚生病院で初めて実施し、少しずつ確かな手応えのあるものにした研修のやり方を紹介する。

1. 参加者 ── 師長、副師長、チームリーダー、サブリーダーの全員参加
2. 部署のデータや必要な資料準備
3. 研修の進め方の一例：栗山会飯田病院（ここは部署ごとに席に着く）
   （1）価値観の分かち合い ── どんな看護・介護をしたいか、若いリーダーから初めて最後に師長が語る
   （2）問題意識を高めるための話し合い ── やりたい看護ははっきりしたけれど、こんな気がかりがある
   （3）部署のデータを使って部署の課題を考える
   （4）さらに問題意識をチームごとの課題抽出へ
   （5）チーム目標設定の練習（チームに帰ってメンバーとデータを使って現状把握し、分析してチーム目標設定ができるためのトレーニング）
   （6）役割を自覚するための演習（師長とリーダー1人ひとりが対面してお互いに相手に期待していることを伝え合う）
   （7）受持ちナースは機能しているか
   （8）日々リーダー育成作戦（今後の継続課題）
   （9）カンファレンス（タイムラインとビジュアルカンファレンスのやり方→125, 133ページ）
   （10）部署全体の活動で見直す点はないか
   （11）ストロークの交換

（1）～（11）を時間管理し、必要時にリーダーシップ理論などを紹介する。時間は9時から16時まで、看護部長はもちろん、併設の介護老人保健施設からは介護福祉士も参加、介護長がグラフなどで表現した資料をリーダーに配って話し合っていた。部署の責任者が熱意を示すことは1つの動機づけになる。

病院が違えば、環境や状況が異なるから、必ずしも（1）～（11）の順でなくても、取り上げない項目があってもよい。1つの手がかりとしてディスカッションメニューを別表（→255ページ）にしておく。うちでやるなら、どう進めるか、知恵を出し工夫してもらえるとうれしい。JA愛知厚生連江南厚生病院は、きっと自分たち流のメニューをつくっていることだろう。ポイントは現状をデータでとらえること。そして、不足データに気づいたら追加していく。得ているデータをどうアセスメントし、看護・介護によい結果を得ていくか。ナース側の課題に目が行き過ぎているときは、看護・介護そのものに目を向けるよう師長の助言を期待する。

ている。このシャインのとらえ方は，看護師のキャリアを考える視点と合致するだろう。

だれもがキャリア初期に，先輩から指導され，援助や支援を得ながらスキルを身につけてきた。何度も「初めて〜をする」経験をしてきた。これからも「初めての」ことは起こるが，キャリア中期になると，それまで積んできた経験や暗黙知を多様な状況に活用でき，選択肢の幅も広がり，柔軟に対応できるようになる。同時に，周りからスキルや仕事の質を認められているという自覚や自信があるから，後輩の役に立とうとする。リーダーになる機会も増えるので，リーダーシップに磨きがかかるようになる。自分の貢献分野（自分の資質，ニーズ）を認識し，自己効力感も高まる。

こうしてキャリア中期には，自分の実力や価値を知るようになる。このように自己概念も広がっていくが，適応しすぎるとそこで満足してしまい，潜在能力が引き出されないことが起こる。いわゆる「なかだるみ状態」になる。はつらつと働いている人とそうでない人の差は，このあたりに鍵がありそうだ。

「変化を避けようとしたり，変化に抵抗するだけでなく，自己防衛的になって他者を責める傾向の人や，責任がかかりそうなことを回避する人がいるのはどの組織でもみられることだ。いずれにしても，お互いの人間性を問題にするより，チームや課題達成にどんな影響があるか，フィードバックを含めた対話しかないかもしれない」[1]

さあこれから，というときに辞めていく人もいるだろう。業務遂行上の悩みはなくても，育児や親の介護，そのほか人生のさまざまな課題にエネルギーを割かなければならないこともある。ここを踏ん張って社会資源を活用したり，雇用条件を変更したりして切り抜けていけるなら，あとは師長として，中堅ナースがやりがいや達成感を味わえるようリーダーシップを発揮しよう。参加して楽しい研修を企画するのも一案で，暗黙知をたっぷりもった中堅ナースには，看護におけるカンやコツについて，1人の患者看護について語ることでさらに相互啓発し合うグループワーク中心の研修が効果的だと思う。

もっと言いたいのは中堅，ベテランナースのもつ「わざ」の伝承を促進するのも師長の責務ということだ。先輩が後輩にわざを伝えるためにカンファレンスでベテランに発言してもらいたい，特に暗黙知を言語にしてもらいたいと思っている。

---

[1] 杉野元子：特集にあたって，特集 組織の中核を担う「中堅ナース」の成長を支援する，臨床看護38(5)，2012.

― **COLUMN**

師長・副師長・チームリーダー参加のディスカッションメニュー

1. ①こんな看護がしたい
   ②けれどこんな問題状況がある ── 問題への気づき（問題意識）
2. 年間活動のために，どんなデータを取るとよいか
   データベース作成→分担して情報収集，組織図作成（キャリア・免許の種類）
   部署の概要→今あるデータから何が読み取れるか，これから必要なデータは？
3. チームの分け方とその根拠→こんな看護をしたい，こんな人を育てたい
   チームの特性の文章化（平面図に個室・多床室・ナースステーション）
   チームの客観的データ（不足データに気づく）
   チームの看護問題は？　改善が必要と思われる課題は？
4. チームの目標設定→患者のよい変化をめざして現状把握からスタート→分析・目標の表現に留意（具体的4W1Hがはっきりしている，何を達成しようとしているかがはっきりしている，「もっともっと」や，やるかやらないかなど行為目標は設定しないこと。やや困難な目標を，「できる」という表現はチーム目標になじまない）
   - ガントチャート作成
     いくつかのチーム目標を2〜4人の小集団（グループ）で達成していく
5. チーム会の確立，定例化の検討
   参加できる工夫→勤務表作成
   「出席しないと損だ」── 魅力的なテーマと進め方
6. 受持ちナースの役割→患者のデータベースの管理
   タイムラインの活用（→133ページ）
7. 日々活動→チームワークシート
   　　　　　応援体制づくりやピクトグラムの活用
   　　　　　共同業務
   　　　　　カンファレンス
   　　　　　記録
8. 日々リーダーの役割・日々リーダーの育成
   ＊7と8は特に師長・副師長の役割

チーム会・リーダー会を軌道にのせる

　岡山県のある病院師長さんたちからこんな手紙が来た。
　「それぞれの現場で工夫しながら看護方式を軌道に乗せようと努力してきましたが，①受持ち意識が低い，②忙しさにふりまわされて充実感がない，③看護計画が立たない，など同じ問題がいつもいったりきたりの状態でした」
　そんななかで師長3名が他病院に実習に行き，固定チームナーシングの実際を学び，アドバイスを受けた。この3人の師長がリーダーシップをとり，「やっと第1回目の院内リーダー会を開始することができました。リーダーはそれぞれの問題を何とかしないといけないという意識はあり，リーダー会に出席して解決のきっかけをつかみたいという思いが共通してあったようです」。
　送られた資料をみると，リーダー会の問題点として「固定チームナーシングという看護方式がしっかり理解できていない」があげられていた。これについて，筆者(杉野)は次のように返事を出した。
　看護方式はシステムである。システムを変えてもメンバーの意識が変わらないと効果的に動かない。システムを動かすのは，感情をもち，それぞれの考えをもった1人ひとりの人間である。説明すればわかって変わる人もいるし，説得の必要な人もいる。師長やリーダーは1人ひとりの反応を把握し，対応していくこと。特にチームリーダーや影響力の強いキャリアナースなどには意見を求めたり，情報を提供すること。システムの説明は資料を準備して行なう。
　大切なことは，どんな看護をしたいか，社会は看護に何を期待しているか，ナースとしてどう応えたいのか，などを話し合ったり，師長としての信念を伝えること。ここが共有されていたら，看護単位の現状把握と分析からはじめて，患者分け，というように順を追って原則どおりやってみてほしい。はじめは固定チームナーシングの基本に忠実にやることが重要だということを強調したい。やってみて，患者分けがまずい，ということになれば，また話し合って決定していくとよい。実践に向けて次のようにアドバイスしたい。

1. 勤務表に配慮し，チーム会を開催する

そのためにチームリーダーには課題のしぼり方，展開の仕方，夜勤体制，土・日・休日体制，特別業務量の多い曜日（→104ページ）などについて，師長，副師長は具体的な助言をする。

2. 副師長はチーム会でアドバイザーとしてフィードバック

リーダーの進め方をみていて，感じたこと，気づいたこと，特にうまくやれているところをフィードバックしよう。リーダーを支援する立場で参加すること。リーダーがチーム会を運営することを忘れないで。チーム会記録はメンバーが残す。

3. リーダー会を定例化

2か月に1回でも短時間でもよいから情報交換し合うこと。集まりにくいときは，副師長とAリーダー，副師長とBリーダーというように個別にでもよいから話し合う機会をふやすこと。リーダーがつらい思いをしたり，孤立することのないよう支えよう。

4. チーム会では患者への関心を深めていくこと

どうすれば患者を把握することができるのか，患者の何が知りたいのかなどをチーム内で話し合う。また，そのやり方は患者にとってよいことかについても話し合う。

5. 副師長やリーダーは，ナースとしての個人の努力を日々促していく

記録が書けているか，その内容は適切かどうか，リーダーは時間があればできるだけ記録を読み，ナースそれぞれに必要な助言をしていく。ここから記録のスタンダードをつくる動きなどが出たら，チームへ返して話し合って意思決定していく。

6. 受持ちナースとしての自覚を日々促していく

受持ちナースとその患者の両方に，副師長，リーダーが関心をよせ，受持ちナースのやりたいことを引き出すかかわりをしよう。カンファレンスを開こうと声をかけることも必要である。

7. 現状の1つひとつを情報収集，分析とステップをふんで本質をとらえる努力をしよう

たとえば，「チーム会ができていない」とおおざっぱにいうのでなく，現状は1度も開かれていないのか，1度でストップしているのか，開いても発言がなく内容がないと感じているのかなど，次につなげるための原因を追究

するステップとなるような表現をする。

8. **応援体制づくりはチームの業務を明確にする（手順，基準づくり）。**

　どんなときに応援してほしいか，何を助けてほしいか，チーム内でよく話し合い，他チームにもわかる形や文章にする。チームごとに物品の取扱いや管理について整理しておく。日々の活動のなかでも，応援してもらいたいチームが応援してもらいたい内容を明確にして責任をもって他チームに頼む。必要ならばリーダー会で調整を行なう。

9. **患者に関して助けてほしいこともアピールする**

　応援してほしいことと同様に，受持ちナースや当該チームが患者に関して助けてほしいことをアピールすることが大切である。

COLUMN

全部署合同チームリーダー会

　どこかの病棟から固定チームナーシングへの取り組みがはじまり，少しずつ広がる，つまり先発病棟がお手本になっていくというパターンもあれば，1つがやりはじめたら全病棟でもやろう，と研修に本格的に取り組む場合もある。病院の状況や事情で，その病院にあった方法で進めるといいのだ。ただ，たとえ一斉にやりはじめたとしてもバラつきは避けられない。どんどん活性化していくところと，遅れ気味のところとペースも違う。

　こんなとき，合同チームリーダー会を開催すると，お互いによい刺激を受ける。国連活動を思えばよい。各部署はそれぞれ活動している。その実践のありのままを報告し合うだけ，というのが全部署合同チームリーダー会である。

　遅れているところを責めないことがコツだ。状況を分かち合い，学び合う会である。相互刺激のチャンスであって，何か課題をやるところではない。参加にあたっては，各チーム，各病棟が資料を持ち寄る。参加者数だけコピーを準備する。他部署にプレゼンテーションする方法も学び合える。必要に応じて開いてもよいし，3か月（または6か月）に一度などの定例化してもよいだろう。知恵を出し合って運営することが大切である。しかし，あまりに会合が多いと負担感が出てくるので，ご用心。

補章

入退院支援システムの導入と固定チームナーシングの小集団活動を活用した多職種協働

仙台オープン病院は，1998(平成10)年に全国第1号の地域医療支援病院として承認を受けた。地域包括ケアシステムには，地域住民を入院前からサポートする入退院支援システムが必須である。

急性期病院の在院日数は年々短縮し，今や一桁台である。超高齢・少子社会の日本の現状では，患者・家族のニーズに沿った質の高いケアの提供には，入院前からの支援が必要であり，業務改善にもつながると考える。副看護部長の立場で強力なリーダーシップをとり，2018(平成30)年に「入退院支援室」を設立し，運用している和知洋子さんのレポートを紹介する。

施設概要

仙台オープン病院
- オープンシステム病院・地域医療支援病院・災害拠点病院
- 病床数　330床(7対1入院基本料　283床)
- 救急病床　37床　緩和ケア病棟　21床　人間ドック　10床
- 稼働率　82.9%(2017年度)
- 平均在院日数　9.6日(2017年度)
- 入院患者　7811人/月(予定入院55%　緊急入院45%)
- 紹介率　87.2%　逆紹介率　97%　在宅復帰　94.8%
- 入退院支援加算1取得・認知症ケア加算1取得
- 職員数　650名(看護師374名　看護補助者33名　看護事務16名)
- 入院基本料7対1　看護補助者加算25対1　看護職員夜間配置加算16対1

急性期のオープン病院における入退院支援システムの導入
──固定チームナーシングの小集団活動で患者が不安なく入院できるシステムづくり

仙台オープン病院　和知洋子

1. はじめに

地域医療構想は，2025年モデル実現に向けて病院完結型から地域完結型の医療への移行を誘導している。2018年度の医療・介護同時報酬改定により医療費適正化を図る目的として，在院日数短縮は計画的に推進され医療機能分化につながっている。さらにこの改定は，退院支援を入院前から行なう方針で，予定入院患者を対象に，従来は入院後に行なっていた退院支援を入院前に実践することによって，在宅や施設など地域との連携をよりスムーズに行なうことを推進する。この「入退院支援加算」は，地域との早期的な連携強化に対する評価を報酬として還元する形で改定となり，入院前から「入院生活」「退院」「退院後の生活」を見据えて行なう支援を，退院時に1回200点として評価するものである。

当院の平均在院日数は2015年度の10.4日から，2016年度は9.5日に減少し，特に短期手術の多い消化器外科病棟の在院日数は8.2日となったことから，筆者は在院日数の短縮と入院対象患者が超高齢である状況に対し，何らかのアクションを起こして対応しなければ，看護の質低下の危機に陥ると懸念した。

筆者は，これに対応する手段としてPFM(patient flow management)を活用したいと考えた。

「PFMとは，入院前から患者のリスクを把握し，スムーズな入院治療，早期退院を実現するものである」[1]とされ，1998(平成10)年に田中豊氏〔東海大医学部付属病院(当時)〕が，経営改善担当になった際に長期入院対策と未収金対策のために開発したものである。田中氏は，患者の問題点やリスクを早期的に把握し，入院から退院までを1つの流れとして管理するしくみをつくった[2]。

当院においても，先述の対策としてPFMの導入が急務だと考えた。今回，筆者は副看護部長の立場で，入院前支援システム立ち上げの構造化やプロセスにおいて，「固定チームナーシング」の小集団活動を応用し，多職種でチームを結成した。2017(平成29)年から開始したその経緯を報告する。

2. 現状

当院はオープンシステムによる紹介型の外来であり，消化器外科の患者は紹介状を持って外来を受診し，その日の検査で確定診断を受ける。患者と家族は即日にインフォームドコンセント(IC)を受け，手術と入院の予約をして帰宅する。患者は，予約後2～3週間後の入院となるため，不安を抱えたまま待機している状況であった。また，当院はDPC対象病院であり，消化器外科の術前患者は手術前日に入院し，「オリエンテーション」や「手術のレクチャー」「麻酔科診察」などの過密スケジュールに追われる。入院後に術前訪問を行なう手術室看護師によれば，患者は麻酔の不安や手術の不安から「事前に聞きたかった」と訴えることが多いと報告があった。また訪問した手術室看護師側も，患者の栄養や喫煙などの問題には，早期に介入すれば指導ができるとしている。さらに，術前診察を行なう歯科医師からは，患者が「自分の意思とは別にまるでベルトコンベアに乗せられているようだ」と話すことが多いとの報告がある。

病棟側の看護師らの過密スケジュールも同様で，入院時にかかる看護師の業務量調査によれば，1人あたりの入院にかかる時間は患者が約200分以上で，看護師側は看護補助者等も含め約380分を要しているのが現状であった。

3. 入院前支援導入の目的

1) 予約入院が決定した時点で，外来で看護介入を行ない，患者の不安の軽減を図る。
2) 外来で看護面談を行ない，術前オリエンテーションや簡易的なスクリーニングを実施し，早期に患者の問題やリスクを把握し，看護実践の介入を開始する。
3) 外来で術前に看護介入を行ない，病棟の入院時にかかる看護業務量の削減を図る。

4. 方法

固定チームナーシングのシステムで各関連部署と小集団活動により連携し実践する。

当院は2000(平成12)年から固定チームナーシングを導入している。筆者は，固定チームナーシングのシステムが有効に活かされるためには，リーダーの育成が重要と考えており，リーダーの育成にかかわり続けている。固定チームナーシングのリーダーには，このシステムをツールとして活用し，3つの目的である，①質の高い看護実践，②スタッフ育成，③やりがい・達成感へつなげることを伝えてきた。また，筆者は，固定チームナーシングのシステムの基本を遵守しながらも，時代背景によって変遷させ，順応させてきた。たとえば，各病棟のチーム活動において，2015(平成27)年より自部署ばかりでなく，他部署・多職種，さらに院外の施設などとの連携による小集団によるチーム活

動の推進を図ってきた。

5. 活動の実際

1) 入退院支援プロジェクトチーム結成

入院前支援の必要性については，事前に院長や事務部長・看護部長に説明を行ない，「入退院支援システム」の導入について同意を得た。その後，法人の事務局長・事務部長・看護部長・連携室副部長・筆者との5名でプロジェクトチームを結成し，概要などを決定した。また，2018(平成30)年の診療報酬の改訂を機会に，入院前支援は早期的な退院支援の始まりという認識のもとで入退院支援と名称を変更した。

2) 入退院支援チーム組織図

当院は，総合サポートセンターを構える(「地域医療連携室」「医療福祉相談室」「総合支援室」で構成)。それぞれ地域医療連携，総合相談，疾病のケア・予防および入退院支援に関する業務を担当している。「入院前支援」は，看護管理室の副看護部長である筆者と総合サポートセンターの退院支援専従看護師長，および入院支援専従看護師と連携室の事務という所属が異なる4名で開始した。さらに，2018年3月の新救急棟改築に伴い，総合サポートセンターに「入退院支援室」を新たに設置した。「入退院支援室」は1つのセクションとして配置され，入院専従看護師をさらに1名増員している。他部署との連携については，「入退院支援室」を主軸に，関連する部署と，該当する患者が入院する病棟と協働して実践を展開した(図1)。

3) 入退院支援チーム運営会議の定例化(毎月不定期1回)

看護部は，固定チームナーシングにより2015(平成27)年から他部署との連携による小集団活動を実施してきた経緯があるため，看護師長会や副師長会議での承認後，各部署でのしくみづくりや活動の拡大が容易だった。また，年3回実施されるチームリーダー研修においても，時代背景と医療情勢による地域包括ケアの理解と，今回の入退院支援室の発足について説明を行なっている。そのため，リーダーらは，院内外問わず多職種との小集団活動を抵抗なく推進できた。

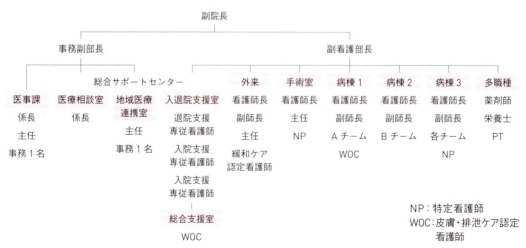

図1 総合サポートセンターと入退院支援室の位置づけ

しかし，他領域の多職種との連携に関しては，人員不足や知識不足により対応が困難だという理由などで実践に至るまで難渋した。そこで，各職種に合わせた日程での定例会にするなど調整を図り，月1回は必ず話し合いの場をもち，検討を重ね進めた。

4) 対象患者
　・消化器外科手術目的入院患者(2017年4月開始)
　・消化器外科入院治療目的患者(2017年9月開始)
　・心臓血管外科・循環器内科予約入院患者(2018年3月開始)

5) 入退院支援フローを作成(表1)

外来で，患者が治療・手術などによる予約入院が決定した後，IC(インフォームドコンセント)を受ける際には，緩和ケア認定看護師が同席し，介入を開始する。次に外来看護師は，地域医療連携室と入院支援専従看護師へ連絡を入れる。また患者の待ち時間を利用して，問診票について医師事務作業補助者が説明を行ない，患者情報の記載をしてもらう。入院生活や準備する物などの説明は，地域連携室の事務職員が行なう。その後に入院支援専従看護師は，緩和ケア認定看護師との情報共有後，看護面談を実施する。入院支援専従看護師は，医師の説明についての理解度の確認をしてから，術前オリエンテーションや簡易的な入院時スクリーニングを実施する。また，薬剤師と持参薬の確認と中止薬の説明を行なう。さらに面談の結果で，多職種のコンサルテーションを図る。入院支援専従看護師は看護記録データベースを作成し，入院当日に病棟の担当看護師へ情報提供する。さらに入院支援専従看護師は，入院前に退院支援専従看護師とカンファレンスを実施し，情報を共有する。退院支援専従看護師は入院直後から介入し退院支援を開始する。

6) 入退院支援看護師の役割と業務・基準作成

予定入院が決定した時点で，外来看護師や医師事務作業補助者・連携室事務職員・入院支援専従看護師・退院専従看護師，その他の多職種がどの段階で何を行なうかなどの役割と業務について基準を作成した。

7) 実践結果

①導入件数：143.5件/月(平均)，7～15件/日(2018年4月～2019年1月)
　　対象患者：消化器外科手術目的で胃，大腸内視鏡治療目的入院
　　　　　　　心臓血管外科手術目的など
　　入退院支援加算取得：8～14件/月(取得率10.9%)

入退院支援加算とは，従来の退院支援加算に付加されたもので，退院支援加算が算定できる患者に入院前から介入を行なったものに対し，退院時に1回加算が取れるものである。当院の従来の退院支援加算取得ができる患者は，ほとんどが救急からの緊急入院の患者である。したがって，入退院支援加算の算定率は当初から10%弱と見込んでおり，取得率10.9%は想定内である。

②アンケート調査実施(患者・病棟看護師)
　a)患者アンケート
　　導入6か月後に消化器外科術前患者30名にアンケートを実施した。それによると，不安の内容は主に手術そのもの・麻酔・疾患などであった。また入院支援専従看護師の看護面談により，不安が軽減した患者が約80%という結果が得られた。
　b)看護師アンケート

表1 入退院支援フロー

	患者	外来受診	確定診断	告知	手術・検査治療・入院決定	2～3週間待機期間	入院	手術	治癒過程	退院	外来	地域
1. 外来看護師				6へ連絡	3.4.5.6へ連絡 薬剤師と薬剤確認						介入	
2. 入院支援看護師		外来受診前に事前に情報収集			①看護面談 ②術前オリエンテーション ③アナムネ聴取 ④スクリーニング（入院前指導・多職種コンサルテーション）	看護記録1号紙作成	病棟へ情報提供 患者訪問 退院支援カンファレンス参加			患者訪問	介入	
3. 手術室					①～④実施 術前オリエンテーション		術前訪問	介入	術後訪問			
4. 消化器外科病棟1、2					①～④実施（術前患者）		看護実践					
5. 心臓血管外科・循環器内科病棟					①～④実施（検査前 術前患者）		看護実践				訪問	
6. 緩和ケア認定看護師					レクチャーから同席・介入・入院支援看護師と情報共有							
7. 退院支援専従看護師						情報共有	介入・退院支援カンファレンス参加		介入		訪問	介入
8. 皮膚排泄ケア認定看護師					人工肛門造設手術予定患者介入	情報共有	介入		介入	介入	介入	
9. 摂食嚥下リハビリ認定看護師					スクリーニングの結果コンサルテーション		介入		介入			
10. 麻酔科医師（麻酔科診察）					実施							
11. 歯科医師（歯科診察）						実施						
12. 薬剤師					入院前薬剤確認 中止薬等チェック 薬剤指導		薬剤管理					
13. 臨床検査室（下肢静脈エコー検査）						実施						
14. 地域医療連携室					入院説明		入院前日連絡調整					
15. 医事課		受付			高額医療相談		受付			会計	受付	
16. 医師事務作業補助者		補助			入院指示入力 パスの確認 問診票の説明						補助	
17. 医療相談室					依頼時介入		介入		介入	介入		介入
18. 多職種 栄養士・PT・STなど					依頼時介入（栄養指導・リハビリ指導）		依頼時介入					介入

　導入6か月後に2つの消化器外科病棟看護師51名にアンケート調査を実施した。そこから，入院時にかかる看護師業務量の削減につながったという結果が得られた。また業務量の削減だけでなく，病棟の看護師によれば，入院支援看護師による入院前からの患者情報の提供は，入院支援看護師と病棟支援看護師間のコミュニケーションをスムーズにし，スクリーニングなどにより入院時からのリスク管理にもなるとされた。

c) 超過勤務の比較

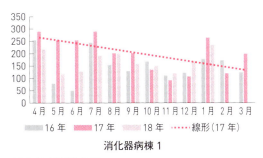
消化器病棟1

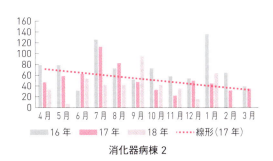
消化器病棟2

図2 超過勤務比較

　導入後の2つの消化器外科病棟の超過勤務は削減が認められ，徐々に介入を拡大していった2017年度の超過勤務の近似曲線はいづれも右肩下がりであった。特に消化器外科病棟1は2017年度と2018年との比較ではさらに約25％削減された（図2）。

③退院支援専従看護師は，入院前のスクリーニングなどの情報提供によって，入院前から早期的な退院支援の介入が開始され，適切な退院支援ができるとした。

6. 考察

1）小集団活動の手法による目標達成

　当院では，PFMシステムを参考に入院前支援のシステム導入にとりかかった。固定チームナーシングのシステムを活かし，各関連部署が小集団チーム活動で実践したことによって，入院時支援のしくみづくりができた。固定チームナーシングの小集団活動は，①リーダーが不可欠，②対面コミュニケーションが重要であり，意思決定に参加できる，③小集団で参加しやすい雰囲気づくりができる，④目標達成型である，⑤役割の構造化で役割認識ができ役割を発揮しやすい[3]。これまでの経験より，今回も目標を小目標にして提示し，期限を短期間に設定してゴールを明確にした。ゴールまで届けばさらに小目標を定め，ゴールを決めることをくり返した。また，いつ・誰が・どこまで行なうかなど，それぞれの役割を明確にした。責任はとるが権限を委譲するという筆者の姿勢を示し，各自が参加型だという認識を強調した。筆者は，多職種でもわかりやすい言葉や表現方法で伝えることに苦慮したが，それぞれが意思決定権をもち参加型となっていることにより，自主性の発揮につながったと考える。

　したがって，この課題に向けて，小集団活動の手法を使うことにより，各々が役割認識をもってリーダーシップを発揮することができ，目標が達成できたと考える。

2）入院前支援だけでなく，PFMとして醸成させる

　地域包括ケアシステムは，住み慣れた地域で自分らしい暮らしができるよう生活支援を提供することである。今回導入した入院前支援は，早期的な退院支援につながり，それらの介入は，患者や家族のニーズに沿う地域包括ケアシステムをめざす入退院支援システムになると考える。しかし，入院患者は高齢化と疾病の構造などにより，フレイル[4]の状態に陥りやすく退院の遅延につながることも少なくない。また家族背景などから，退院支援時に退院困難事例が発生する。ゆえに，患者や家族への入院前の早期介入は，生活者としての患者を退院後も視野に入れた退院支援の介入を行なうしくみづ

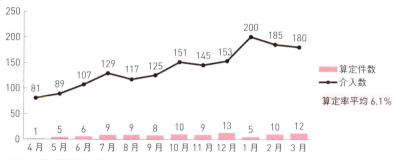

図3 入院時支援加算状況

くりが重要である．今後は入院前支援だけでなく，退院後も見据えた当院のPFMシステムとして醸成させていく必要がある．

3）緊急入院に対する入院時支援

当院の入院患者は予定入院55％に対し緊急入院が45％で，退院支援を要する患者は緊急入院患者で占められている．入院時支援加算は2つの算定要件を掲げており，①自宅等（他の保険医療機関から転院する患者以外）から入院する予定入院患者であること，②入退院支援加算を算定する患者であること[6]とされている．つまり，当院では入院時支援加算取得率は低い（図3）．

しかし，当院は患者サービスの一環として入院前支援を推進してきた．患者や家族は，予定入院より緊急入院時にこそ，突然の事態に不安や混乱が生じ，支援の需要が高い．したがって，当院の入院経路の特徴から，入院時支援加算取得にはつながらないが，緊急入院に対する入院時支援の介入が急務であり，今後の課題である．

参考文献
1）田中豊・柳澤美津代：PFMが患者，医療，地域を変える，看護展望41（9）：14-22，2016．
2）田中豊：PFMの誕生から発展と普及へ，病院PFMから地域PFMへ，看護展望41（9）：6-13，2016．
3）西元勝子：固定チームナーシング入門，pp56-62，看護実践の科学社，2011．
4）荒井秀典：フレイルの意義，日本老年学会51（6）：497-501，2014．
5）西元勝子：改訂版　固定チームナーシング用語集，看護実践の科学社，2016
6）厚生労働省　平成30年度診療報酬改定Ⅰ-3．入退院支援の推進③

索引

欧文

ICU
　——例，JCHO 徳山中央病院　167
　——のペア受持ち方式・経験録活用　238
PFM（patient flow management）　260
PPC（progressive patient care）システム　9

あ行

一斉導入
　——例，愛全会愛全病院（慢性期）　143
　——例，クローバーのさと カウピリ板橋（介護施設）　145
一斉導入後の再構築
　——例，イムス札幌内科リハビリテーション病院　140
一斉導入と人材育成
　——例，IMS グループ本部看護部　136
一般急性期病棟のデータベース　36
一般外科病棟のペア受持ち方式・経験録活用　235
医療療養病棟
　——例，JA 長野厚生連北信総合病院　198
　——例，島根県済生会江津総合病院　194
院内交流　223
受持ちナース　9, 10, 93
　——の役割と業務チェックシート　52
応援体制　113

か行

回復期リハビリテーション病棟
　——例，愛全会愛全病院　190
外来（急性期病院）
　——例，市立宇和島病院　154
　——例，鳥取県立中央病院　160
看護チーム
　——の現状把握と分析　35
　——の編成・組織図を作成するときのポイント　81
　——の分け方　80
看護チーム組織図
　——，年間の　81, 82
　——，日々の　81, 82
看護補助者の育成　247
患者グループの分け方　76
ガントチャート　110
カンファレンス　115
　——例，佐世保市総合医療センター（混合病棟）　123
　——，地域包括ケアシステムでの　125
　——の 3 つのタイプ　121
緩和ケア病棟
　——例，JA 愛知厚生連江南厚生病院　207
急性期病棟
　——例，JA 愛知厚生連江南厚生病院（外科系混合病棟）　148
　——例，石巻赤十字病院（呼吸器内科・糖尿病内科病棟）　151
　——例，自治医科大学附属病院（血液内科病棟）　147
急性期病棟の年間計画表　111
教育担当者としてのかかわり　245
共同業務　95
　——例，クローバーのさと（介護施設）　102
共同業務基準
　——例，JA 長野厚生連北信総合病院（療養型病棟）　97
業務内容　91
業務マニュアル　54
勤務表　104
　——例，金沢脳神経外科病院　105-107
ケースカンファレンス　119, 121
現状分析の流れ　40
高度救命救急センター
　——例，大津赤十字病院　162
固定チームナーシング　10
　——における各担当の定義・目的・役割・業務　92
　——の 5 つの定義　30, 31
　——のチェックリスト　130
　——の年間の活動　34
　——の日々の活動　34
　——の評価　129
　——の目的　14
　——を維持するための動機づけ　248
　——を有効に使いこなすためのポイント　132
固定チームナーシング導入
　——の過程でチェックしたい課題とポイント　73
　——の進め方　134
　——のプロセス　29, 40
固定チームナーシング導入チェックリスト
　——例，IMS グループ本部看護部　139
固定チームナーシング認定指導者登録制度　225
固定チームナーシングラダー　226-229

さ行

サブリーダー　80, 92
シェアド・リーダーシップ　94
仕事の優先順位の決め方　55
師長のピアグループ・スーパービジョン　24
師長のリーダーシップ　20

―――，スタッフを育成する　252
師長・副師長・チームリーダー参加のディスカッションメニュー　255
周産期母性科病棟
　―――例，獨協医科大学病院（総合周産期母子医療センター産科部門）　176
　―――例，名古屋市立大学病院（総合周産期母子医療センター）　173
重症心身障害者病棟
　―――例，国立病院機構松江医療センター　211
手術室
　―――例，イムス東京葛飾総合病院　169
主任　→副師長を見よ
小集団活動　12
　―――ができるチームのサイズ　77
　―――（チーム活動とグループ活動）を成功させる　112
小児病棟
　―――例，関西医科大学附属病院（小児医療センター）　181
　―――例，自治医科大学とちぎ子ども医療センター（小児外科系病棟）　178
ショートカンファレンス　118, 121, 230
人工透析室
　―――例，聖フランシスコ病院　204
人材育成　226
　―――：看護補助者　247
　―――：新人ナース　230
　―――：チームリーダー　241
　―――：日々リーダー　241
新人ナース
　―――の育成　230
　―――の育成，高齢者認知症施設の　21
新人ナースの年間スケジュール（ICU）
　―――例，JCHO 徳山中央病院　240
新人ペア受持ち方式　231
新人ペア受持ち経験録　233
新チームスタート前のリーダー研修　253
スタッフ
　―――を育成する師長のリーダーシップ　252
　―――への動機づけ　67
ストローク　34
スーパービジョン　25
精神科病棟
　―――例，栗山会飯田病院　201
説得のリーダーシップ　19
全体研修会　219
全部署合同チームリーダー会　258

た行

退院支援・退院調整カンファレンスの進め方　127
退院後の電話訪問　128
タイムライン　133
多職種カンファレンス　125
達人ナースへの5段階　226
担当ナース　10, 93　→日々受持ちナースも見よ
地域包括ケアシステムでのカンファレンス　125
地域包括ケア病棟
　―――例，行徳総合病院　184
　―――例，芳珠記念病院　187
チーム
　―――における小集団の編成，委員会とリンクさせた　112
　―――の活性化を図るポイント　89
チーム会　256
　―――の上手な進め方　224
チーム会運営　223
チーム目標　108
チームリーダー　10, 11, 92
　―――に必要な情報収集　46
　―――の育成　22, 242
　―――の選び方　80
　―――の役割と業務　44
　―――の役割と業務チェックシート　50
チームリーダー研修　219
チームローテーションの方法　83
チームワークシート　57, 58, 60
　―――，医療療養病棟の　62
　―――，介護施設の　63
　―――，電子カルテの　64
チームワークシートの使用基準　66
　―――例，飯田市立病院　65
中間評価　224
中堅ナースの発揮するリーダーシップ　85
ちょっと来てカンファレンス　121, 230
ツールボックスカンファレンス　121, 230
ディスカッションメニュー，師長・副師長・チームリーダー参加の　255
デスカンファレンス　124
動機づけ
　―――，スタッフへの　67
　―――，固定チームナーシングを維持するための　248
　―――の方法　69
　―――の例　72
動機づける　74

な行

ナースと助手の日勤・準夜の業務タイムスケジュール
　―――例，島根県済生会江津総合病院（療養病棟）　100
日勤業務タイムスケジュール表
　―――例，明理会中央総合病院　55
日勤日々リーダー業務チェックリスト（タイムスケジュール）
　―――例，明理会中央総合病院　243
入退院支援システムの導入　260
入退院支援フロー　263, 264
年間計画　110

年間計画表，急性期病棟の 111
年間の活動，固定チームナーシングの 34
年間の看護チーム組織図 81, 82

は行

パス・ゴール理論 94
ピアグループ・スーパービジョン 24
ビジュアル・カンファレンス 125
ビジュアルシート
——例，聖フランシスコ病院（地域包括ケア病棟） 126
日々受持ちナース 10, 93
——の役割と業務チェックシート 53
日々の活動，固定チームナーシングの 34
日々の看護チーム組織図 81, 82
日々リーダー 10, 11, 92
——の育成 241
——の育成，急性期内科病棟の 242
——の役割と業務チェックシート 51
病棟概要一覧
——回復期・慢性期療養病院の 43
——急性期病院の 42
病棟のデータベース
——，一般急性期病棟の 36
——，療養病棟の 37
副師長
——になったら 87
——の組織図での位置づけ 25
——の役割 25
部署データベースシート
——例，自治医科大学附属病院 48
ペア受持ち経験録
——例，JCHO徳山中央病院（ICU） 239
——例，聖フランシスコ病院（一般外科病棟） 236, 237
ペア受持ち方式・経験録活用
——，ICUの 238
——，NICUの 238
——，一般外科病棟の 235
——，整形外科病棟の 238
変化 71
法的基準にもとづく介護福祉士・看護助手の業務範囲
——例，JA長野厚生連北信総合病院（療養型病棟） 99
訪問看護ステーション
——例，飯田市訪問看護ステーション 215
ホームワークシート
——例，自治医科大学附属病院 49

ま行

マネジメント 69
目標管理制度 13
目標設定理論 13
目標設定時の考え方のポイント 109

や行

夜勤日々リーダー業務チェックリスト（タイムスケジュール）
——例，明理会中央総合病院 244
役割 44, 84, 91, 250

ら行

リーダー
——に必要な能力 35, 38
——の意思決定のプロセス 41
——のためのホームワーク（事前準備）シート 46
リーダー会 223, 256
——を軌道に乗せる 257
リーダー研修
——例，佐世保市総合医療センター 246
——，新チームスタート前の 253
リーダーシップ 69, 251
——，中堅ナースの発揮する 85
——，変革期の 103
——の3領域 38
——の育成 249
リーダーシップ研修 221
療養病棟のデータベース 37

著者略歴

西元勝子　Katsuko Nishimoto

1959年，国立京都病院付属看護学院卒業。国立京都病院，国立小児病院を経て，1968年，Methodist Hospital（ニューヨーク市）に，RNとして勤務。1973年より兵庫県立塚口病院小児病棟師長。1983年，同看護部次長，1987年，自治医科大学看護短期大学教授，1995年，滋賀医科大学医学部看護学科教授。2000年4月，固定チームナーシング研究所（NALAB）を設立する。

著書：看護チームの育成と運営（共著，医学書院，1985），ナースのための交流分析トレーニング（共訳，医学書院，1987），それいけフレッシュナース（監修，医学書院，1991），看護臨床指導のダイナミックス第2版（共著，医学書院，1992），入院児の遊びと看護（共著，医学書院，1993），看護診断の実際第2版（共著，南江堂，1994），固定チームナーシング事例集（共編，医学書院，2002），看護現場を変える固定チームナーシング ── 問題解決のツールとして（看護の科学社，2008），新訂固定チームナーシング入門 ── 一斉導入に取り組んだIMSグループの挑戦（監修，看護の科学社，2013），改訂版固定チームナーシング用語集（看護の科学社，2016）

杉野元子　Motoko Sugino

1963年，関西学院大学社会学部卒業。兵庫青少年野外活動協会入社。ソーシャルグループワーカーとして職歴をスタート。神戸新聞コミュニティ情報センターを経て1980年，仲間とともに地域活動研究所を設立，12年間，地域の健康増進活動や病院内教育講師として活動する。1992年，看護職の集団活動や職場の活性化に焦点をあてた活動を展開するため，看護組織開発研究所（MOTOCOM）を設立する。

著書：看護チームの育成と運営（共著，医学書院，1985），看護現任教育 ── プログラムづくりとその展開（共著，医学書院，1989），看護臨床指導のダイナミックス第2版（共著，医学書院，1992），固定チームナーシング事例集（共編，医学書院，2002），看護チームリーダーハンドブック第2版（医学書院，2008），看護集団活動 ── 組織の活性化とリーダーシップ第3版（看護の科学社，2008），看護カンファレンス第3版（共著，医学書院，2008）

北神洋子　Yoko Kitagami

1975年，兵庫県立厚生専門学院卒業。兵庫県立塚口病院小児病棟就職。2001年，IMSグループ新戸塚病院看護部長。2008年，IMSグループ本部事務局総看護部長。2017年，IMSグループ本部事務局看護局長。2019年，IMSグループ副理事長。

外国人看護師の支援にも携わり，2013年，特定非営利活動法人国際看護師育英会副理事長。2016年，一般財団法人IMS国際医療支援機構副理事長。

また，2022年より固定チームナーシング研究会会長も務める。

著書：看護現場を変える固定チームナーシング ── 問題解決のツールとして（共著，看護の科学社，2008），新訂固定チームナーシング入門 ── 一斉導入に取り組んだIMSグループの挑戦（編著，看護の科学社，2013）